ナースの
実践皮膚科学

群馬大学教授 石川　治
和歌山県立医科大学教授 古川福実　編著
新潟大学教授 伊藤雅章

中外医学社

●執筆者一覧 (執筆順)

伊藤　雅章	新潟大学大学院医歯学総合研究科細胞機能講座皮膚科学教授	
古川　福実	和歌山県立医科大学皮膚科教授	
伊藤　　薫	新潟大学大学院医歯学総合研究科細胞機能講座皮膚科学助教授	
天野　博雄	群馬大学大学院医学系研究科皮膚病態学	
辻岡　　馨	日赤和歌山医療センター皮膚科部長	
根岸　　泉	群馬大学大学院医学系研究科皮膚病態学講師	
上出　康二	和歌山労災病院皮膚科部長	
櫻根　幹久	和歌山県立医科大学皮膚科	
大谷　稔男	和歌山県立医科大学皮膚科講師	
石川　　治	群馬大学大学院医学系研究科皮膚病態学教授	
金内日出男	市立貝塚病院皮膚科部長	
貴志　知生	和歌山県立医科大学皮膚科	
安部　正敏	群馬大学大学院医学系研究科皮膚病態学講師	
藤原　　浩	新潟大学大学院医歯学総合研究科細胞機能講座皮膚科学講師	
貝瀬　　明	貝瀬皮膚科院長	
永井　弥生	群馬大学大学院医学系研究科皮膚病態学講師	
坂本ふみ子	新潟大学大学院医歯学総合研究科細胞機能講座皮膚科学講師	
遠藤　雪恵	群馬大学大学院医学系研究科皮膚病態学	
丸山　友裕	済生会新潟第二病院皮膚科部長	
竹之内辰也	新潟県立がんセンター皮膚科部長	
河井　一浩	新潟大学大学院医歯学総合研究科細胞機能講座皮膚科学講師	
田村　敦志	群馬大学大学院医学系研究科皮膚病態学助教授	
太田　智秋	新宮市立医療センター皮膚科部長	

序

　皮膚は人体最大の臓器であり，外界との接点にあって体内環境を一定に保つという重要な役割を担っています．そのため，様々な外的因子による影響や傷害を受けます．また，皮膚には脈管・神経が豊富に分布するとともに，細胞増殖の盛んな表皮・爪・毛髪などが存在するので内臓機能の異常も反映されます．「眼が心の窓」であるならば，「皮膚は内臓の鏡」と言えるでしょう．

　実際の現場に出てみると，バイタルサインのチェックとともに皮膚を観察することの重要性を痛感したという看護師さんが多いと聞いています．特に，自分自身で意思を伝えられない乳幼児や高齢者皮膚のチェックは，患者さんの状態を把握するためにはとても重要です．しかし，学生時代に興味をもって皮膚科学を学んだ方は少ないでしょうし，講義時間数も充分ではなかったと思います．私達が担当している医学科の皮膚科関連講義は4年次と6年次合わせて20数コマですが，看護学科は5コマ，他の学科はゼロです．卒業後，WOCナースの資格を得るなどの理由がなければ改めて皮膚科学を勉強することはないでしょう．

　皮膚は誰もが直接観察することができる臓器です．しかし，皮膚の変化（異常）を診た時，それを認識してどう解釈するかは観察者の知識レベルによって決まります．知識には自己の経験を科学的に解釈・整理し，蓄積するという能力も含まれています．従って，知識の有無により解釈に相違が生じ，対処法が異なるのも当然です．皮膚の変化を正しく理解することは決して容易ではありません．しかし，専門家と呼ばれる人達も最初は素人でした．医療従事者に限ったことではありませんが，常に向上心と謙虚さ（反省する心）をもって努力しているかどうかが彼我の差となって現れるのです．目の前の患者さんは担当の医師や看護師をはじめとするコメディカルスタッフが最も頼りになる存在であって欲しいと願っています．その期待に応えられる「私」でありたいと思いませんか．

　本書はコメディカルの方々を対象とした教科書ですが，従来のコメディカル向けの教科書に比べるとかなりレベルアップした内容となっています．【疾患概念】，【臨床症状】，【診断】，【治療】，【生活指導】の項目を設け，それぞれを箇条書きとして簡潔な記載を目指しました．また，多くのカラー写真を載せて疾患のイメージを掴みやすくしました．まずは流し読み，それから必要な時に必要な項目を熟読してください．コメディカルの方々の皮膚疾患に関する知識と看護・ケア技術の向上に必ず役立つはずです．

2005年3月吉日

編者を代表して　石川　治

目次

I. 基礎編

§1. 皮膚の解剖と機能 〈伊藤雅章〉 2
- A. 皮膚の構造 …… 2
- B. 皮膚の役割 …… 3
- C. 表皮 …… 3
    1. 表皮角化細胞 …… 3
    2. 真皮表皮接合 …… 4
    3. メラノサイト …… 5
    4. ランゲルハンス細胞 …… 6
    5. メルケル細胞 …… 6
- D. 真皮 …… 6
    1. 真皮の構造 …… 6
    2. 線維芽細胞 …… 6
    3. 膠原線維 …… 6
    4. 弾力線維 …… 7
    5. 基質 …… 7
    6. 組織球 …… 7
    7. マスト細胞 …… 7
- E. 皮下組織 …… 8
- F. 皮膚の脈管と神経 …… 8
    1. 血管 …… 8
    2. リンパ管 …… 8
    3. 神経 …… 8
- G. 皮膚付属器 …… 9
    1. 毛 …… 9
    2. 立毛筋 …… 10
    3. 脂腺 …… 10
    4. 汗腺 …… 10
    5. 爪 …… 11

§2. 皮膚の免疫とアレルギー 〈古川福実〉 12
- A. 皮膚の免疫機能と組織・細胞 …… 12
- B. 免疫担当細胞 …… 13
- C. サイトカイン …… 14
- D. 細胞接着分子 …… 14

E．免疫アレルギー反応の種類 …………………………………………… 15
　　　F．皮膚を場とする免疫反応 ……………………………………………… 16

§3．皮疹の見方・記載法 ……………………………〈伊藤　薫〉 18
　　A．皮疹の種類 ……………………………………………………………… 18
　　　1．原発疹 ……………………………………………………………… 18
　　　2．続発疹 ……………………………………………………………… 20
　　　3．特別な性状を呈する皮疹の名称 ………………………………… 21
　　B．皮疹の性状 ……………………………………………………………… 24

§4．皮膚科検査 …………………………………………〈天野博雄〉 25
　　A．血液検査 ………………………………………………………………… 25
　　B．生理学的検査 …………………………………………………………… 26
　　　1．硝子圧法 …………………………………………………………… 26
　　　2．皮膚描記法 ………………………………………………………… 26
　　　3．知覚試験 …………………………………………………………… 26
　　　4．毛細血管抵抗性試験（ルンペル-レーデ法） …………………… 26
　　　5．皮膚バリア機能検査 ……………………………………………… 26
　　　6．キュトメーター …………………………………………………… 27
　　　7．ウッド灯 …………………………………………………………… 27
　　　8．針反応 ……………………………………………………………… 27
　　　9．超音波ドップラー検査 …………………………………………… 27
　　　10．サーモグラフィー ………………………………………………… 27
　　　11．発汗検査 …………………………………………………………… 27
　　　12．ニコルスキー現象 ………………………………………………… 28
　　　13．アウスピッツ現象 ………………………………………………… 28
　　　14．ケブネル現象 ……………………………………………………… 28
　　C．アレルギー検査 ………………………………………………………… 28
　　　1．プリックテスト，スクラッチテスト …………………………… 28
　　　2．皮内テスト ………………………………………………………… 29
　　　3．パッチテスト ……………………………………………………… 29
　　D．光線検査 ………………………………………………………………… 30
　　　1．UVB 照射試験 ……………………………………………………… 30
　　　2．UVA 照射試験 ……………………………………………………… 30
　　　3．minimal phototoxic dose（MPD） ………………………………… 30
　　　4．可視光線 …………………………………………………………… 30
　　　5．光貼布試験 ………………………………………………………… 30
　　E．免疫学的検査 …………………………………………………………… 31
　　　1．皮内反応 …………………………………………………………… 31
　　　2．IgE RAST …………………………………………………………… 31
　　　3．薬疹 ………………………………………………………………… 31

F．微生物検査 …………………………………………………………………… 31
　　　　1．真菌検査 ………………………………………………………………… 31
　　　　2．細菌検査法 ……………………………………………………………… 32
　　　　3．抗酸菌検査（結核菌，抗酸菌，らい菌） …………………………… 32
　　　　4．梅毒検査法 ……………………………………………………………… 32
　　　　5．ウイルス検査法 ………………………………………………………… 33
　　G．病理組織学的検査 …………………………………………………………… 33
　　　　1．通常の組織 ……………………………………………………………… 33
　　　　2．蛍光抗体法 ……………………………………………………………… 33
　　　　3．電子顕微鏡検査 ………………………………………………………… 34
　　H．その他の検査 ………………………………………………………………… 34
　　　　1．ダーモスコピー ………………………………………………………… 34
　　　　2．HLA タイピング ……………………………………………………… 34
　　　　3．画像検査 ………………………………………………………………… 34
　　　　4．PCR 法，サザンブロット法 ………………………………………… 34
　　　　5．*In situ* hybridization ………………………………………………… 34

§5．外用剤—分類と使い方　　〈辻岡　馨〉 35
　　A．分類 …………………………………………………………………………… 35
　　　　1．基剤 ……………………………………………………………………… 35
　　　　2．主剤 ……………………………………………………………………… 36
　　B．使い方—総論 ………………………………………………………………… 36
　　　　1．基本原則 ………………………………………………………………… 36
　　　　2．外用療法の実際 ………………………………………………………… 37
　　　　3．外用剤の混合使用 ……………………………………………………… 37
　　　　4．外用療法の得失 ………………………………………………………… 38
　　　　5．副作用 …………………………………………………………………… 38
　　C．使い方—各論 ………………………………………………………………… 38
　　　　1．副腎皮質ホルモン薬 …………………………………………………… 38
　　　　2．非ステロイド系抗炎症薬 ……………………………………………… 39
　　　　3．免疫抑制薬 ……………………………………………………………… 39
　　　　4．抗生物質，抗菌薬 ……………………………………………………… 39
　　　　5．抗真菌薬 ………………………………………………………………… 40
　　　　6．抗ウイルス薬 …………………………………………………………… 40
　　　　7．抗癌剤 …………………………………………………………………… 40
　　　　8．活性型ビタミン D_3 ………………………………………………… 40
　　　　9．角質融解薬 ……………………………………………………………… 40
　　　　10．潰瘍治療薬 ……………………………………………………………… 40
　　　　11．抗ヒスタミン薬 ………………………………………………………… 41
　　　　12．古典的外用剤 …………………………………………………………… 41
　　　　13．スキンケア用外用剤 …………………………………………………… 41

§ 6. 皮膚科特有の治療 〈根岸　泉〉 42
 A．凍結療法 42
 B．紫外線療法 42
  1．PUVA 療法 42
  2．UVB 療法 43
  3．narrow-band UVB 療法 43
 C．レーザー療法 43
  1．Q スイッチルビーレーザー，Q スイッチアレキサンドライトレーザー，Q スイッチ YAG レーザー 43
  2．色素レーザー 44
  3．炭酸ガスレーザー 44
 D．温熱療法 44
  1．皮膚感染症 44
  2．悪性腫瘍 44
 E．ケミカルピーリング 45
 F．下肢静脈瘤の結紮硬化療法 45
 G．イオントフォレーシス 46
 H．血漿交換療法 47

II．疾患編

§ 1. 湿疹・皮膚炎 〈上出康二〉 50
 A．刺激性接触皮膚炎 50
 B．アレルギー性接触皮膚炎 50
 C．主婦手湿疹 51
 D．皮脂欠乏性皮膚炎 52
 E．アトピー性皮膚炎 53
 F．脂漏性皮膚炎 56
 G．貨幣状湿疹 57
 H．自家感作性皮膚炎 57
 I．痒疹 57

§ 2. 蕁麻疹 〈櫻根幹久〉 59
 A．物理性蕁麻疹 60
 B．接触蕁麻疹 61
 C．血管性浮腫，クインケ浮腫 61
 D．蕁麻疹様血管炎 62
 E．色素性蕁麻疹，肥満細胞症 62
 F．特殊な蕁麻疹 63
  1．ラテックスアレルギー 63
  2．食物依存性運動誘発性アナフィラキシー 63

§3. 薬疹 〈大谷稔男〉 65
- A. スチーブンス-ジョンソン症候群 65
- B. 中毒性表皮壊死症 65
- C. 薬剤誘発性過敏症候群 66
- D. 薬疹の分類と原因薬剤 66

§4. 褥瘡 〈石川 治〉 68

§5. 血管炎 〈大谷稔男〉 73
- A. 結節性多発動脈炎 73
- B. 皮膚型結節性多発動脈炎 73
- C. ウェゲナー肉芽腫 74
- D. アレルギー性肉芽腫性血管炎 74
- E. 顕微鏡的多発血管炎 75
- F. アナフィラクトイド紫斑 75
- G. 皮膚アレルギー性血管炎 76
- H. 蕁麻疹様血管炎 76

§6. 炎症性紅斑 〈金内日出男〉 77
- A. 結節性紅斑 77
- B. スウィート病（急性熱性好中球性皮膚症） 78
- C. ジベルばら色粃糠疹 79
- D. 環状紅斑 81

§7. 肉芽腫症 〈貴志知生〉 82
- A. 環状肉芽腫 82
- B. サルコイドーシス 82
- C. 顔面播種状粟粒性狼瘡 83
- D. 異物肉芽腫 84

§8. 膠原病 〈安部正敏〉 85
- A. 全身性エリテマトーデス 85
- B. 皮膚エリテマトーデス 87
- C. 全身性強皮症 88
- D. 限局性強皮症 90
- E. 皮膚筋炎/多発性筋炎 91
- F. 混合性結合組織病 93
- G. シェーグレン症候群 94
- H. 抗リン脂質抗体症候群 96
- I. 成人発症スティル病 97
- J. ベーチェット病 99

　　　　K．関節リウマチ ……………………………………………… 101
　　　　L．その他の膠原病 …………………………………………… 102

§9．角化症 ……………………………………………〈櫻根幹久〉 103
　　　　A．乾癬 ………………………………………………………… 103
　　　　B．扁平苔癬 …………………………………………………… 104
　　　　C．毛孔性苔癬 ………………………………………………… 104
　　　　D．魚鱗癬 ……………………………………………………… 105
　　　　E．遺伝性掌蹠角化症 ………………………………………… 106

§10．水疱症 ……………………………………………〈藤原　浩〉 108
　　Ⅰ．自己免疫性水疱症 …………………………………………… 109
　　　　A．水疱性類天疱瘡 …………………………………………… 109
　　　　B．天疱瘡 ……………………………………………………… 110
　　　　　1．尋常性天疱瘡 …………………………………………… 110
　　　　　2．落葉状天疱瘡 …………………………………………… 111
　　Ⅱ．先天性表皮水疱症 …………………………………………… 111
　　　　A．単純型表皮水疱症 ………………………………………… 111
　　　　B．栄養障害型表皮水疱症 …………………………………… 112
　　　　C．その他の水疱症 …………………………………………… 113

§11．膿疱症 ……………………………………………〈藤原　浩〉 114
　　　　A．掌蹠膿疱症 ………………………………………………… 114
　　　　B．線状 IgA 水疱症 …………………………………………… 115
　　　　C．角層下膿疱症 ……………………………………………… 116
　　　　D．疱疹状膿痂疹 ……………………………………………… 117
　　　　E．好酸球性膿疱性毛包炎 …………………………………… 117
　　　　F．その他の膿疱症 …………………………………………… 118

§12．皮膚真菌症 ………………………………………〈貝瀬　明〉 119
　　　　A．白癬 ………………………………………………………… 119
　　　　B．皮膚カンジダ症 …………………………………………… 121
　　　　C．癜風 ………………………………………………………… 122
　　　　D．スポロトリコーシス ……………………………………… 122

§13．ウイルス性皮膚疾患 ……………………………〈永井弥生〉 124
　　　　A．疣贅 ………………………………………………………… 124
　　　　　1．尋常性疣贅 ……………………………………………… 124
　　　　　2．青年性扁平疣贅 ………………………………………… 125
　　　　　3．尖圭コンジローム ……………………………………… 125
　　　　　4．ボーエン様丘疹症 ……………………………………… 125

　　　　5．疣贅状表皮発育異常症 …………………………………… 126
　　B．伝染性軟属腫 ……………………………………………… 126
　　C．単純疱疹 …………………………………………………… 127
　　D．帯状疱疹 …………………………………………………… 128
　　E．水痘 ………………………………………………………… 129
　　F．麻疹 ………………………………………………………… 129
　　G．風疹 ………………………………………………………… 130
　　H．伝染性紅斑 ………………………………………………… 131
　　I．突発性発疹 ………………………………………………… 131
　　J．手足口病 …………………………………………………… 132
　　K．ジアノッティ病およびジアノッティ症候群 …………… 132

§ 14．皮膚細菌感染症 ………………………………〈坂本ふみ子〉 134
　　A．膿皮症 ……………………………………………………… 134
　　B．尋常性痤瘡 ………………………………………………… 136
　　C．皮膚非結核性抗酸菌症（非定型抗酸菌症）…………… 136
　　D．皮膚結核 …………………………………………………… 137

§ 15．STD ………………………………………………〈遠藤雪恵〉 139
　　A．梅毒 ………………………………………………………… 139
　　B．性器ヘルペス ……………………………………………… 141
　　C．尖圭コンジローム ………………………………………… 143
　　D．HIV 感染症 ………………………………………………… 144
　　E．その他の STD ……………………………………………… 147

§ 16．寄生性皮膚疾患 ………………………………〈永井弥生〉 148
　　A．疥癬 ………………………………………………………… 148
　　B．ツツガムシ病 ……………………………………………… 149
　　C．シラミ症 …………………………………………………… 150

§ 17．ありふれた皮膚良性腫瘍 ……………………〈丸山友裕〉 152
　　A．脂漏性角化症（老人性疣贅）…………………………… 152
　　B．粉瘤（表皮囊腫）………………………………………… 153
　　C．石灰化上皮腫 ……………………………………………… 153
　　D．脂肪腫 ……………………………………………………… 154
　　E．汗管腫 ……………………………………………………… 154
　　F．稗粒腫 ……………………………………………………… 155
　　G．軟性線維腫 ………………………………………………… 155
　　H．アクロコルドン …………………………………………… 155
　　I．皮膚線維腫 ………………………………………………… 156
　　J．肥厚性瘢痕，ケロイド …………………………………… 156

　　　　K．老人性脂腺増殖症 ……………………………………………………… 157
　　　　L．老人性血管腫 …………………………………………………………… 158
　　　　M．血管拡張性肉芽腫（化膿性肉芽腫）…………………………………… 158
　　　　N．ケラトアカントーマ …………………………………………………… 159
　　　　O．その他の主な皮膚腫瘍 ………………………………………………… 159

§ 18. 母斑 ……………………………………………………………〈丸山友裕〉 160
　　　　A．表皮母斑 ………………………………………………………………… 160
　　　　B．扁平母斑 ………………………………………………………………… 160
　　　　C．色素性母斑（母斑細胞母斑）…………………………………………… 161
　　　　D．太田母斑（眼上顎褐青色母斑）………………………………………… 162
　　　　E．蒙古斑 …………………………………………………………………… 162
　　　　F．脂腺母斑 ………………………………………………………………… 163
　　　　G．苺状血管腫 ……………………………………………………………… 163
　　　　H．単純性血管腫 …………………………………………………………… 164
　　　　I．カサバッハ-メリット症候群 …………………………………………… 165
　　　　J．軟骨母斑 ………………………………………………………………… 165
　　　　K．その他の母斑 …………………………………………………………… 166

§ 19. 母斑症 …………………………………………………………〈丸山友裕〉 167
　　　　A．結節性硬化症（ブーヌビュ-プリングル母斑症）…………………… 167
　　　　B．レックリングハウゼン病，神経線維腫症 …………………………… 168
　　　　C．ポイツ-ジェガース症候群 ……………………………………………… 169
　　　　D．スタージ-ウェーバー症候群 …………………………………………… 169
　　　　E．クリッペル-ウェーバー症候群 ………………………………………… 170
　　　　F．色素血管母斑症 ………………………………………………………… 170
　　　　G．その他の母斑症 ………………………………………………………… 171

§ 20. 見逃してはならない皮膚悪性腫瘍 …………………………〈竹之内辰也〉 172
　　　　A．悪性黒色腫 ……………………………………………………………… 172
　　　　B．有棘細胞癌 ……………………………………………………………… 173
　　　　C．基底細胞癌 ……………………………………………………………… 173
　　　　D．乳房外パジェット病 …………………………………………………… 174
　　　　E．ボーエン病 ……………………………………………………………… 174
　　　　F．日光角化症 ……………………………………………………………… 174
　　　　G．その他の皮膚悪性腫瘍 ………………………………………………… 175

§ 21. 悪性リンパ腫・白血病 ………………………………………〈河井一浩〉 176
　　　　A．菌状息肉症 ……………………………………………………………… 176
　　　　B．セザリー症候群 ………………………………………………………… 177
　　　　C．成人T細胞白血病/リンパ腫 …………………………………………… 177

	D．皮膚原発未分化大細胞型リンパ腫	180
	E．リンパ腫様丘疹症	180
	F．その他の悪性リンパ腫・白血病	181

§22．物理・化学的皮膚障害　　　〈田村敦志〉 182
　　A．日光皮膚炎　　182
　　B．放射線皮膚炎　　182
　　C．鶏眼，胼胝　　184
　　D．熱傷　　184
　　E．凍瘡，凍傷　　186
　　F．その他の物理・化学的皮膚障害に分類される疾患　　187

§23．毛髪・爪の異常　　　〈坂本ふみ子〉 189
　　A．円形脱毛症　　189
　　B．トリコチロマニア（抜毛症）　　190
　　C．毛髪奇形　　191
　　D．爪甲剝離症　　192
　　E．粗糙な爪　　192
　　F．陥入爪　　192

§24．光線過敏をきたす疾患　　　〈太田智秋〉 194
　Ⅰ．外因性光線過敏症　　194
　　A．薬剤性光線過敏症　　194
　　B．光線性接触皮膚炎　　196
　Ⅱ．内因性光線過敏症　　197
　　A．多形日光疹　　197
　　B．種痘様水疱症　　198
　　C．慢性光線過敏性皮膚炎　　198
　　D．色素性乾皮症　　199
　　E．その他の光線過敏症　　200

§25．皮膚病変から疑われる内臓疾患　　　〈河井一浩〉 202
　　A．内臓悪性腫瘍　　202
　　B．妊娠　　205
　　C．糖尿病　　206
　　D．甲状腺機能異常　　207
　　E．免疫不全　　208

索引　　211

口絵目次

1. 正常皮膚の組織像	i
2. 真皮の弾力線維	i
3. T細胞の表皮向性	i
4. 紅斑（薬疹）	i
5. 表面に鱗屑を伴った紅斑（尋常性乾癬）	i
6. 滲出性紅斑（多形滲出性紅斑）	i
7. 紫斑（アナフィラクトイド紫斑）	i
8. 丘疹（光沢苔癬）	ii
9. 腫瘤（有棘細胞癌）	ii
10. 緊満性水疱（水疱性類天疱瘡）	ii
11. 膨疹（蕁麻疹）	ii
12. 潰瘍（うっ滞症候群）	ii
13. 隆起性皮膚描記症	ii
14. 経皮水分喪失量の測定	ii
15. 針反応	ii
16. サーモグラフィー	ii
17. ヨード・デンプン塗布法（ミノール法）	iii
18. パッチテスト：フィンチャンバー	iii
19. 光線検査	iii
20. スポロトリキン反応	iii
21. 真菌検査	iii
22. 真菌培養	iii
23. 生検用器具	iii
24. 蛍光抗体法	
a．類天疱瘡の蛍光抗体直接法所見	iii
b．天疱瘡の蛍光抗体直接法所見	iii
25. 副腎皮質ホルモン薬による口囲皮膚炎	iv
26. 液体窒素療法の実際	iv
27. 下肢静脈瘤の結紮硬化療法	iv
28. 主婦手湿疹	iv
29. 乾皮症	iv
30. 皮脂欠乏性皮膚炎	iv
31. 乳児期のアトピー性皮膚炎	v
32. 小児期のアトピー性皮膚炎	v
33. 成人のアトピー性皮膚炎	v
34. 乳児脂漏性皮膚炎	v
35. 成人腋窩部の脂漏性皮膚炎	v
36. 貨幣状湿疹	v
37. 自家感作性皮膚炎	v
38. 急性痒疹	v
39. 結節性痒疹	v
40. 多形慢性痒疹	vi
41. 蕁麻疹	vi
42. 蕁麻疹	vi
43. 皮膚描記症	vi
44. 接触蕁麻疹（口紅をつけていた部位）	vi
45. クインケ浮腫	vi
46. 蕁麻疹様血管炎	vi
47. 色素性蕁麻疹	vi
48. 中毒性表皮壊死症にみられた水疱	vi
49. 中毒性表皮壊死症にみられたびらん	vii
50. 薬剤誘発性過敏症候群の皮膚症状	vii
51. 固定薬疹	vii
52. 拘縮のある患者の褥瘡	vii
53. 電気メスによると思われる皮膚傷害	vii
54. 深い褥瘡かどうかの判断	vii
55. 褥瘡創面の色調による病期分類と治療目標	viii
56. 体圧分散寝具による減圧効果	viii
57. 足部の体圧分散法	viii
58. 皮膚型結節性多発動脈炎	viii
59. アレルギー性肉芽腫性血管炎	viii
60. アナフィラクトイド紫斑	viii
61. 蕁麻疹様血管炎	ix
62. 結節性紅斑	ix
63. スウィート病	ix
64. ジベルばら色粃糠疹	ix
65. 環状紅斑	ix
66. 手背に生じた環状肉芽腫	ix
67. 皮膚サルコイドーシス，局面型	ix
68. 眼囲の左右対称にみられた紅色丘疹	ix
69. ペースメーカー挿入部に生じた異物肉芽腫	x
70. 頬部紅斑	x
71. 円板状エリテマトーデス	x
72. 凍瘡様ループス	x
73. 深在性エリテマトーデス	x
74. SLE患者増悪期にみられた多形紅斑	x
75. びまん性脱毛（頭皮に紅斑を伴っている）	x
76. 線状皮膚エリテマトーデス	x
77. 皮膚硬化	xi
78. 指尖部陥凹性瘢痕	xi
79. 舌小帯短縮	xi
80. 仮面様顔貌	xi
81. 斑状型（モルフェア）	xi

82. 剣創状強皮症	xi
83. ヘリオトロープ疹	xi
84. ゴットロン徴候	xi
85. 爪囲紅斑	xii
86. 皮膚筋炎にみられた掻破性皮膚炎	xii
87. 環状紅斑（シェーグレン症候群）	xii
88. 網状皮斑（抗リン脂質抗体症候群）	xii
89. リウマトイド疹	xii
90. 再発性アフタ	xii
91. 結節性紅斑（ベーチェット病）	xii
92. 外陰部潰瘍（ベーチェット病）	xii
93. 尋常性乾癬	xii
94. 尋常性乾癬	xiii
95. 滴状乾癬	xiii
96. 乾癬性紅皮症	xiii
97. 関節症性乾癬	xiii
98. 汎発性膿疱性乾癬	xiii
99. 扁平苔癬	xiii
100. 毛孔性苔癬	xiii
101. 尋常性魚鱗癬	xiii
102. 遺伝性掌蹠角化症（ウンナ−トスト型）	xiii
103. 遺伝性掌蹠角化症（ウンナ−トスト型）	xiii
104. a．水疱性類天疱瘡	xiv
b．水疱性類天疱瘡の蛍光抗体法所見	xiv
105. a．尋常性天疱瘡	xiv
b．尋常性天疱瘡の蛍光抗体法所見	xiv
106. 落葉状天疱瘡	xiv
107. 単純型表皮水疱症	xiv
108. 栄養障害型表皮水疱症	xiv
109. 掌蹠膿疱症	xiv
110. 線状 IgA 水疱症	xv
111. 角層下膿疱症	xv
112. 疱疹状膿痂疹	xv
113. 好酸球性膿疱性毛包炎	xv
114. 体部白癬	xv
115. 足白癬（趾間型）	xv
116. 足白癬（小水疱型）	xv
117. 足白癬（角質増殖型）	xv
118. 爪白癬	xv
119. ケルスス禿瘡	xvi
120. 白癬菌（直接鏡検所見）	xvi
121. カンジダ性間擦疹	xvi
122. 乳児寄生菌性紅斑	xvi
123. 癜風	xvi
124. 癜風菌	xvi
125. スポロトリコーシス（皮膚リンパ管型）	xvi
126. 足底の尋常性疣贅	xvi
127. 手指爪囲に多発する尋常性疣贅	xvii
128. 液体窒素による凍結療法	xvii
129. 青年性扁平疣贅	xvii
130. 肛囲の尖圭コンジローム	xvii
131. 陰茎のボーエン様丘疹症	xvii
132. 伝染性軟属腫	xvii
133. ヘルペス性歯肉口内炎	xvii
134. 口唇ヘルペス	xvii
135. カポジ水痘様発疹症	xvii
136. ウイルス性巨細胞（ツァンクテスト）	xviii
137. 帯状疱疹	xviii
138. 三叉神経第1枝領域の帯状疱疹	xviii
139. 水痘	xviii
140. 麻疹のコプリック斑	xviii
141. 麻疹	xviii
142. 小児の伝染性紅斑	xviii
143. 成人の伝染性紅斑	xviii
144. 手足口病	xviii
145. ジアノッティ症候群（顔の皮疹）	xviii
146. ジアノッティ症候群（上肢の皮疹）	xix
147. 毛包炎	xix
148. よう（癰）	xix
149. 水疱性伝染性膿痂疹	xix
150. ブドウ球菌性熱傷様皮膚症候群（SSSS）	xix
151. 慢性膿皮症	xix
152. 尋常性痤瘡	xix
153. 集簇性痤瘡	xix
154. 皮膚非結核性抗酸菌症	xx
155. 尋常性狼瘡	xx
156. 皮膚腺病	xx
157. 皮膚腺病	xx
158. 皮膚疣状結核	xx
159. バザン硬結性紅斑	xx
160. 硬性下疳	xx
161. バラ疹	xx
162. 梅毒性乾癬	xxi
163. 鞍鼻	xxi
164. 性器ヘルペス（男性）	xxi
165. 性器ヘルペス（女性）	xxi
166. 尖圭コンジローム	xxi
167. 尖圭コンジロームの液体窒素療法	xxi
168. 口腔カンジダ症	xxi
169. 帯状疱疹	xxi
170. カポジ肉腫	xxi
171. 疥癬でみられる丘疹・結節	xxii
172. 陰嚢の結節	xxii
173. 指間の疥癬トンネル	xxii
174. a．疥癬の虫体	xxii
b．疥癬の虫卵	xxii

#	項目	頁
175.	ツツガムシ病の皮疹	xxii
176.	ツツガムシ病の刺し口	xxii
177.	アタマジラミ	xxii
178.	ケジラミ	xxii
179.	脂漏性角化症（老人性疣贅）	xxiii
180.	粉瘤（皮膚表面より隆起したもの）	xxiii
181.	粉瘤（中央に開口部を有するもの）	xxiii
182.	汗管腫	xxiii
183.	アクロコルドン	xxiii
184.	ケロイド	xxiii
185.	老人性血管腫	xxiii
186.	血管拡張性肉芽腫	xxiii
187.	ケラトアカントーマ	xxiii
188.	表皮母斑	xxiv
189.	a．扁平母斑（先天性）	xxiv
	b．ベッカー母斑	xxiv
190.	色素性母斑	xxiv
	a．通常よくみられるもの	
	b．加齢とともに隆起，脱色したもの	
	c．軟性線維腫状に隆起したもの	
	d．先天性のもの	
191.	太田母斑	xxiv
192.	蒙古斑	xxiv
193.	脂腺母斑	xxv
194.	苺状血管腫	xxv
	a．局面型	
	b．腫瘤型で潰瘍から出血したもの	
	c．腫瘤が消失せず瘢痕形成したもの	
195.	単純性血管腫	xxv
196.	ウンナ母斑	xxv
197.	カサバッハ-メリット症候群	xxv
198.	軟骨母斑	xxv
199.	a．結節性硬化症にみられた顔面脂腺腫	xxvi
	b．結節性硬化症にみられた粒起革様皮	xxvi
	c．結節性硬化症にみられた木の葉形白斑	xxvi
	d．結節性硬化症にみられた爪囲線維腫	xxvi
200.	レックリングハウゼン病	xxvi
	a．カフェオレ斑	
	b．多発した神経線維腫	
201.	ポイツ-ジェガース症候群	xxvi
	a．口唇と口腔粘膜の色素斑	
	b．指の色素斑	
202.	スタージ-ウェーバー症候群	xxvii
203.	色素血管母斑症	xxvii
204.	悪性黒色腫（早期）	xxvii
205.	悪性黒色腫（腫瘤を形成）	xxvii
206.	爪に生じた悪性黒色腫（早期）	xxvii
207.	爪に生じた悪性黒色腫（進行期）	xxvii
208.	先天性母斑細胞母斑から生じた悪性黒色腫	xxvii
209.	有棘細胞癌（熱傷瘢痕上に生じた）	xxviii
210.	基底細胞癌	xxviii
211.	乳房外パジェット病	xxviii
212.	ボーエン病	xxviii
213.	日光角化症	xxviii
214.	菌状息肉症（紅斑期）	xxviii
215.	菌状息肉症（扁平浸潤期）	xxviii
216.	菌状息肉症（腫瘤期）	xxviii
217.	セザリー症候群	xxviii
218.	成人T細胞白血病/リンパ腫	xxix
219.	皮膚原発未分化大細胞型リンパ腫	xxix
220.	リンパ腫様丘疹症	xxix
221.	日光皮膚炎	xxix
222.	慢性放射線皮膚炎	xxix
223.	鶏眼	xxix
224.	胼胝	xxix
225.	浅達性II度熱傷	xxix
226.	深達性II度熱傷	xxx
227.	III度熱傷	xxx
228.	凍瘡	xxx
229.	凍傷	xxx
230.	多発型円形脱毛症	xxx
231.	全頭脱毛症	xxx
232.	トリコチロマニア（抜毛症）	xxx
233.	爪甲剥離症	xxxi
234.	twenty nail dystrophy	xxxi
235.	陥入爪	xxxi
236.	スパルフロキサシンによる光線過敏症	xxxi
237.	ケトプロフェン貼付薬による光線性接触皮膚炎	xxxi
238.	多形日光疹	xxxi
239.	種痘様水疱症	xxxii
240.	種痘様水疱症	xxxii
241.	慢性光線過敏性皮膚炎	xxxii
242.	色素性乾皮症	xxxii
243.	皮膚転移（肺小細胞癌）	xxxii
244.	疱疹状膿痂疹	xxxii
245.	糖尿病性壊疽	xxxii

1 正常皮膚の組織像（ヘマトキシリン-エオジン染色）

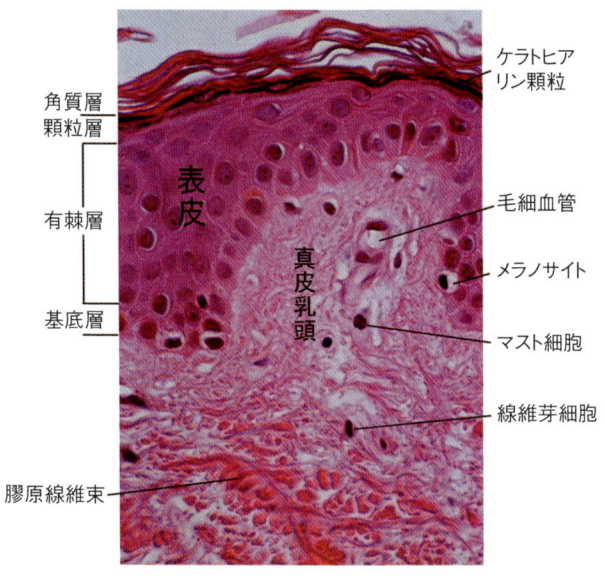

2 真皮の弾力線維

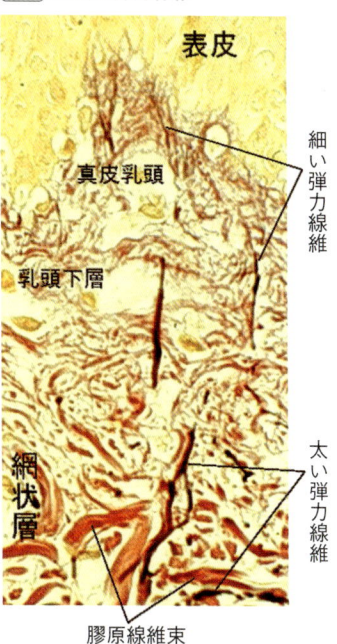

3 T細胞の表皮向性
茶色のT細胞が表皮へ選択的に浸潤している．

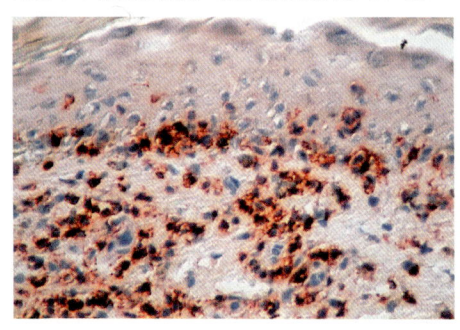

4 紅斑（薬疹）

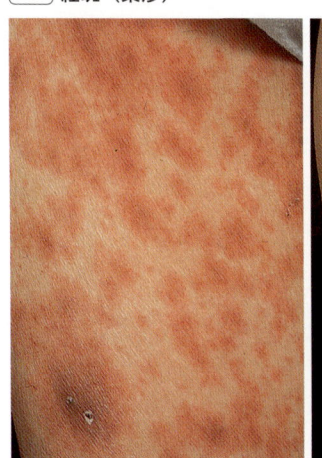

5 表面に鱗屑を伴った紅斑（尋常性乾癬）

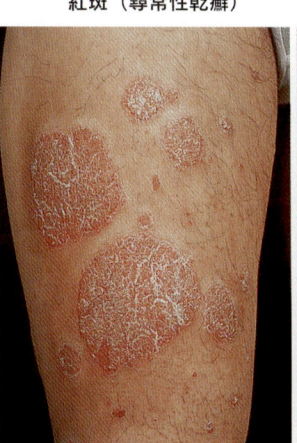

6 滲出性紅斑（多形滲出性紅斑）

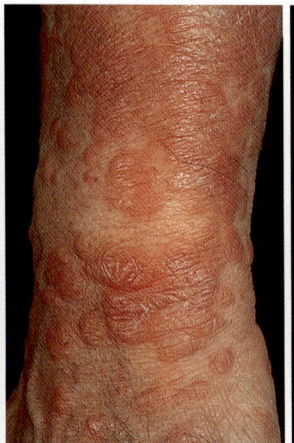

7 紫斑（アナフィラクトイド紫斑）

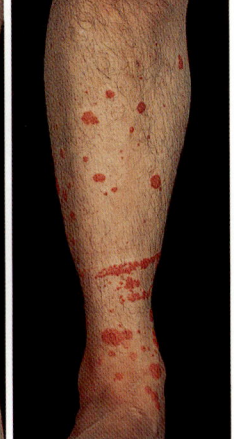

ii 　口絵

8 丘疹（光沢苔癬）
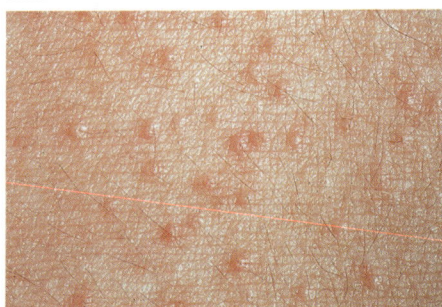

9 腫瘤（有棘細胞癌）
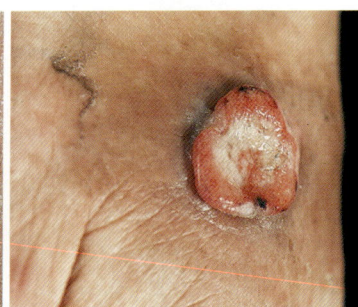

10 緊満性水疱（水疱性類天疱瘡）
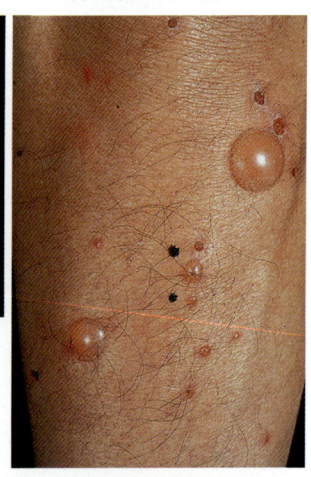

11 膨疹（蕁麻疹）
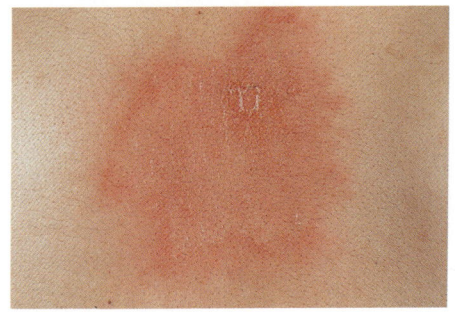

12 潰瘍（うっ滞症候群）
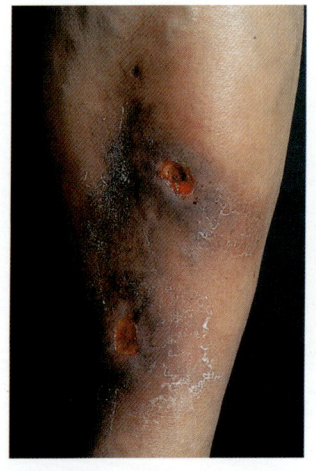

13 隆起性皮膚描記症
擦過部位が紅色調に隆起している．人工蕁麻疹．
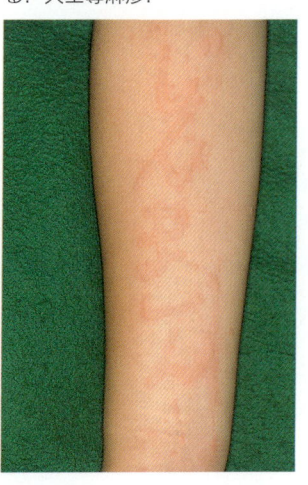

14 経皮水分喪失量の測定
皮膚表面にプローブを軽く押し当てて測定する．
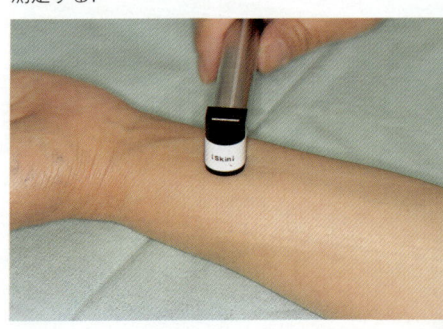

15 針反応
4 カ所の穿刺部位に一致して発赤，紅斑，膿疱がみられる．ベーチェット病．
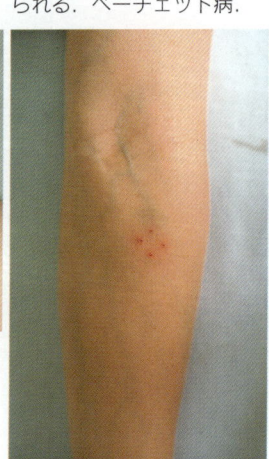

16 サーモグラフィー
皮膚表面の温度が高い部位は赤色に，低い部位は青色を呈する．
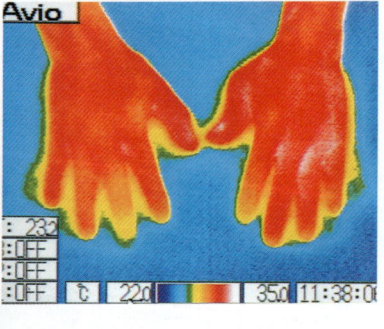

口絵　iii

17　ヨード・デンプン塗布法（ミノール Minor 法）
紫色に変色した部位は発汗があることを，その周囲の無変色部位には発汗がないことがわかる．

18　パッチテスト：フィンチャンバー Finn Chamber
チャンバー上に軟膏を塗布する．液体の場合には濾紙に吸着させ（最下部）チャンバー上に置く．チャンバー周囲はテープになっており検体が落ちないように注意深く背部の皮膚に貼布する．

19　光線検査
左側は UVA，右側は UVB を示す．照射量（あるいは照射時間）を入力し確認後スタートのスイッチを押す．

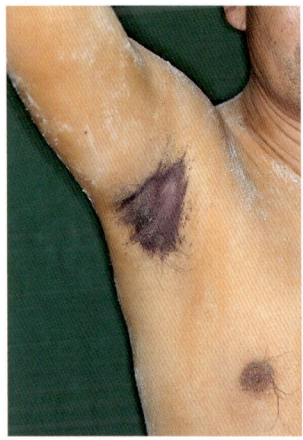
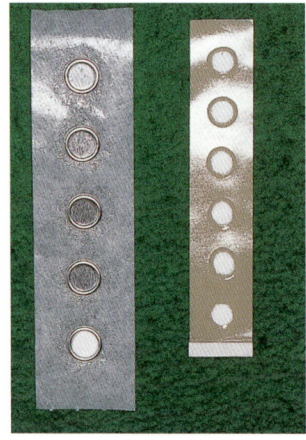
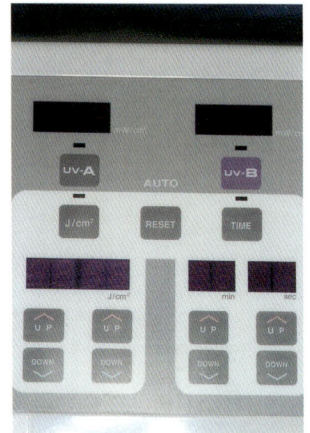

20　スポロトリキン反応
皮内注射 48 時間後．12 mm 大の発赤がみられる．

21　真菌検査
ピンセットを用いて病変部の鱗屑を採取している．

22　真菌培養
培地上に白色のコロニーがみられる．スポロトリコーシス．

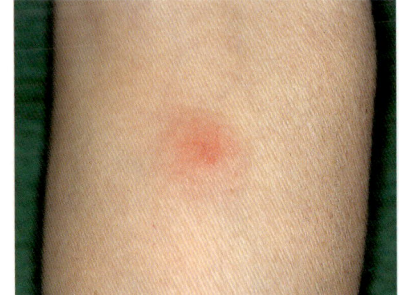
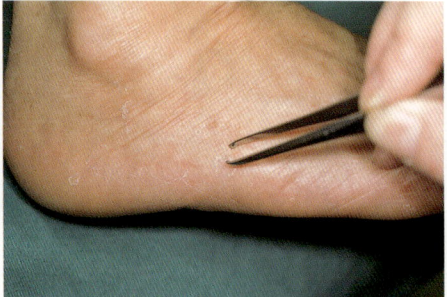
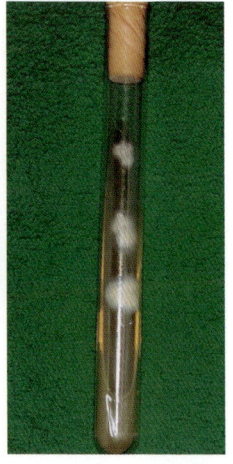

23　生検用器具
デルマパンチ（マルホ）直径 3 mm 用．他に 4 mm 径，5 mm 径がある．

24　蛍光抗体法
a．類天疱瘡の蛍光抗体直接法所見
C3 が基底膜に線状に沈着している．

b．天疱瘡の蛍光抗体直接法所見
C3 が表皮細胞間に網目状に沈着している．

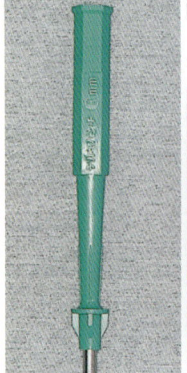
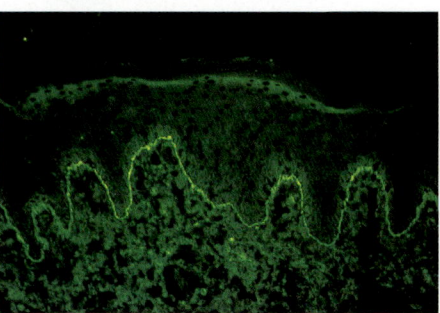
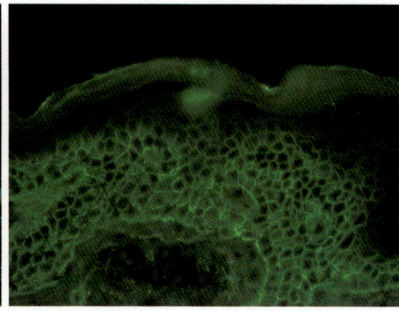

25 副腎皮質ホルモン薬による口囲皮膚炎

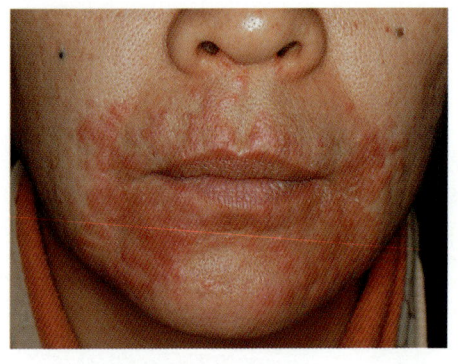

26 液体窒素療法の実際

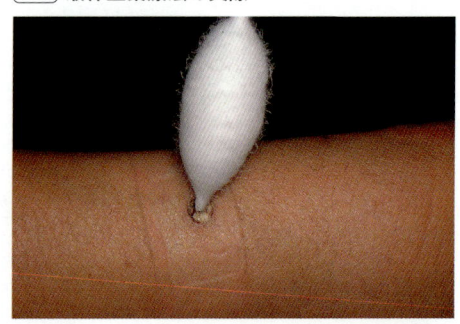

27 下肢静脈瘤の結紮硬化療法

a．治療前

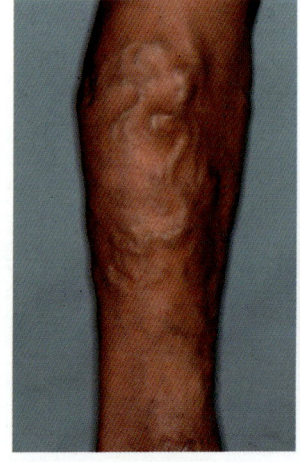

b．治療中

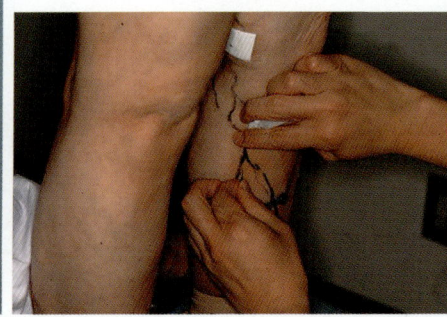

c．治療後

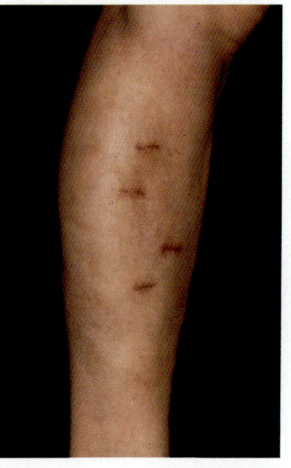

28 主婦手湿疹

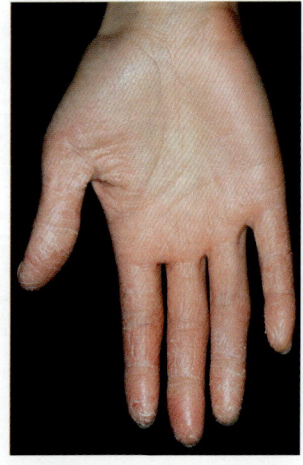

29 乾皮症

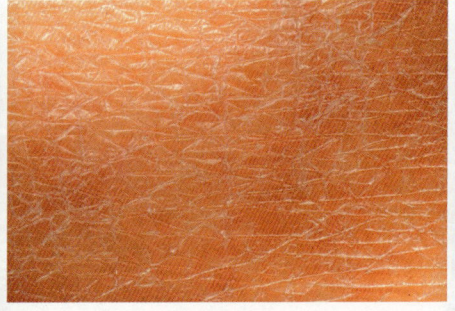

30 皮脂欠乏性皮膚炎

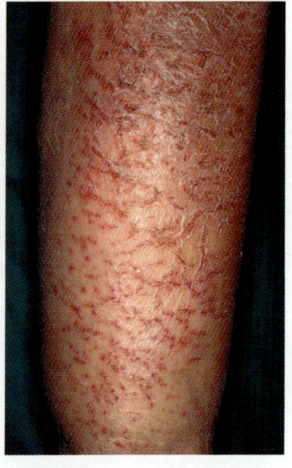

口絵 v

31 乳児期のアトピー性皮膚炎
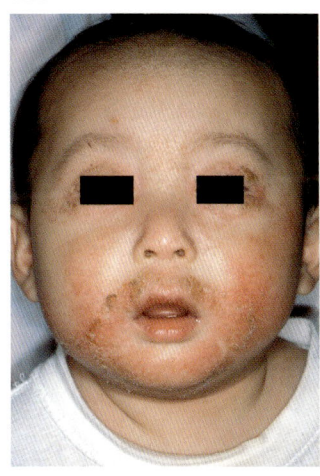

32 小児期のアトピー性皮膚炎
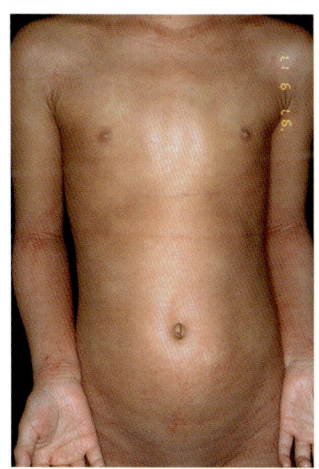

33 成人のアトピー性皮膚炎
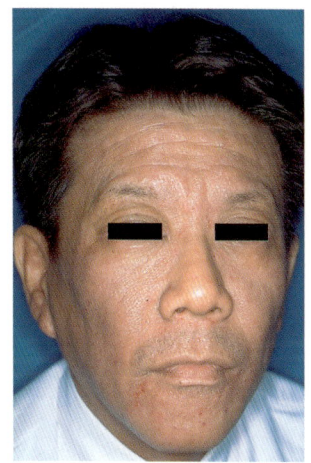

34 乳児脂漏性皮膚炎
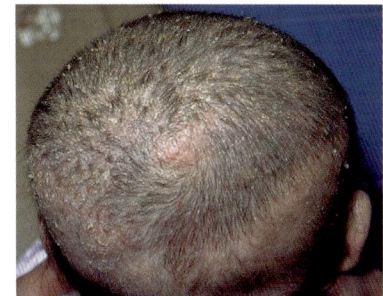

35 成人腋窩部の脂漏性皮膚炎
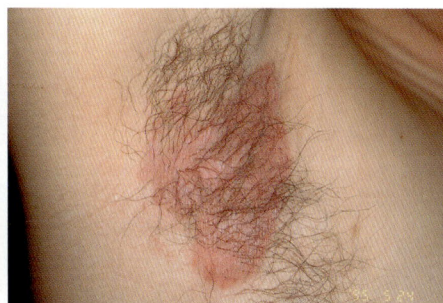

36 貨幣状湿疹
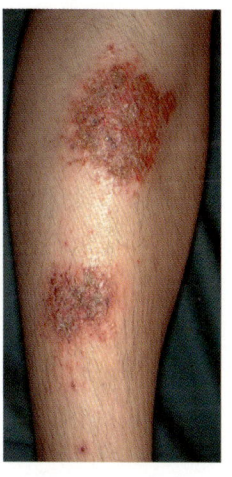

37 自家感作性皮膚炎
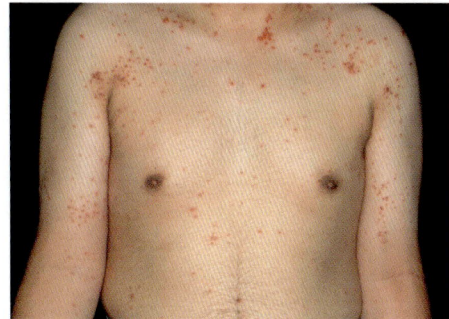

38 急性痒疹
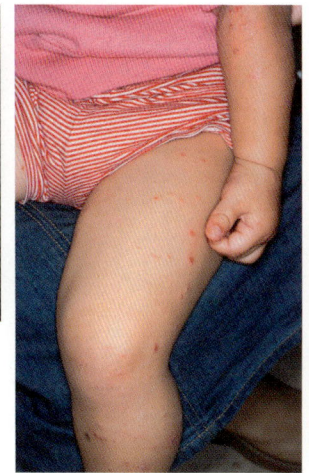

39 結節性痒疹
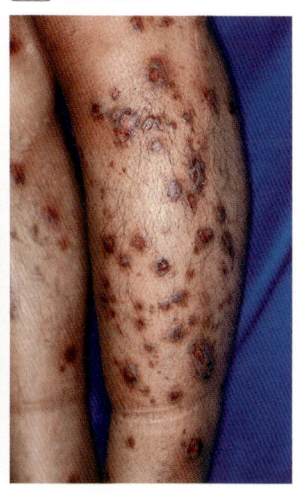

vi 口絵

40 多形慢性痒疹

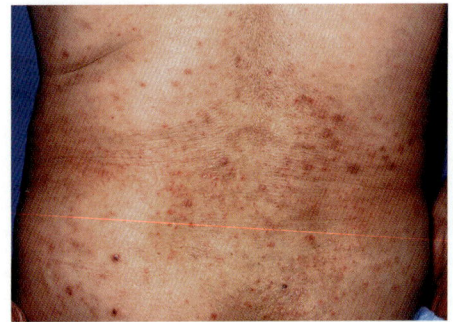

41 蕁麻疹

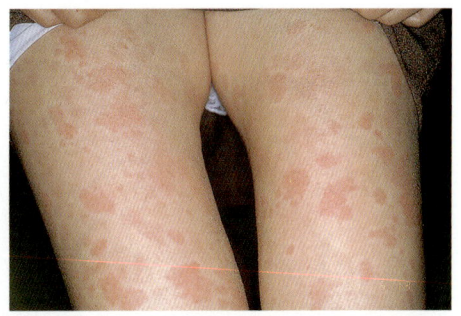

42 蕁麻疹

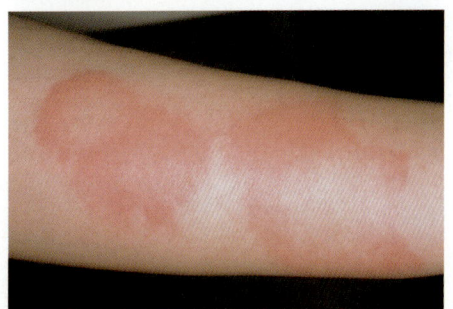

43 皮膚描記症

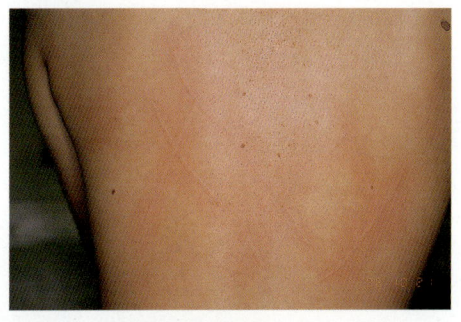

44 接触蕁麻疹（口紅をつけていた部位）

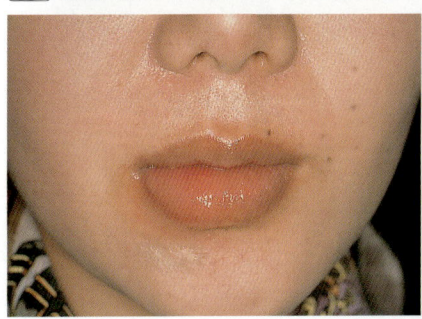

45 クインケ浮腫

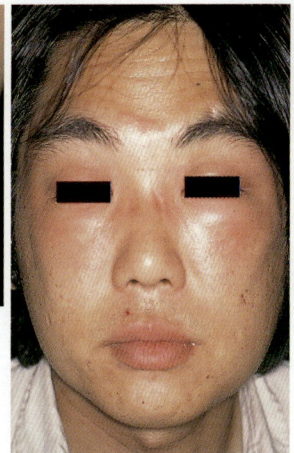

46 蕁麻疹様血管炎

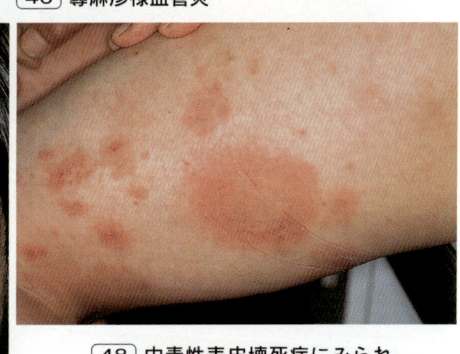

48 中毒性表皮壊死症にみられた水疱

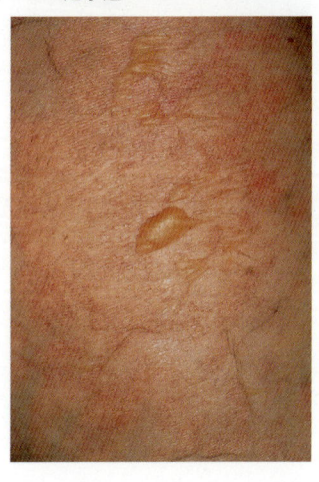

47 色素性蕁麻疹

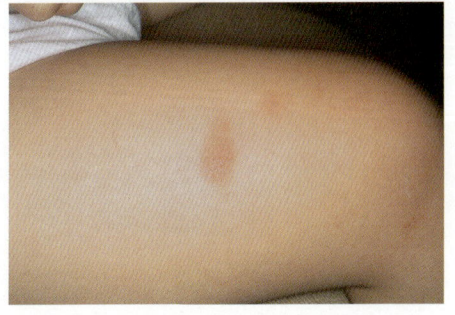

口絵　vii

49 中毒性表皮壊死症にみられたびらん

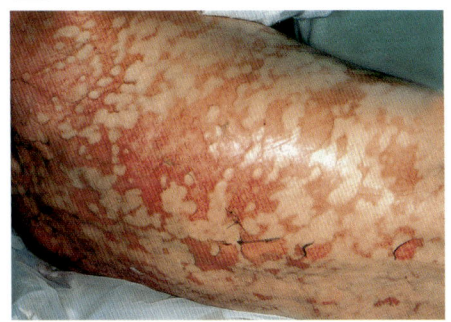

50 薬剤誘発性過敏症候群の皮膚症状

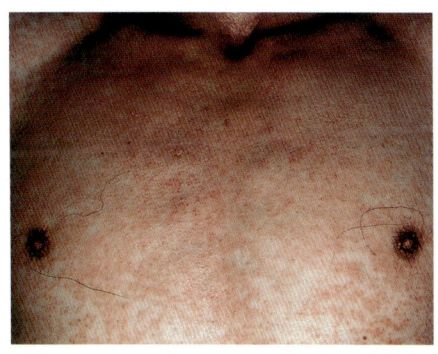

51 固定薬疹

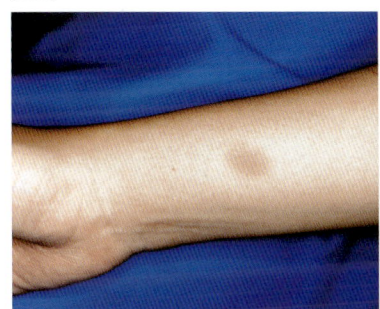

52 拘縮のある患者の褥瘡
拘縮があると思わぬ部位に骨突出部が生じたり，圧迫部位が出現する．

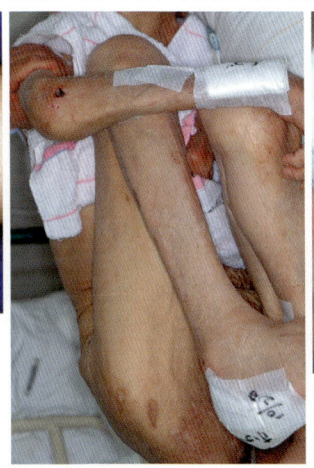

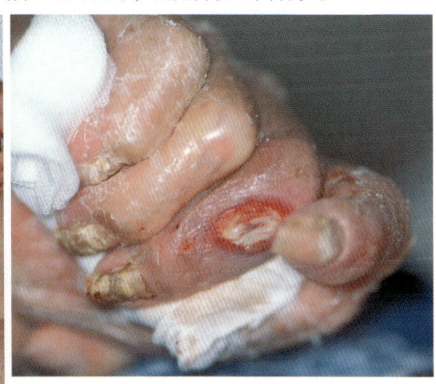

53 電気メスによると思われる皮膚傷害

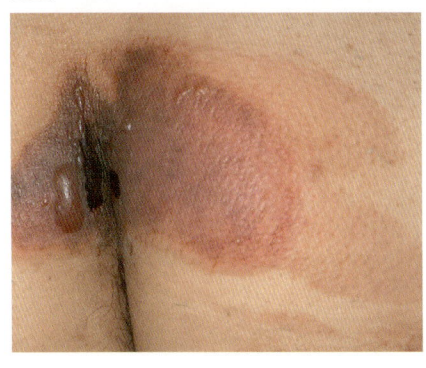

54 深い褥瘡かどうかの判断

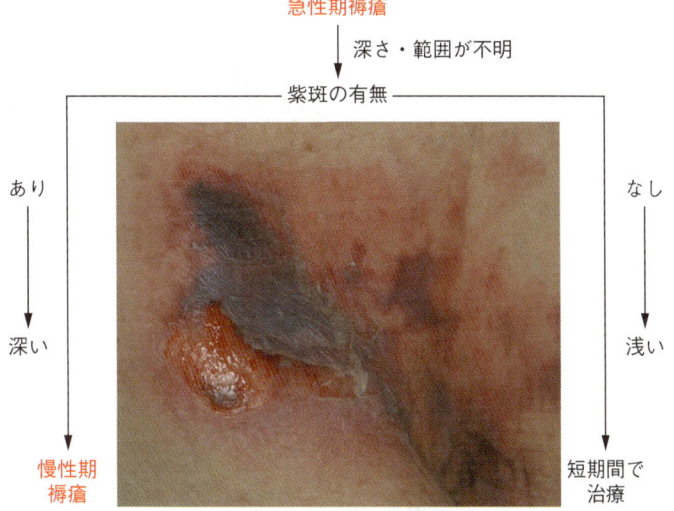

55 褥瘡創面の色調による病期分類と治療目標

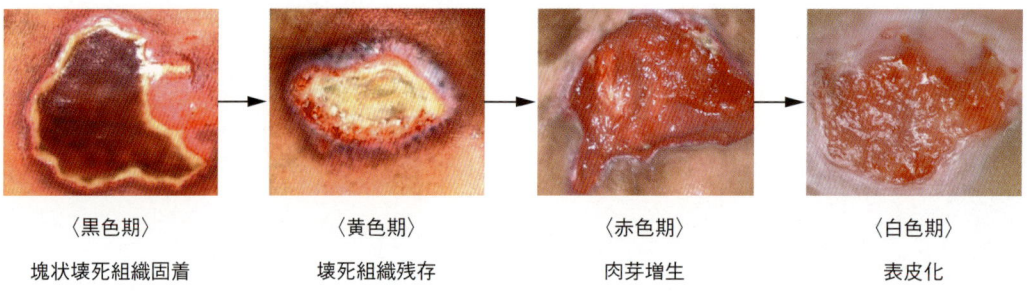

〈黒色期〉　　　〈黄色期〉　　　〈赤色期〉　　　〈白色期〉

塊状壊死組織固着　壊死組織残存　　肉芽増生　　　表皮化

肉芽形成のための環境作り　　　肉芽形成・上皮化促進のための環境作り

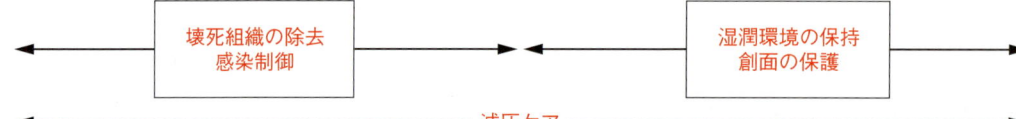

壊死組織の除去　　　　湿潤環境の保持
感染制御　　　　　　　創面の保護

←――――――――― 減圧ケア ―――――――――→

56 体圧分散寝具による減圧効果

ウオーターマット

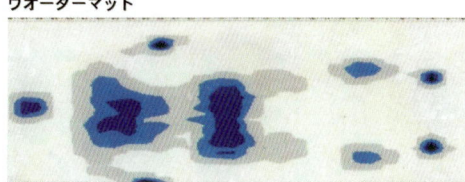

エアマット（標準的な仕様）

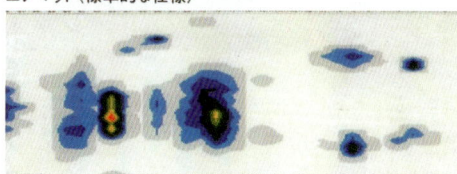

一般固綿マットレス

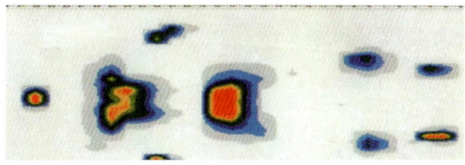

57 足部の体圧分散法

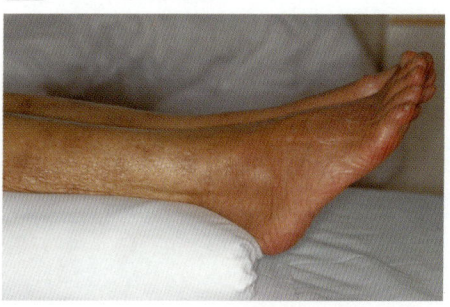

58 皮膚型結節性多発動脈炎

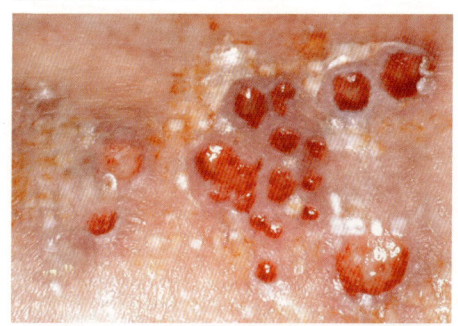

59 アレルギー性肉芽腫性血管炎

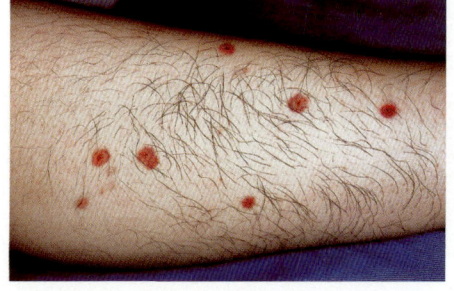

60 アナフィラクトイド紫斑

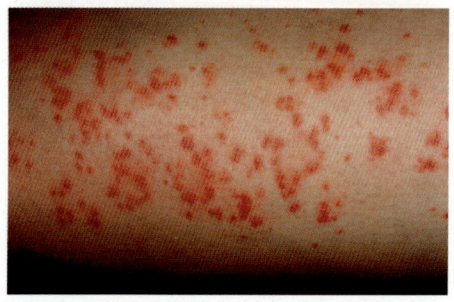

61 蕁麻疹様血管炎

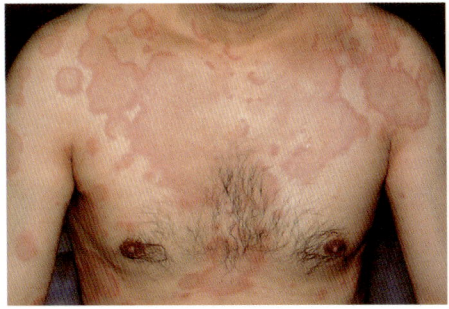

62 結節性紅斑

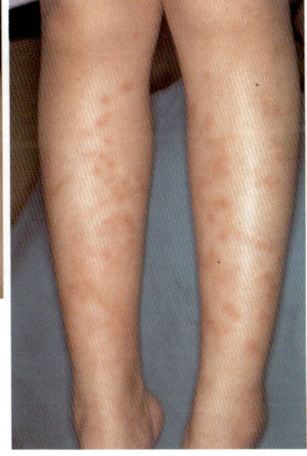

63 スウィート病

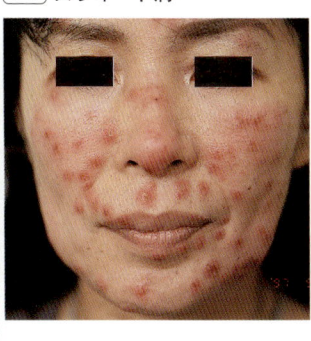

64 ジベルばら色粃糠疹

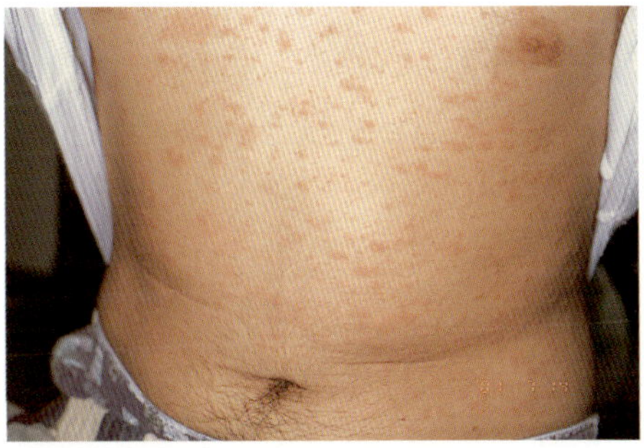

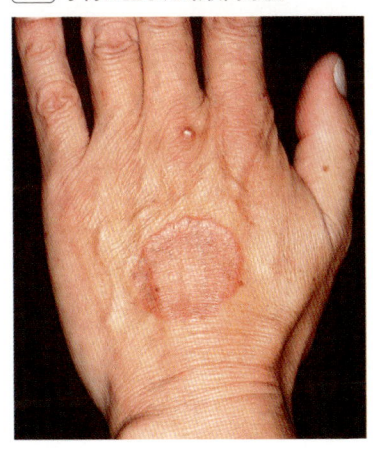

65 環状紅斑

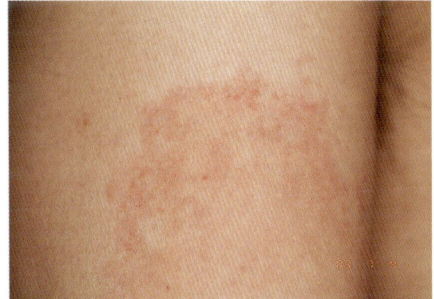

66 手背に生じた環状肉芽腫

67 皮膚サルコイドーシス，局面型

68 眼囲の左右対称にみられた紅色丘疹

JCLS 498-07566

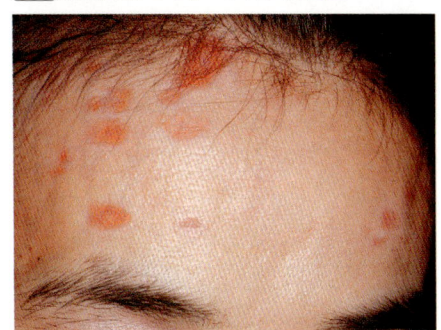

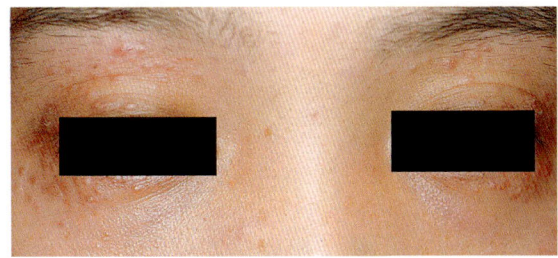

口絵

69 ペースメーカー挿入部に生じた異物肉芽腫

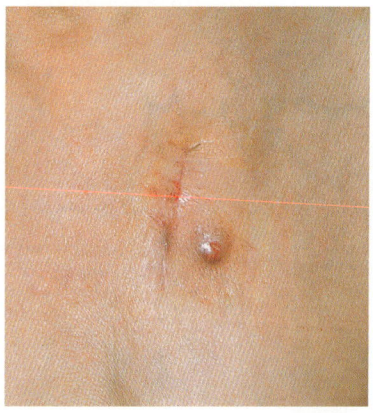

70 頬部紅斑

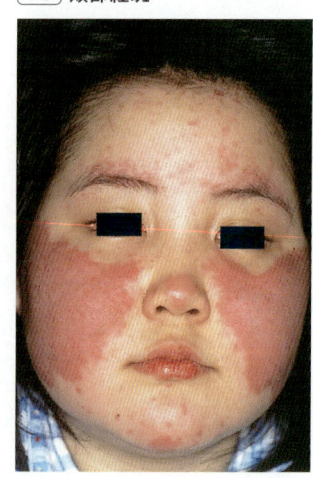

71 円板状エリテマトーデス

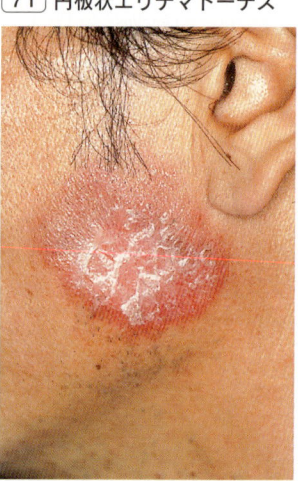

72 凍瘡様ループス

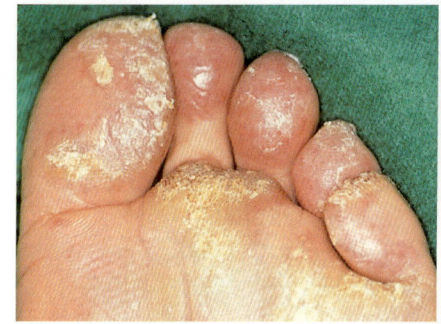

73 深在性エリテマトーデス

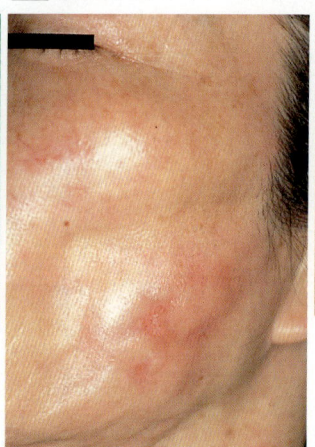

74 SLE 患者増悪期にみられた多形紅斑

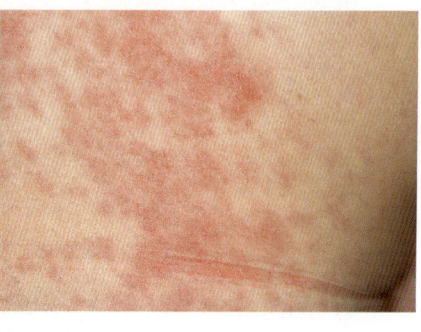

75 びまん性脱毛（頭皮に紅斑を伴っている）

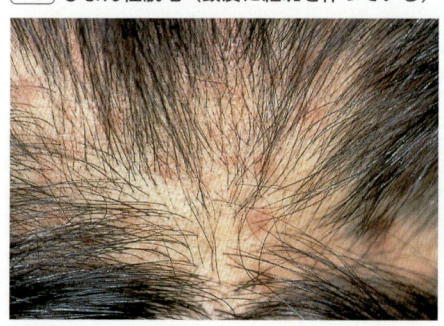

76 線状皮膚エリテマトーデス

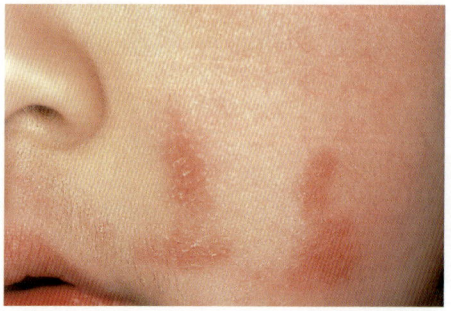

77 皮膚硬化
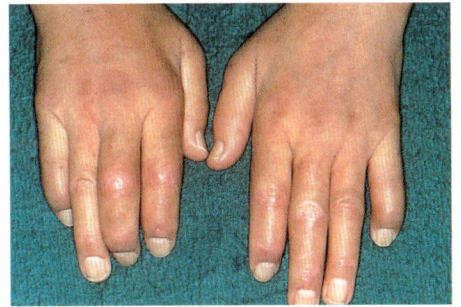

78 指尖部陥凹性瘢痕
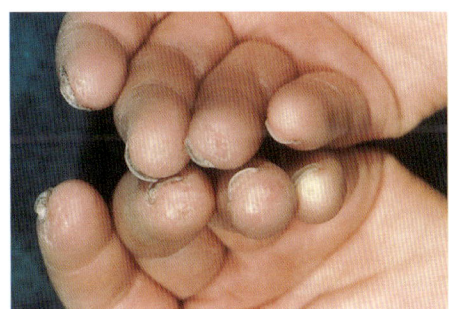

79 舌小帯短縮
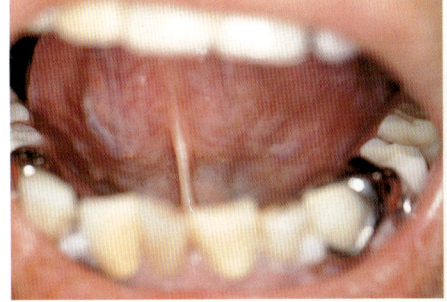

80 仮面様顔貌
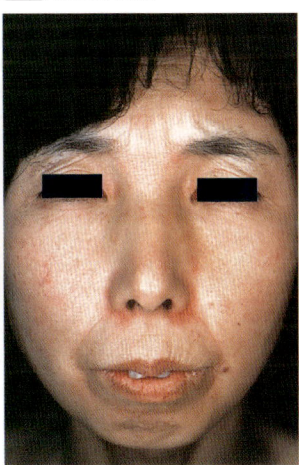

81 斑状型（モルフェア）
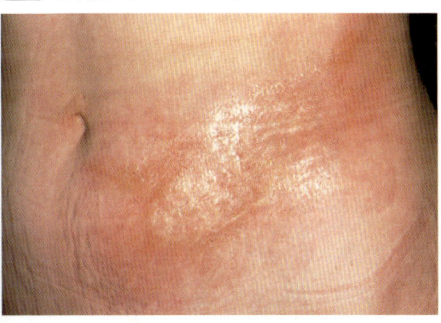

82 剣創状強皮症
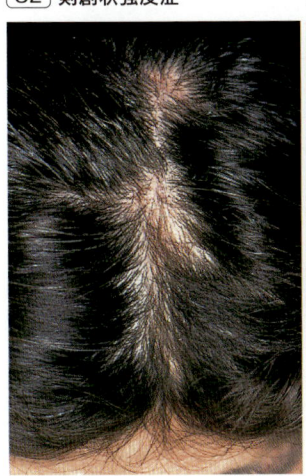

83 ヘリオトロープ疹
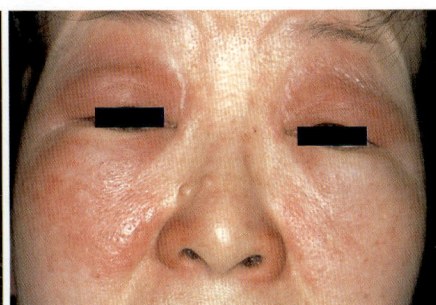

84 ゴットロン徴候
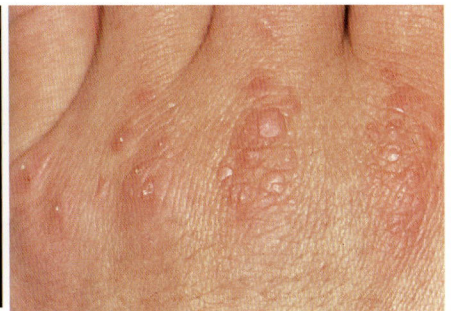

85 爪囲紅斑

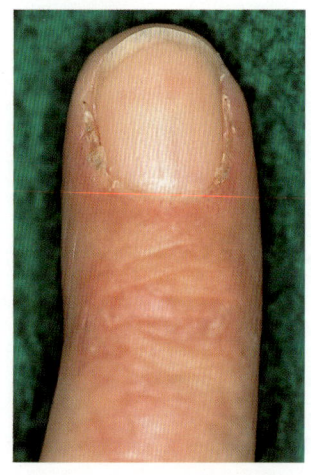

86 皮膚筋炎にみられた掻破性皮膚炎

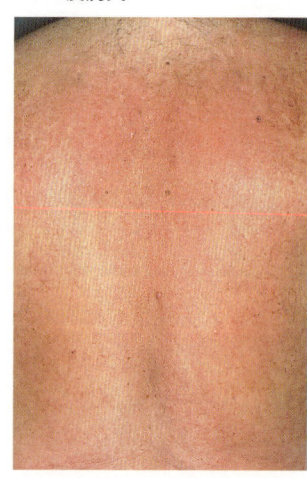

87 環状紅斑（シェーグレン症候群）

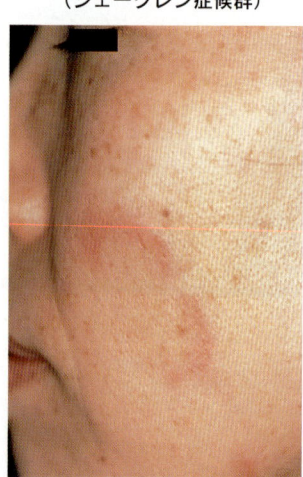

88 網状皮斑（抗リン脂質抗体症候群）

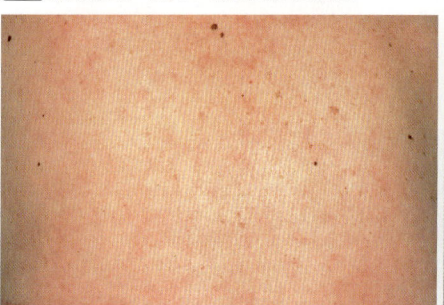

89 リウマトイド疹

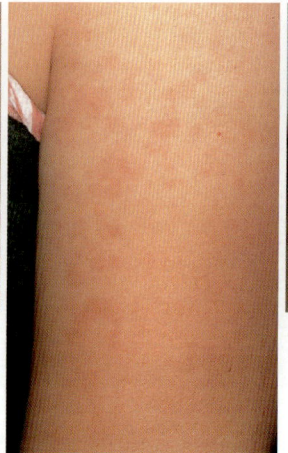

90 再発性アフタ

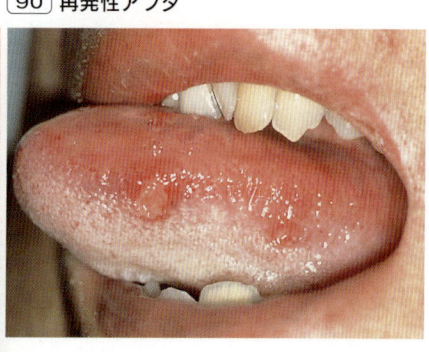

91 結節性紅斑（ベーチェット病）

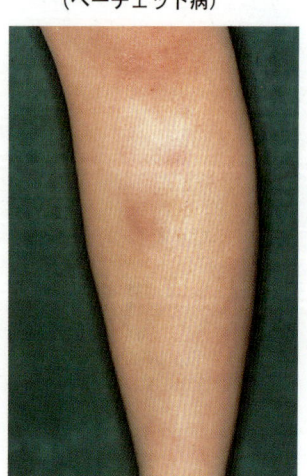

92 外陰部潰瘍（ベーチェット病）

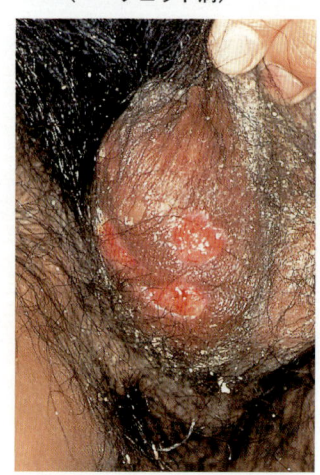

93 尋常性乾癬

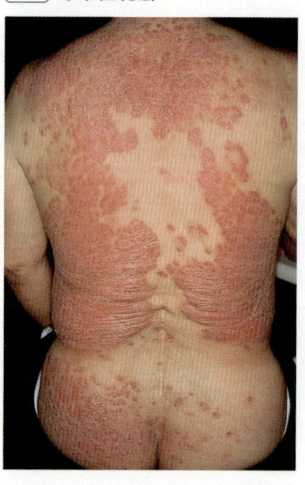

94 尋常性乾癬
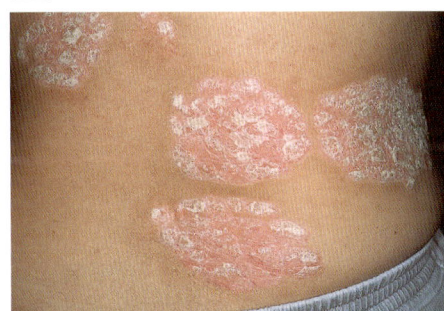

95 滴状乾癬
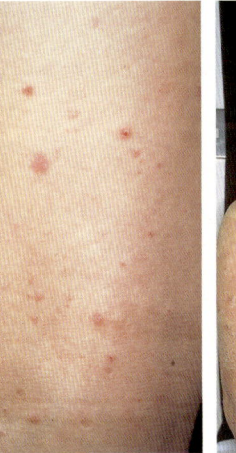

96 乾癬性紅皮症
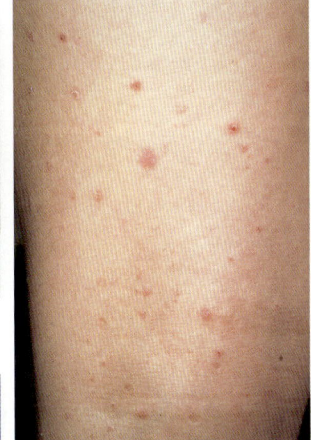

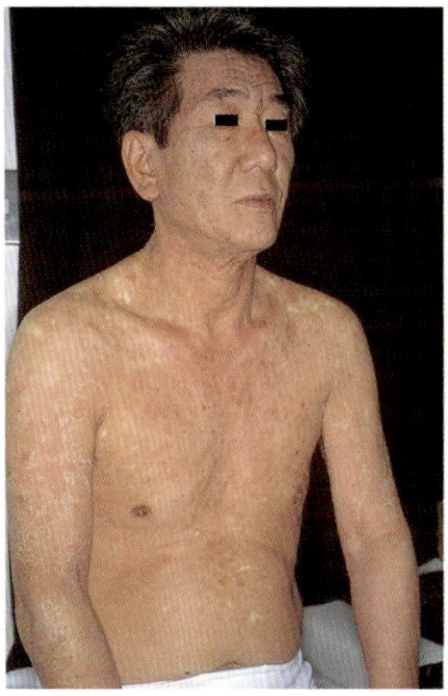

97 関節症性乾癬
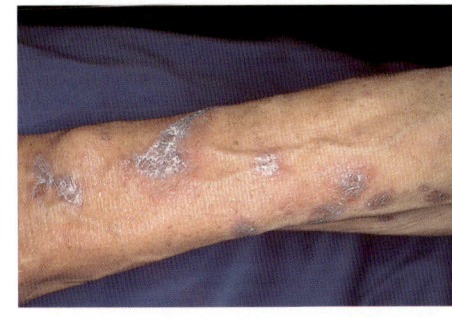

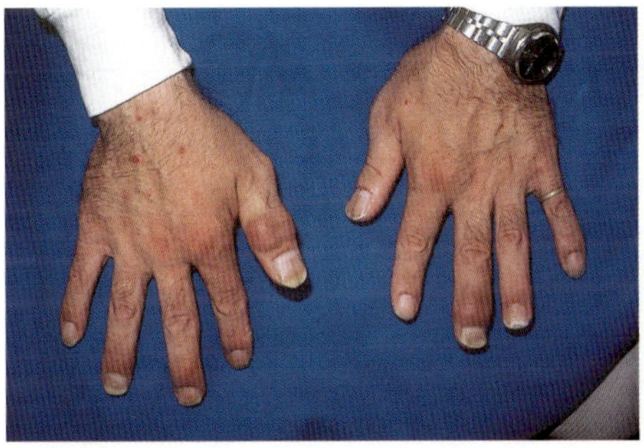

98 汎発性膿疱性乾癬
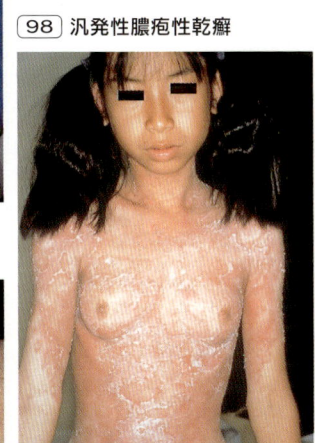

100 毛孔性苔癬
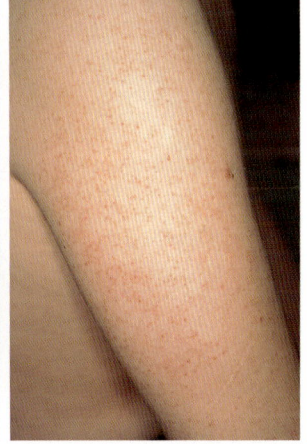

99 扁平苔癬

101 尋常性魚鱗癬
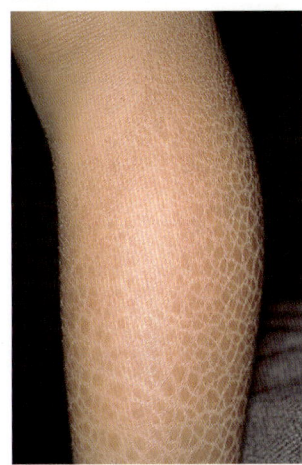

102 遺伝性掌蹠角化症（ウンナ-トスト型）
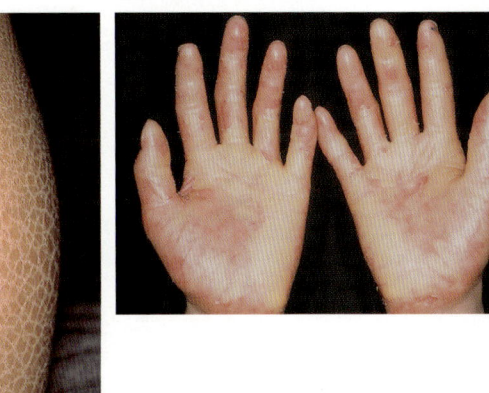

103 遺伝性掌蹠角化症（ウンナ-トスト型）
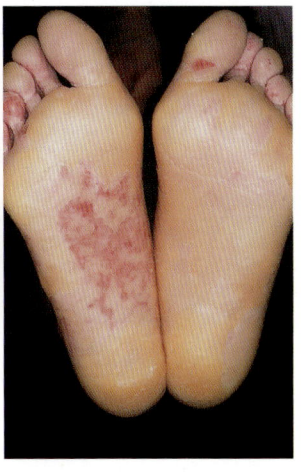

104 a. 水疱性類天疱瘡

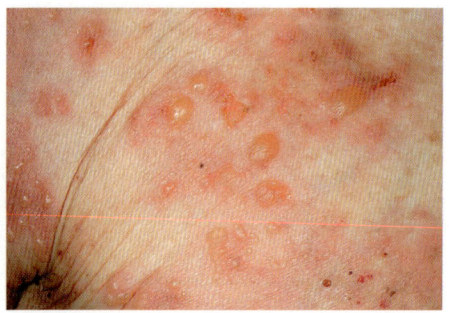

104 b. 水疱性類天疱瘡の蛍光抗体法所見

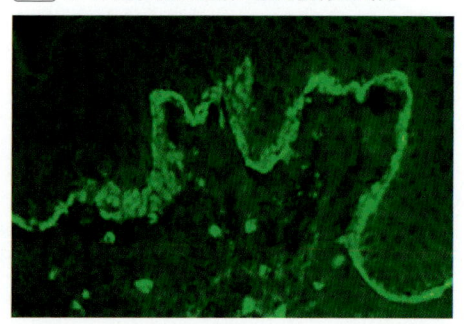

105 a. 尋常性天疱瘡

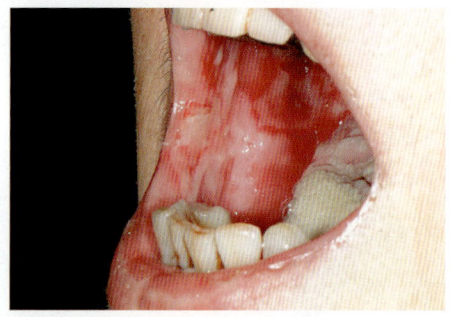

105 b. 尋常性天疱瘡の蛍光抗体法所見

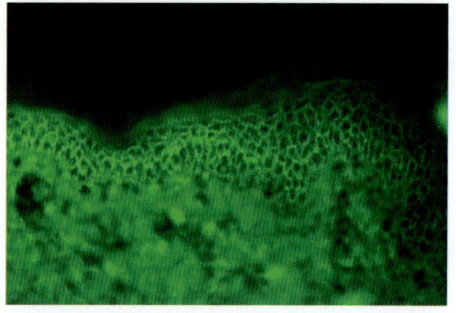

106 落葉状天疱瘡

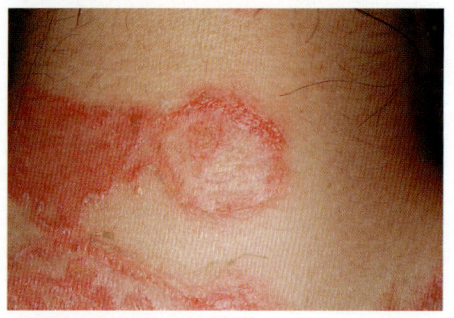

107 単純型表皮水疱症

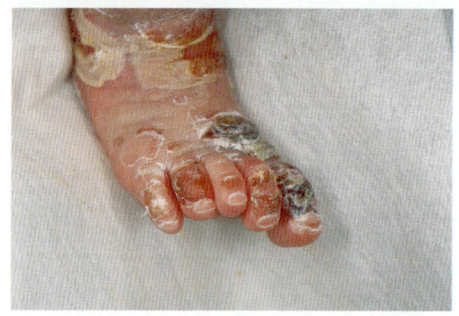

108 栄養障害型表皮水疱症

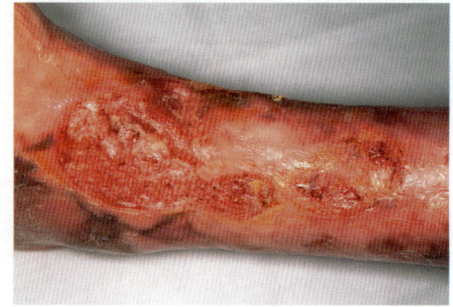

109 掌蹠膿疱症

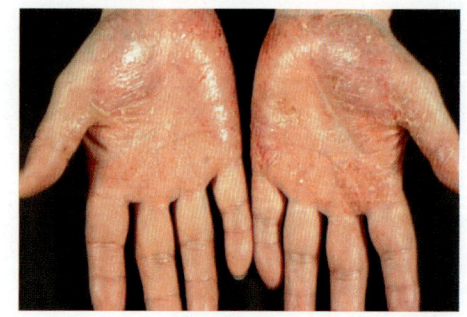

口絵　xv

110 線状 IgA 水疱症
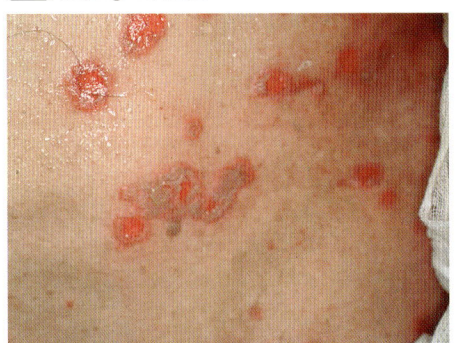

111 角層下膿疱症
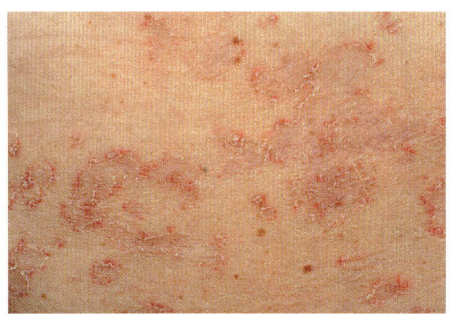

112 疱疹状膿痂疹
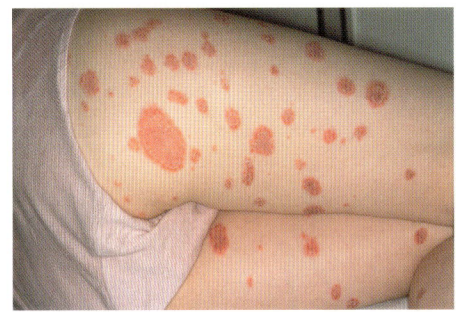

113 好酸球性膿疱性毛包炎
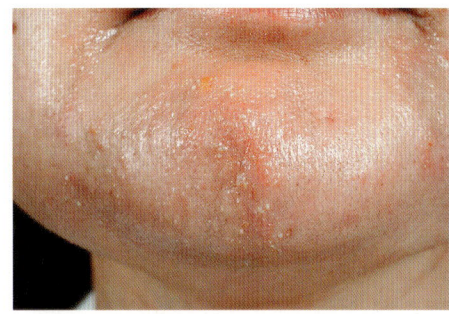

114 体部白癬
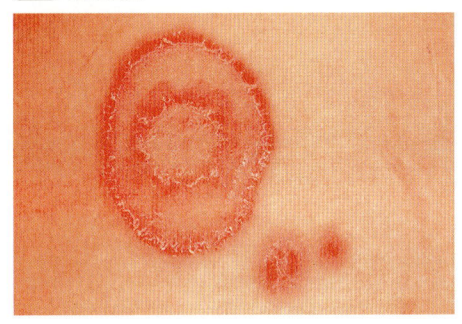

115 足白癬（趾間型）
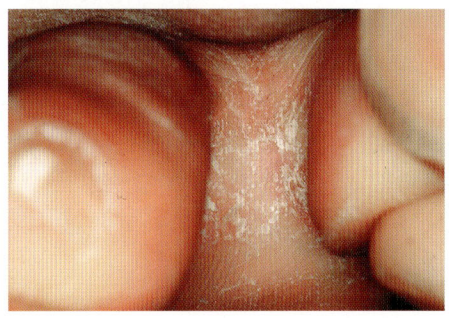

116 足白癬（小水疱型）
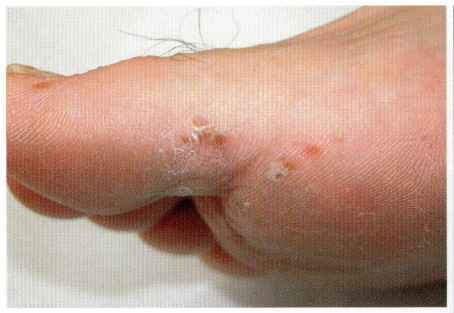

117 足白癬（角質増殖型）
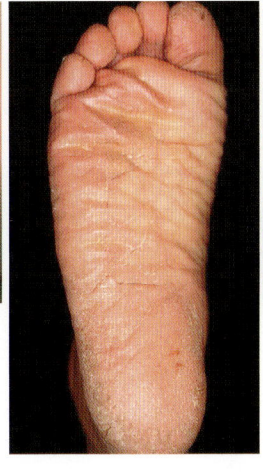

118 爪白癬
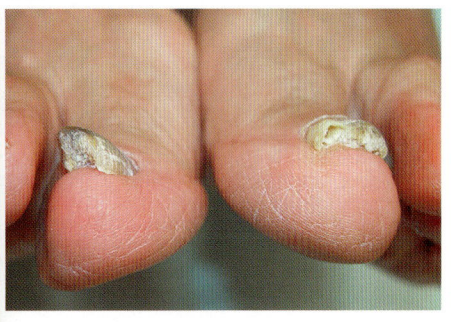

119 ケルスス禿瘡
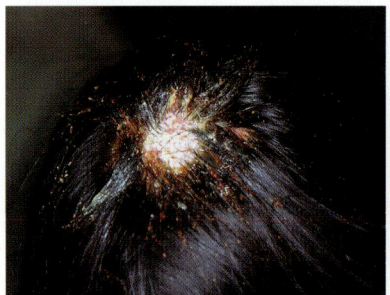

120 白癬菌（直接鏡検所見）
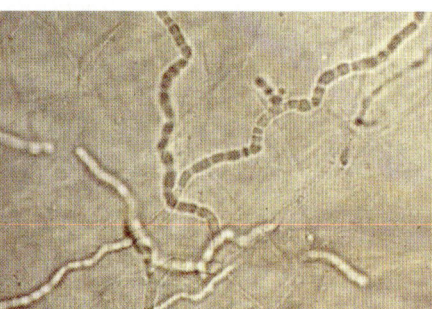

121 カンジダ性間擦疹
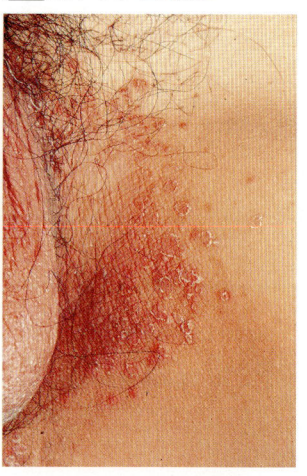

122 乳児寄生菌性紅斑
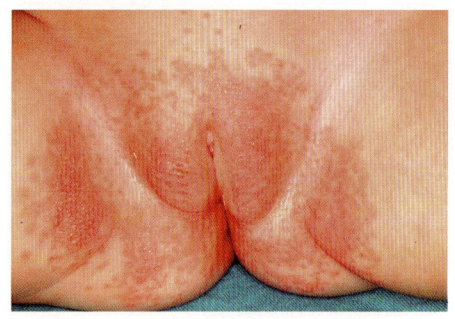

123 癜風
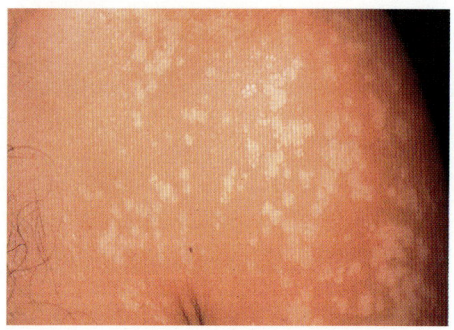

124 癜風菌
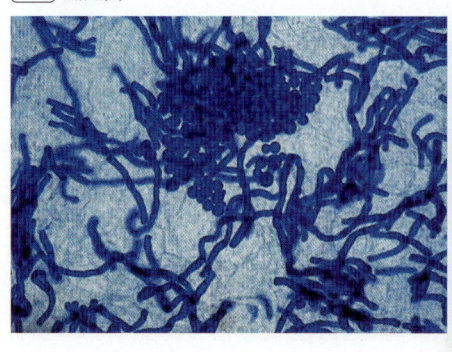

125 スポロトリコーシス（皮膚リンパ管型）
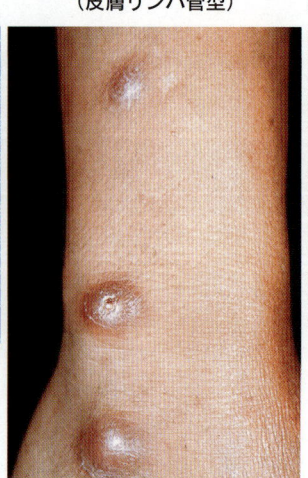

126 足底の尋常性疣贅
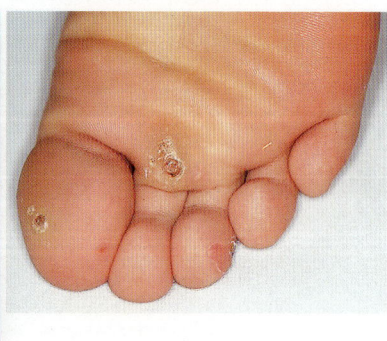

口絵　xvii

127 手指爪囲に多発する尋常性疣贅
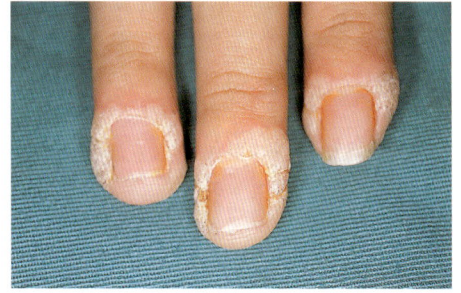

128 液体窒素による凍結療法
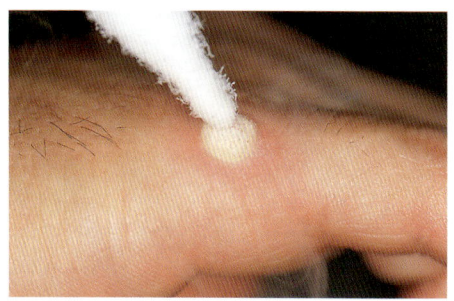

129 青年性扁平疣贅
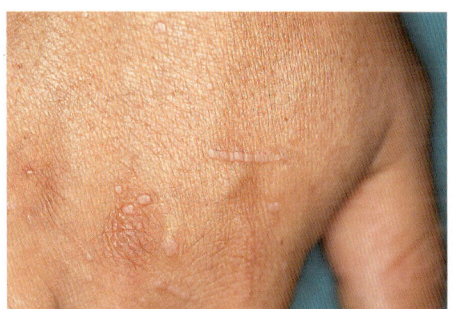

130 肛囲の尖圭コンジローム
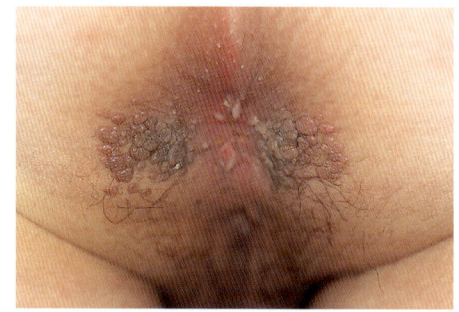

131 陰茎のボーエン様丘疹症
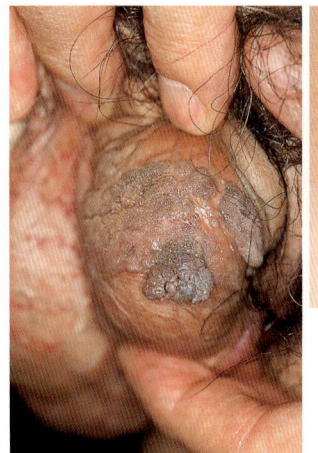

132 伝染性軟属腫
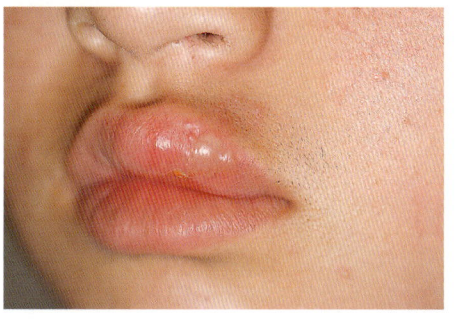

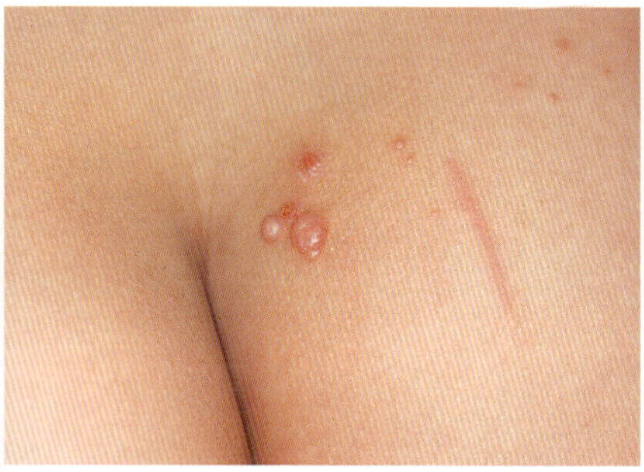

133 ヘルペス性歯肉口内炎
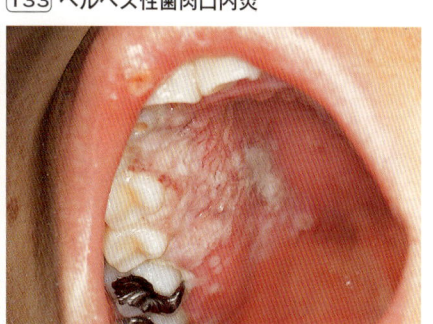

135 カポジ水痘様発疹症
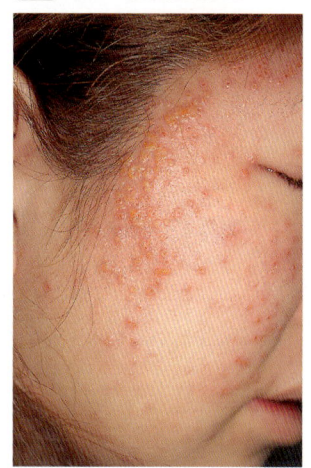

134 口唇ヘルペス

xviii　口絵

136 ウイルス性巨細胞（ツァンクテスト）
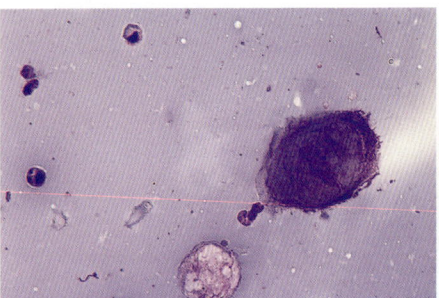

137 帯状疱疹
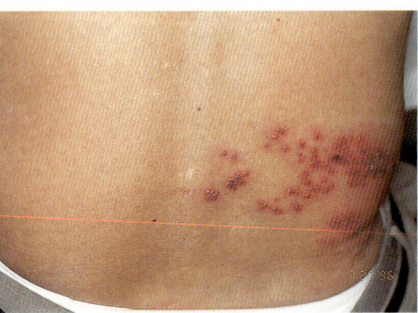

138 三叉神経第1枝領域の帯状疱疹
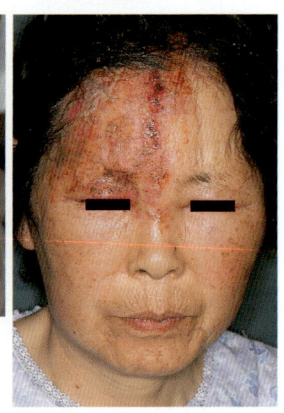

139 水痘
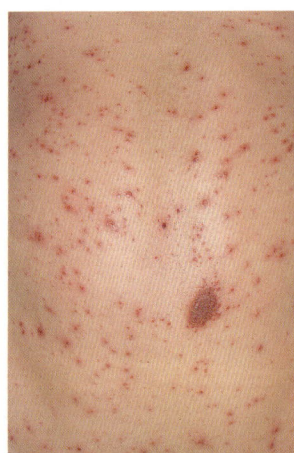

140 麻疹のコプリック斑
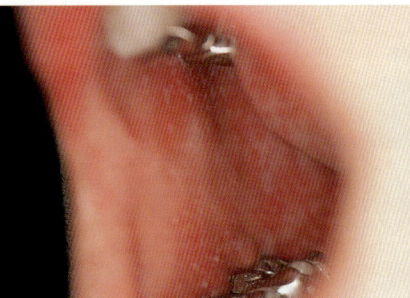

141 麻疹
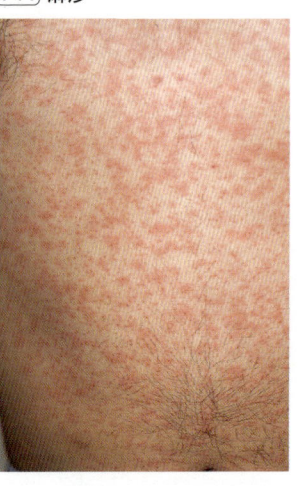

142 小児の伝染性紅斑
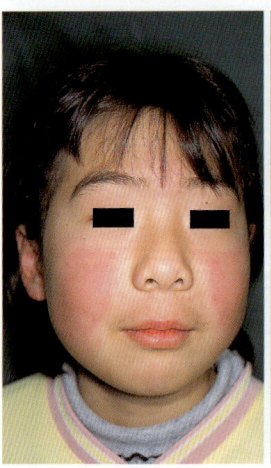

143 成人の伝染性紅斑

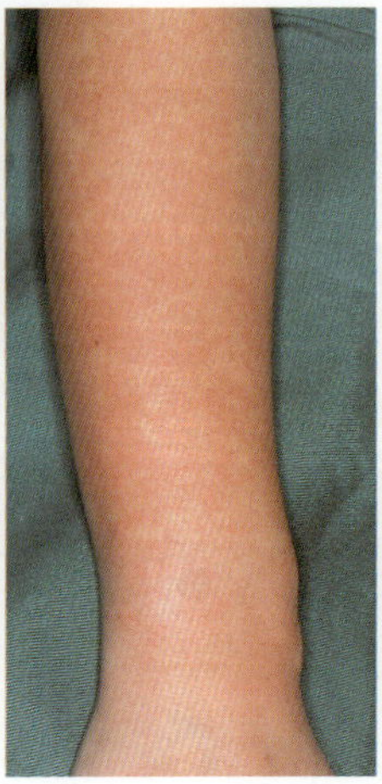

144 手足口病
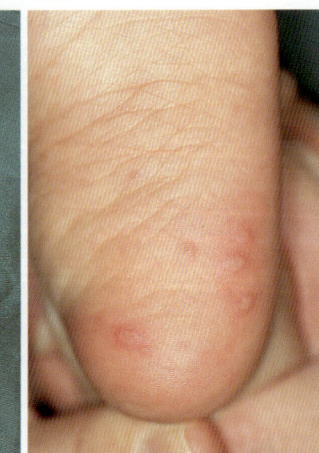

145 ジアノッティ症候群（顔の皮疹）
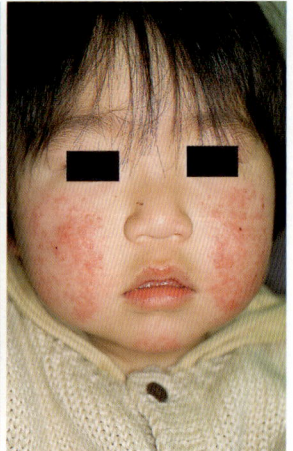

口絵 xix

146 ジアノッティ症候群（上肢の皮疹）

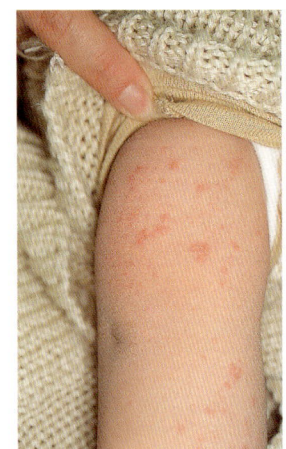

147 毛包炎

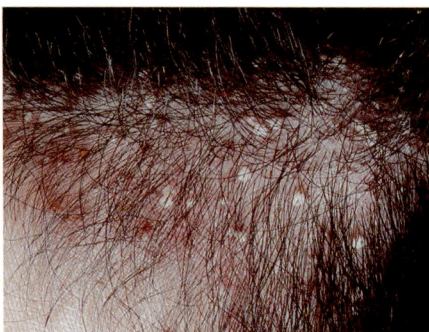

148 よう（癰）

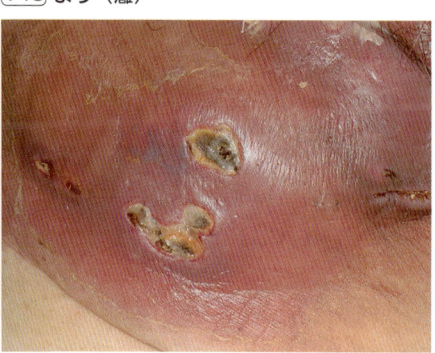

149 水疱性伝染性膿痂疹

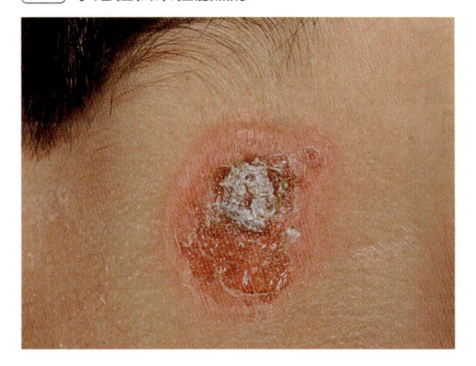

150 ブドウ球菌性熱傷様皮膚症候群（SSSS）

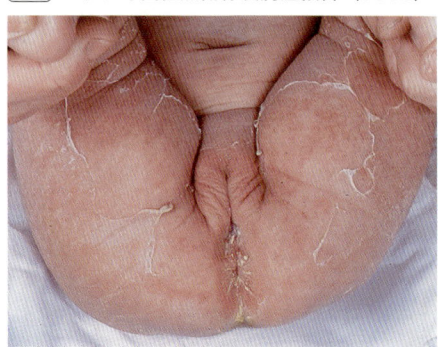

151 慢性膿皮症

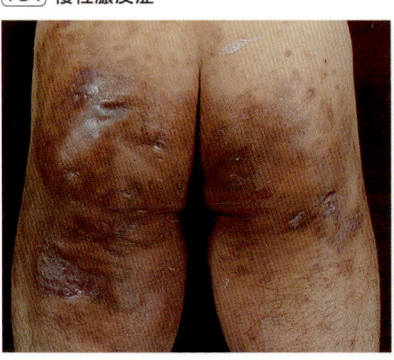

152 尋常性痤瘡

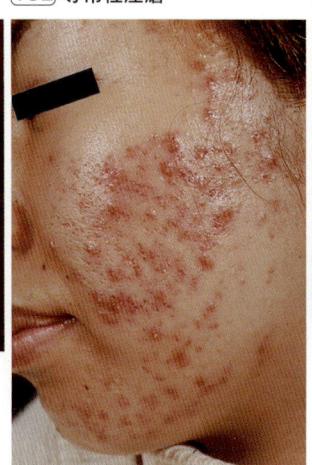

153 集簇性痤瘡

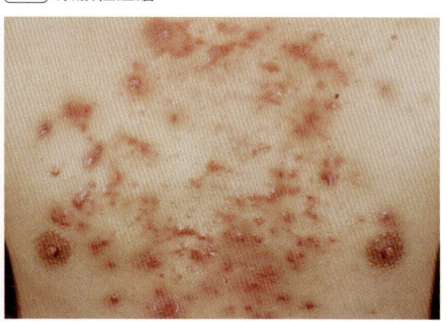

xx 口絵

154 皮膚非結核性抗酸菌症

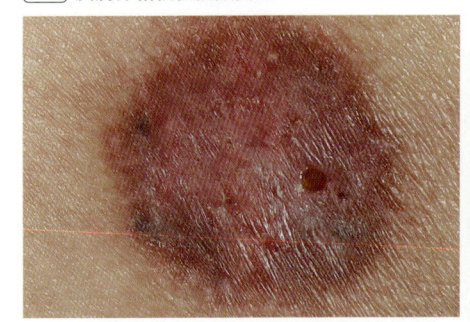

155 尋常性狼瘡

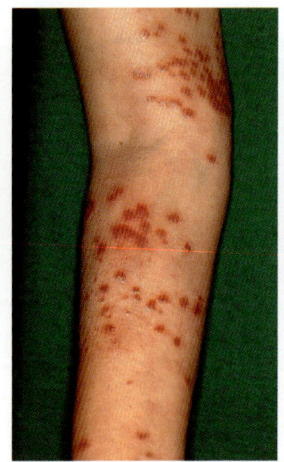

156 皮膚腺病

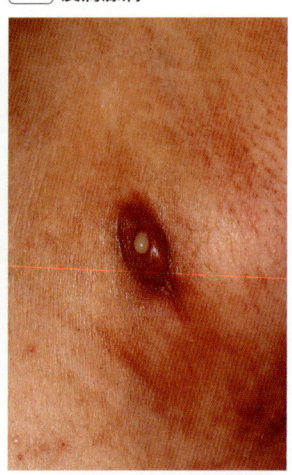

157 皮膚腺病

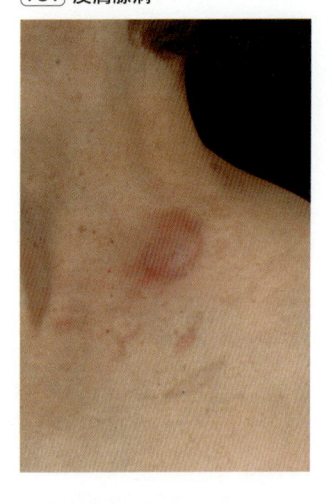

158 皮膚疣状結核

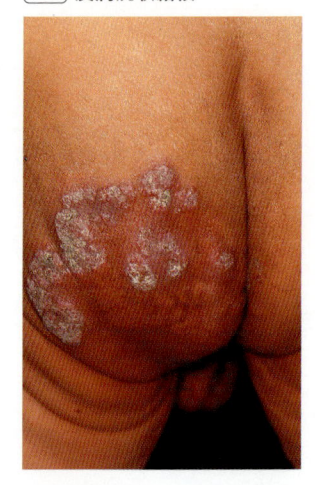

159 バザン硬結性紅斑

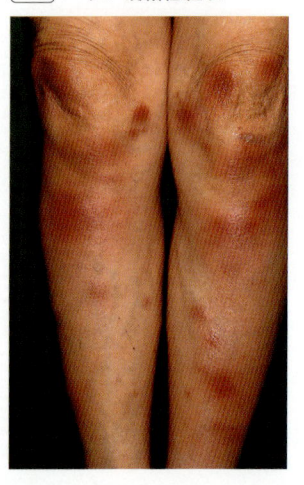

160 硬性下疳

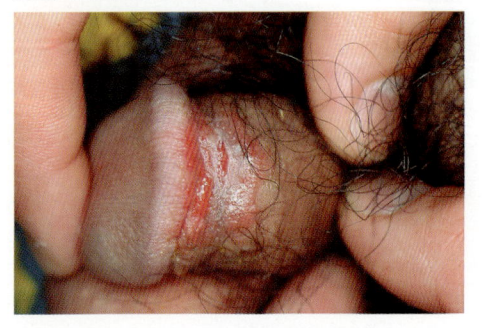

161 バラ疹

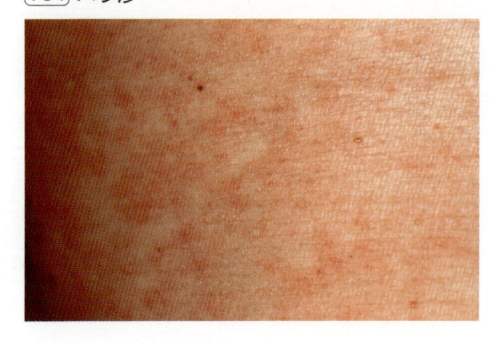

口絵 xxi

162 梅毒性乾癬

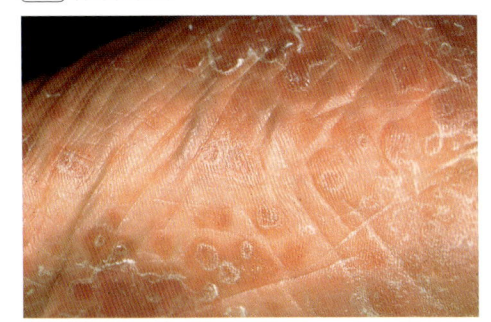

163 鞍鼻

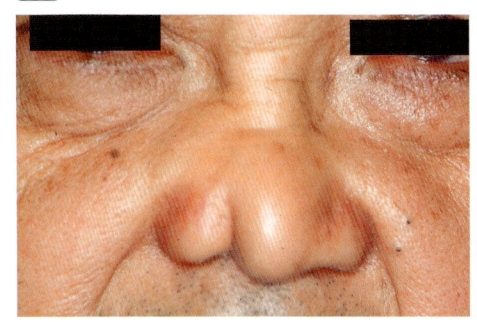

164 性器ヘルペス（男性）

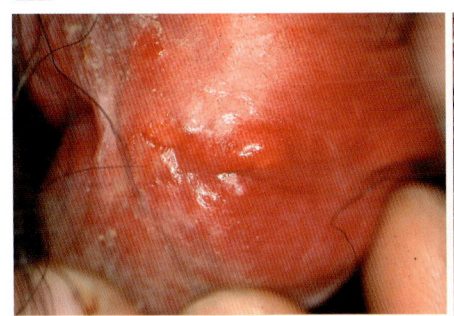

165 性器ヘルペス（女性）

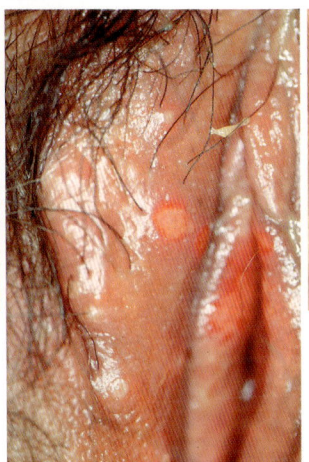

166 尖圭コンジローム

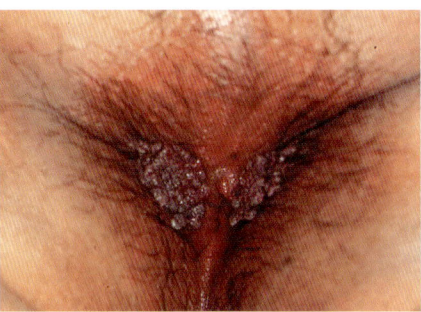

167 尖圭コンジロームの液体窒素療法

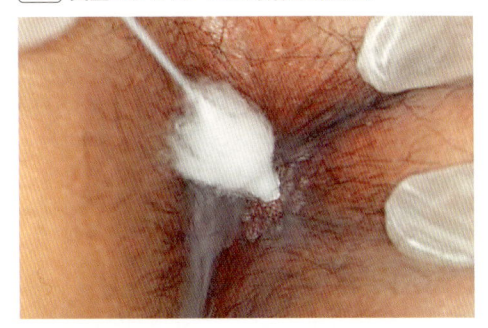

168 口腔カンジダ症

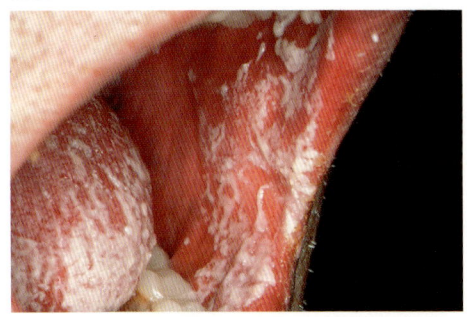

169 帯状疱疹

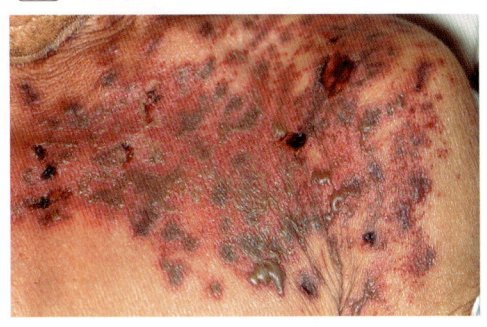

170 カポジ肉腫

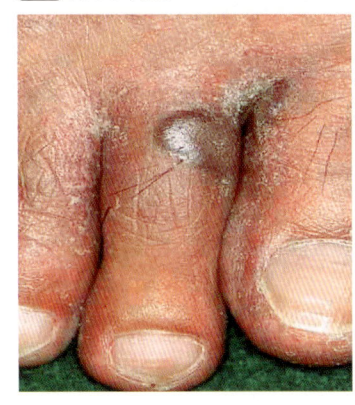

xxii　口絵

171 疥癬でみられる丘疹・結節

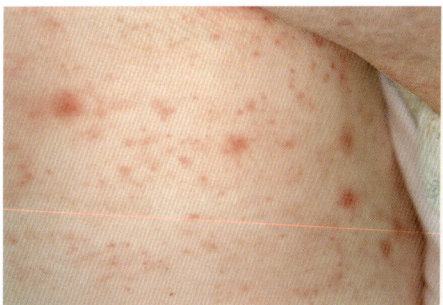

172 陰囊の結節

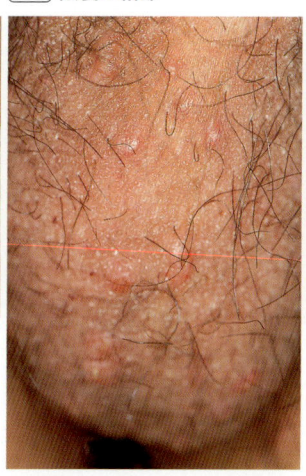

173 指間の疥癬トンネル

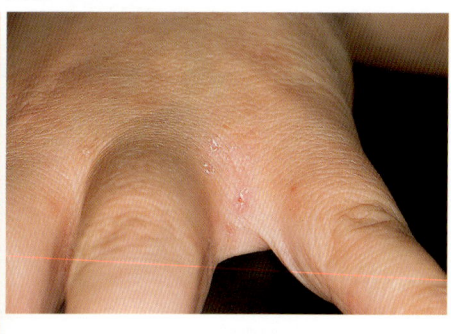

174 a. 疥癬の虫体

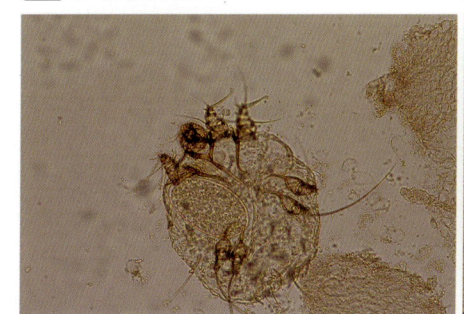

174 b. 疥癬の虫卵

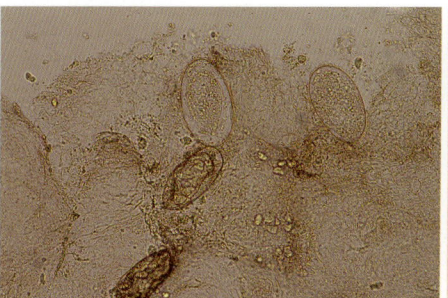

175 ツツガムシ病の皮疹

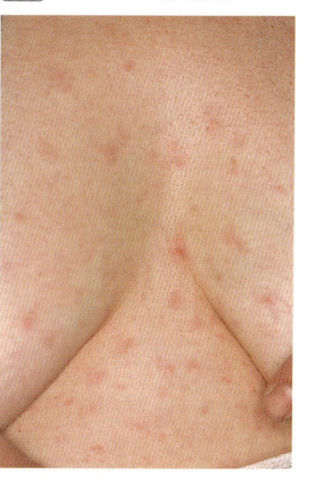

176 ツツガムシ病の刺し口

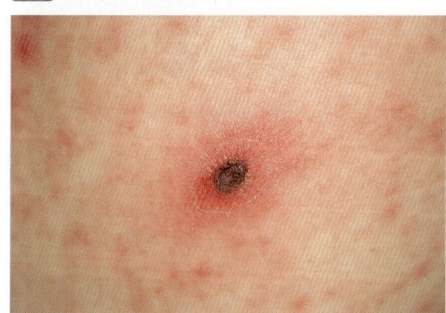

177 アタマジラミ

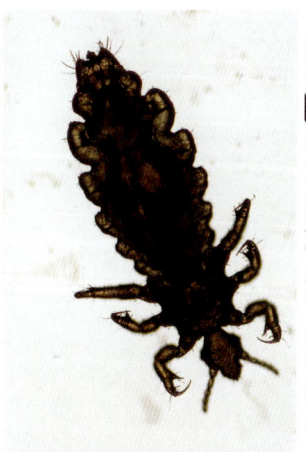

178 ケジラミ

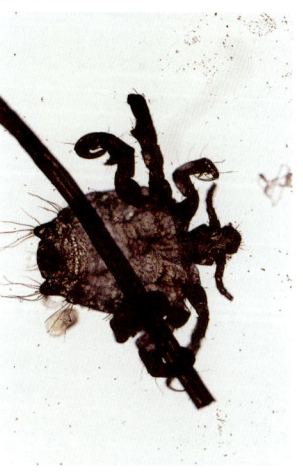

口絵　xxiii

179 脂漏性角化症（老人性疣贅）　180 粉瘤（皮膚表面より隆起したもの） 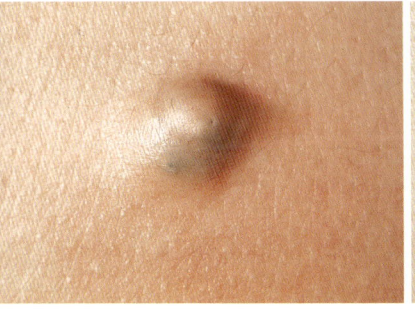　181 粉瘤（中央に開口部を有するもの）

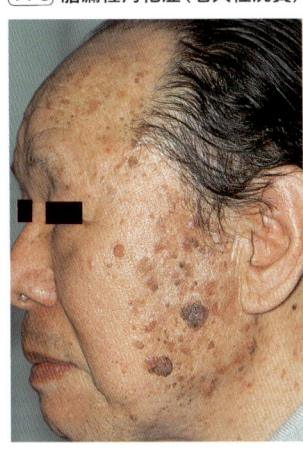

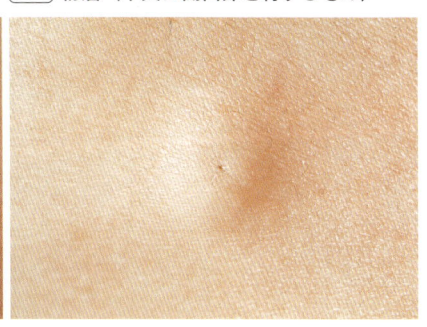

182 汗管腫 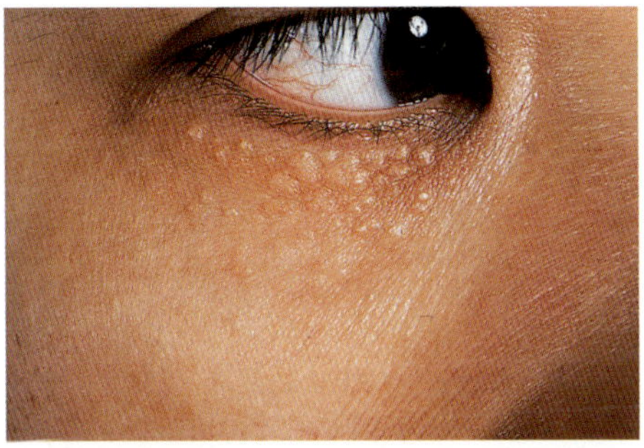　183 アクロコルドン

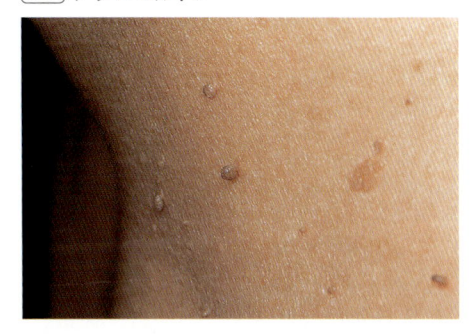

184 ケロイド 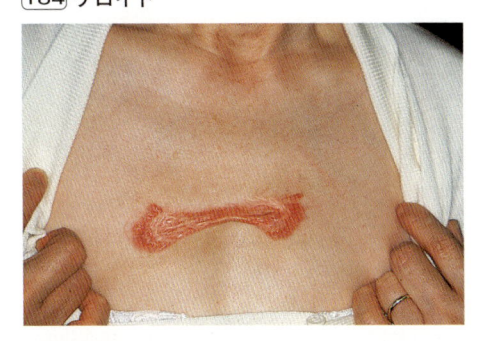　185 老人性血管腫

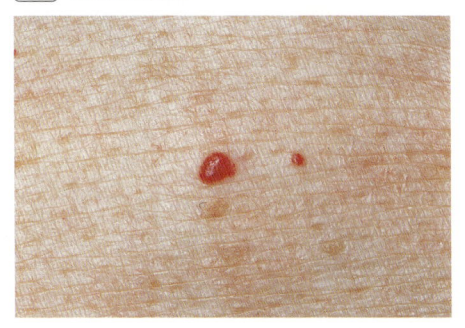

186 血管拡張性肉芽腫 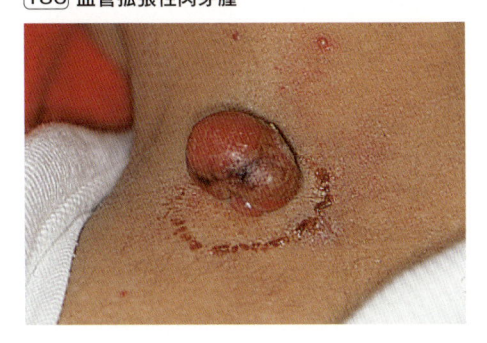　187 ケラトアカントーマ

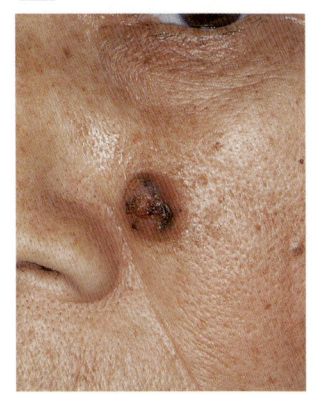

xxiv　口絵

188 表皮母斑

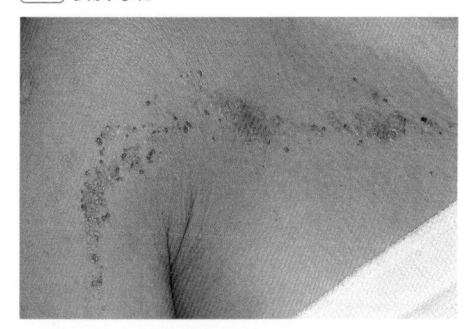

189 a．扁平母斑（先天性）

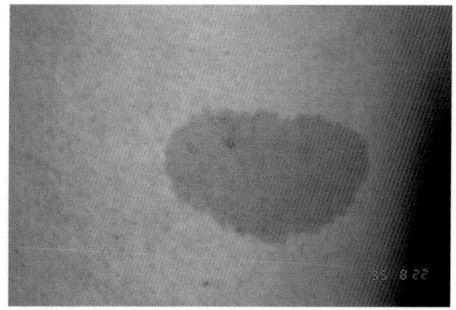

189 b．ベッカー母斑

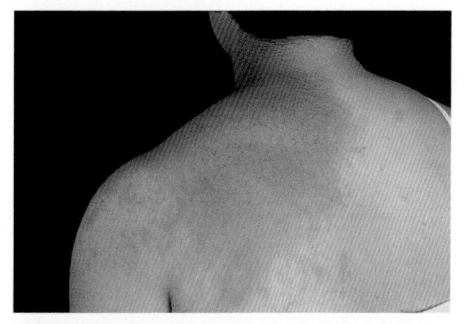

190 色素性母斑
a．通常よくみられるもの

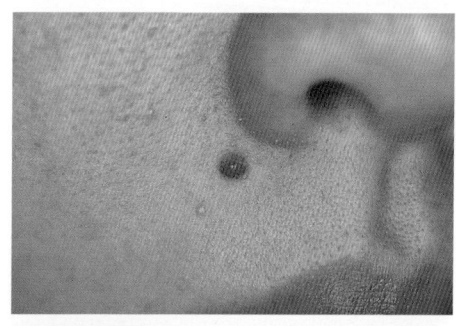

190 色素性母斑
b．加齢とともに隆起，脱色したもの

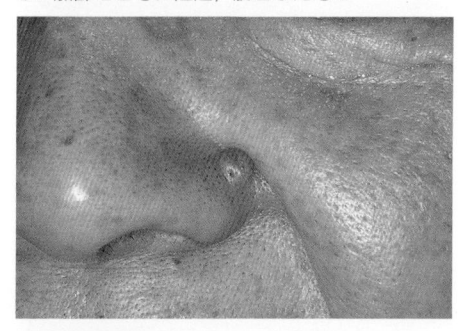

190 色素性母斑
c．軟性線維腫状に隆起したもの

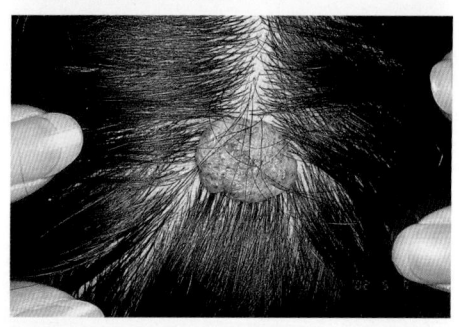

190 色素性母斑
d．先天性のもの

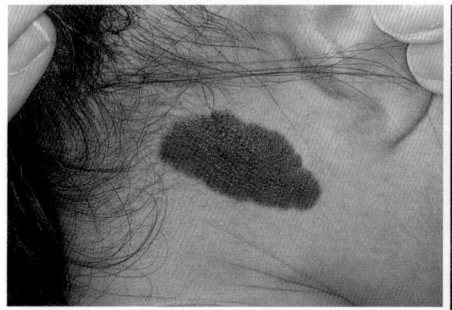

191 太田母斑

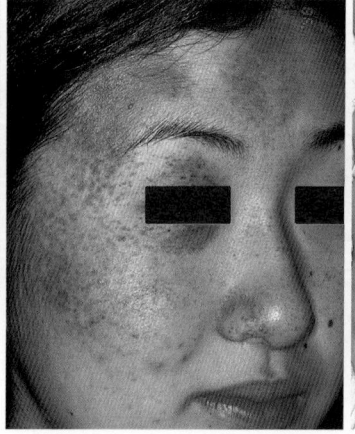

192 蒙古斑

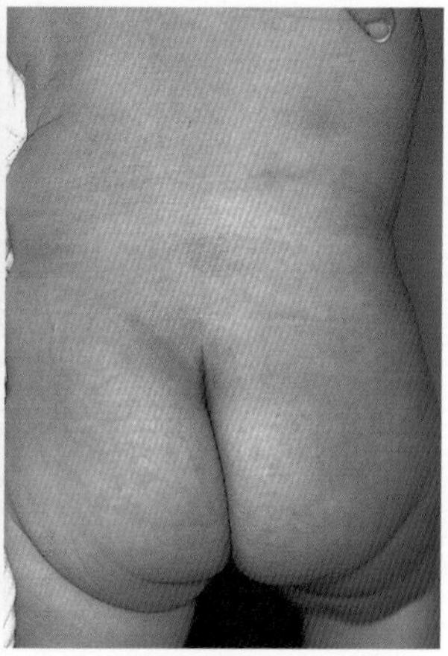

口絵 xxv

193 脂腺母斑

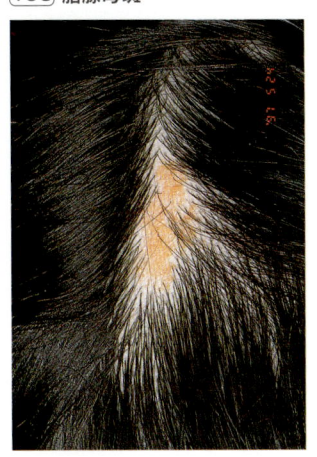

194 苺状血管腫
a．局面型

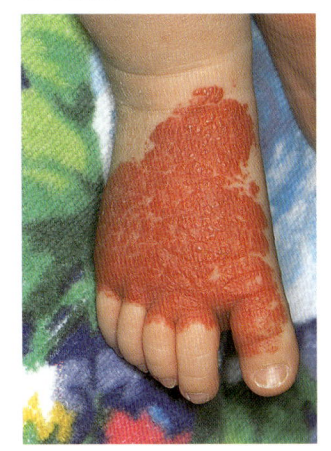

194 苺状血管腫
b．腫瘤型で潰瘍から出血したもの

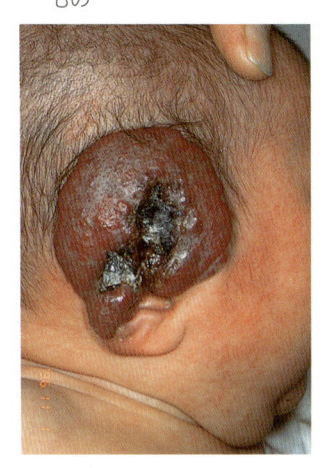

194 苺状血管腫
c．腫瘤が消失せず瘢痕形成したもの

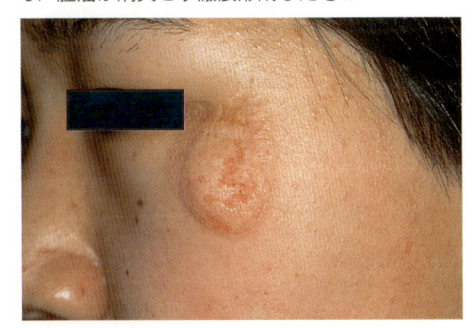

195 単純性血管腫

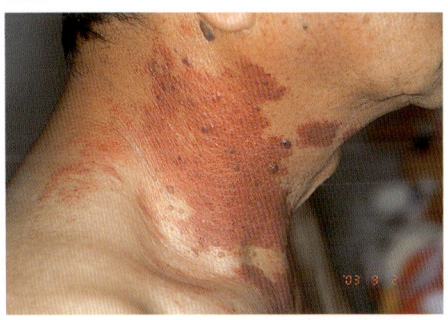

196 ウンナ母斑

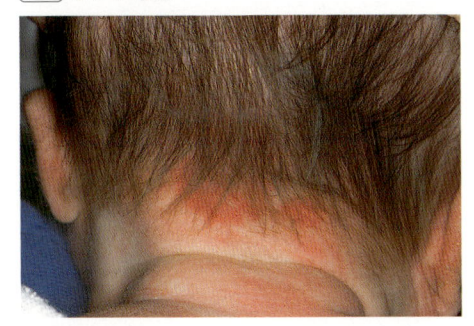

197 カサバッハ-メリット症候群

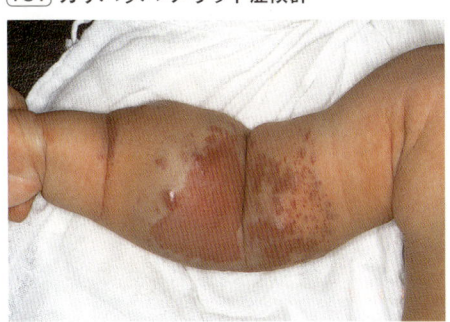

198 軟骨母斑

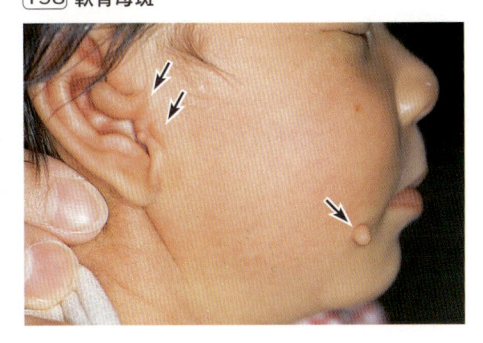

199 a. 結節性硬化症にみられた顔面脂腺腫

199 b. 結節性硬化症にみられた粒起革様皮

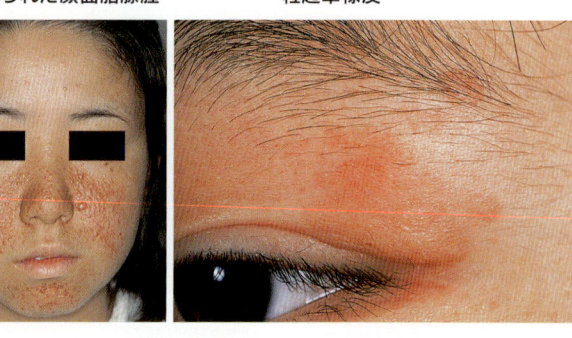

199 c. 結節性硬化症にみられた木の葉形白斑

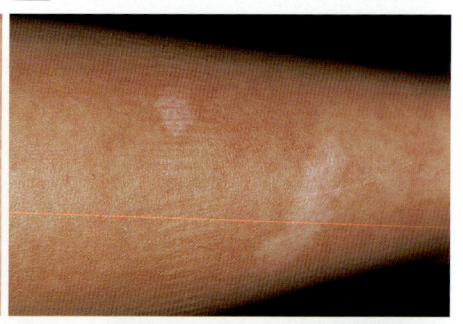

199 d. 結節性硬化症にみられた爪囲線維腫

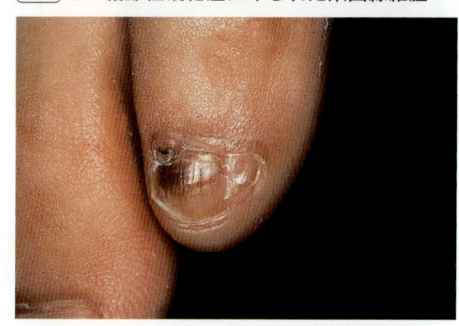

201 ポイツ-ジェガース症候群
　a. 口唇と口腔粘膜の色素斑

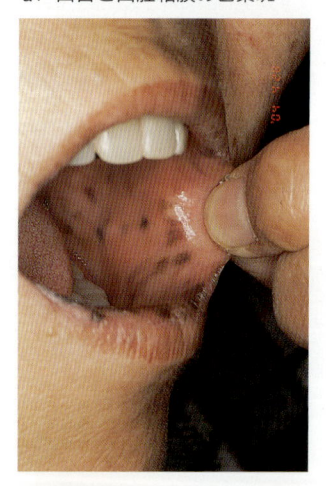

b. 指の色素斑

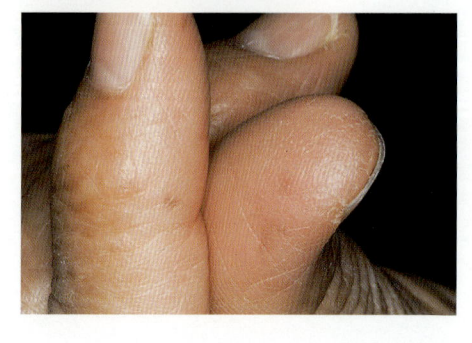

200 レックリングハウゼン病
　a. カフェオレ斑

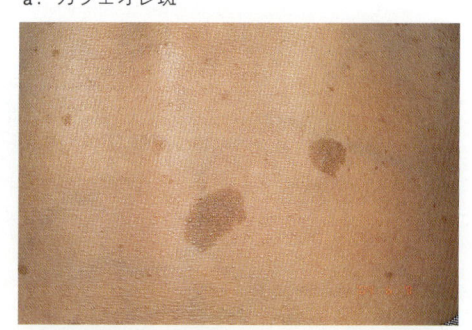

b. 多発した神経線維腫

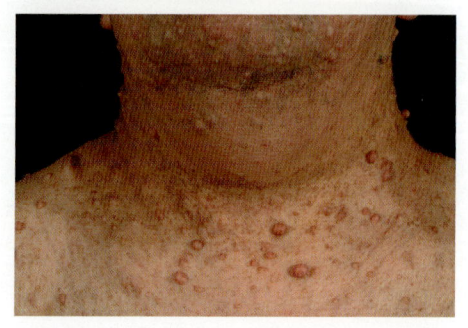

口絵 xxvii

202 スタージ-ウェーバー症候群

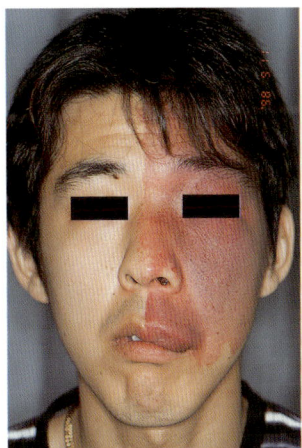

203 a．色素血管母斑症

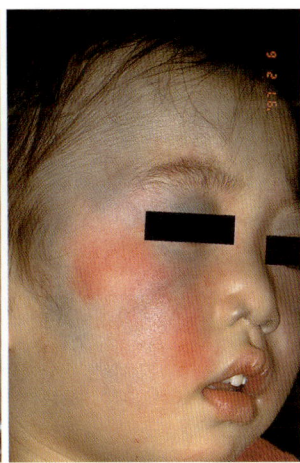

203 b．色素血管母斑症

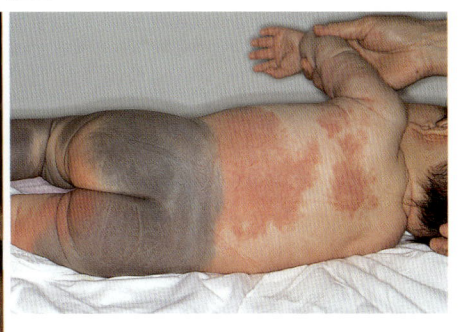

204 悪性黒色腫（早期）

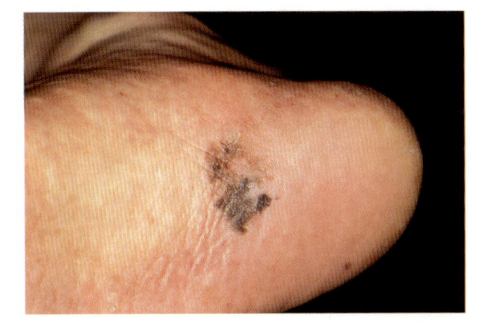

205 悪性黒色腫（腫瘤を形成）

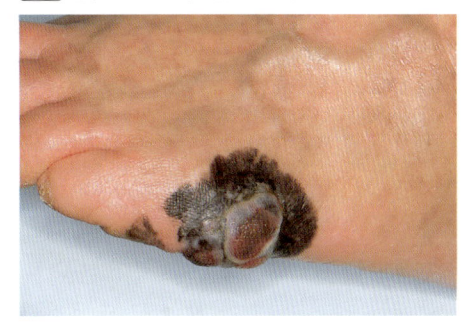

206 爪に生じた悪性黒色腫（早期）

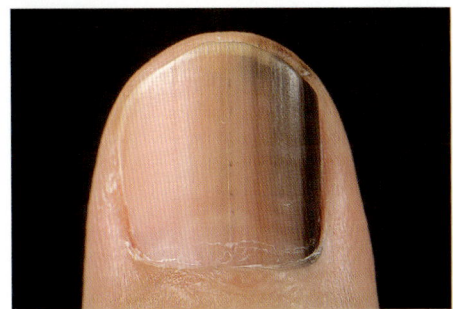

207 爪に生じた悪性黒色腫（進行期）

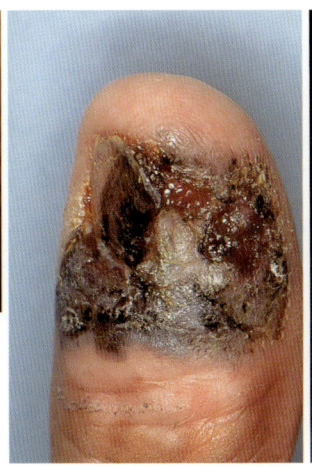

208 先天性母斑細胞母斑から生じた悪性黒色腫

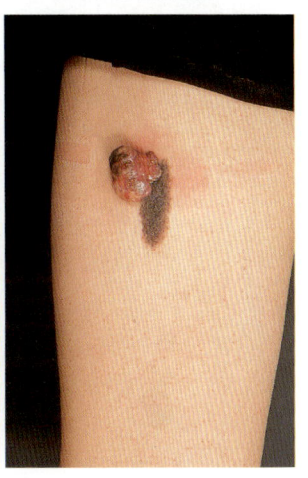

xxviii　口絵

209 有棘細胞癌（熱傷瘢痕上に生じた）

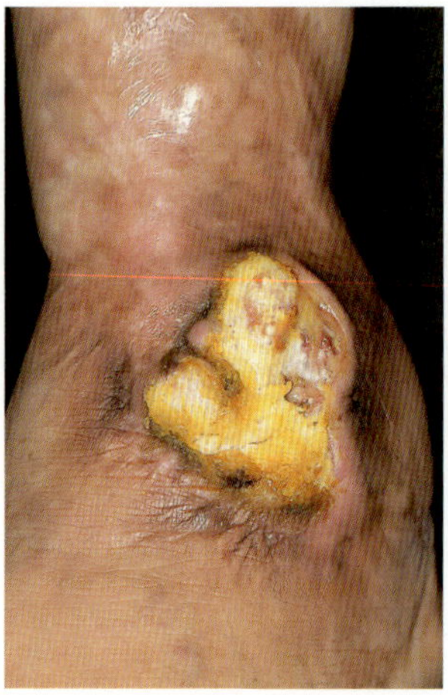

210 基底細胞癌

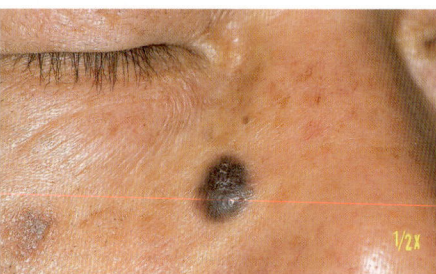

211 乳房外パジェット病

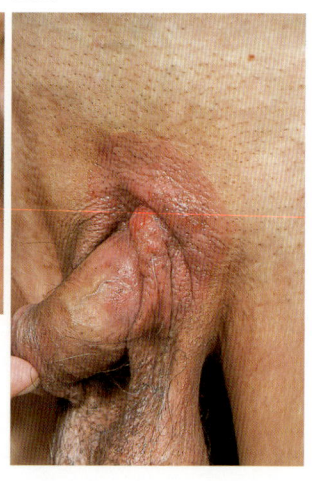

212 ボーエン病

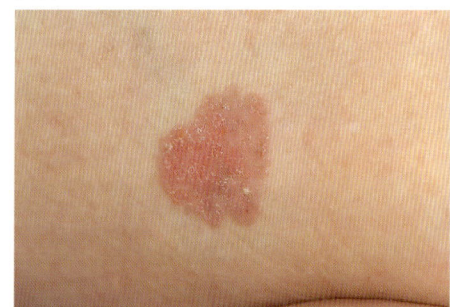

213 日光角化症

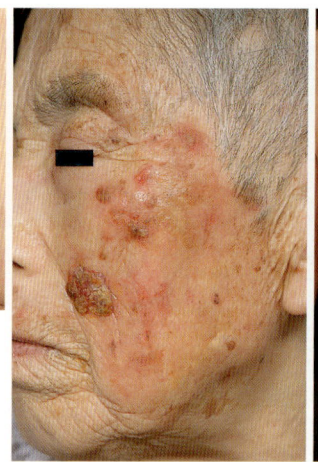

214 菌状息肉症（紅斑期）

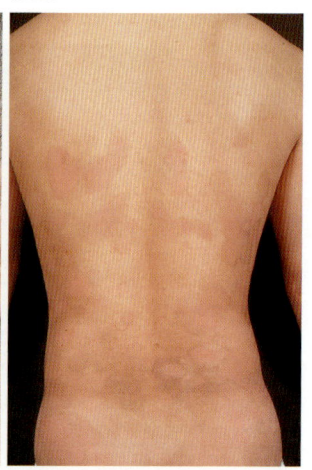

215 菌状息肉症（扁平浸潤期）

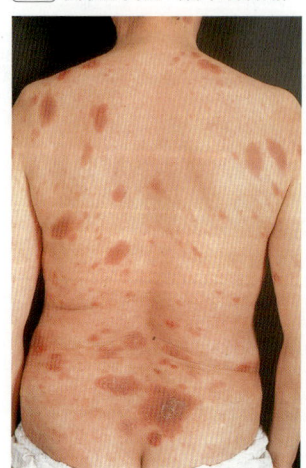

216 菌状息肉症（腫瘤期）

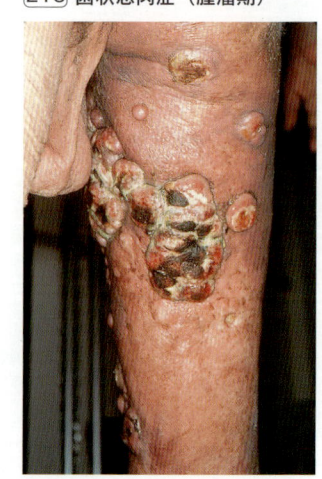

217 セザリー症候群

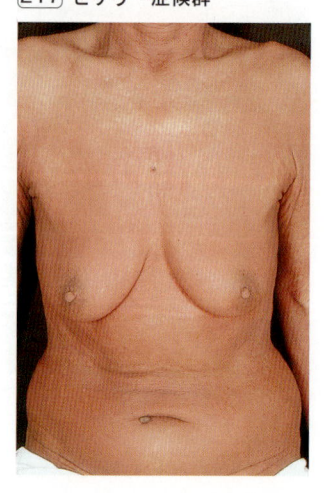

218 成人T細胞白血病/リンパ腫

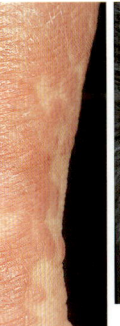

219 皮膚原発未分化大細胞型リンパ腫

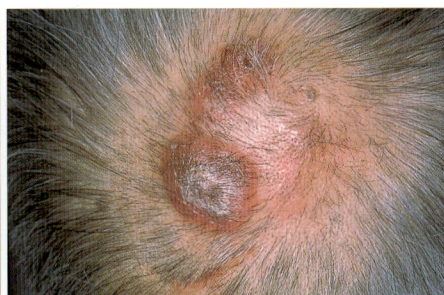

220 リンパ腫様丘疹症

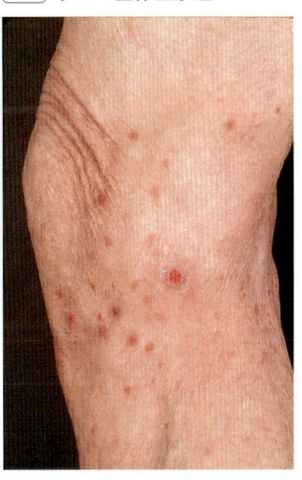

221 日光皮膚炎
露光部に一致した紅斑.

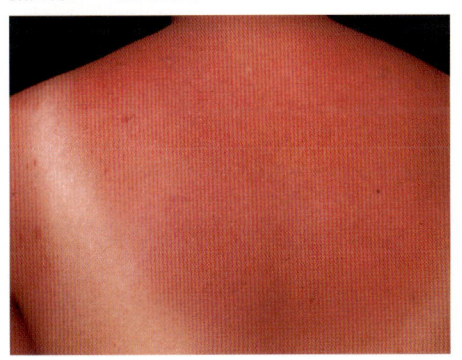

222 慢性放射線皮膚炎
肛囲に色素脱失，色素沈着，毛細血管拡張を認める．

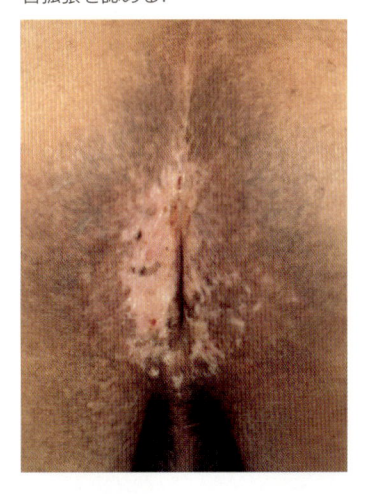

223 鶏眼
第5趾内側に生じた鶏眼．中央の角質柱が鶏の眼のようにみえる．

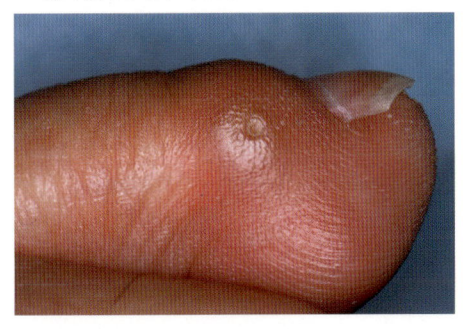

224 胼胝
中足骨骨頭付近に多発してみられる類円形で板状の角質増殖．

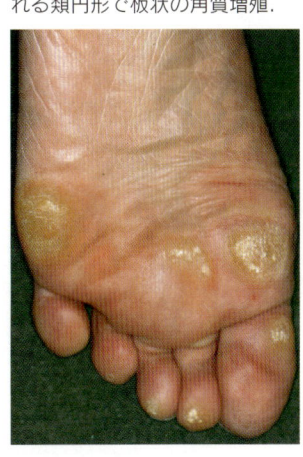

225 浅達性Ⅱ度熱傷
水疱形成を伴う淡紅色斑.

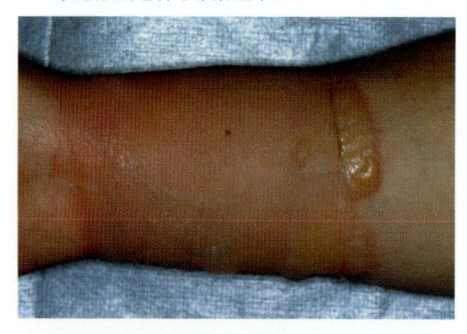

226 深達性Ⅱ度熱傷
やや白色調を呈したびらん面.

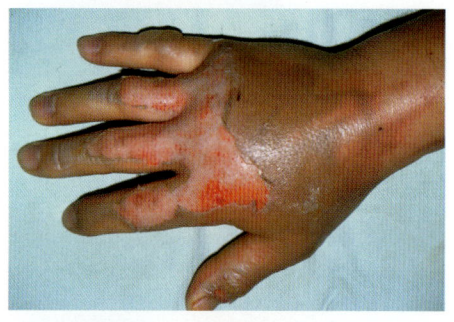

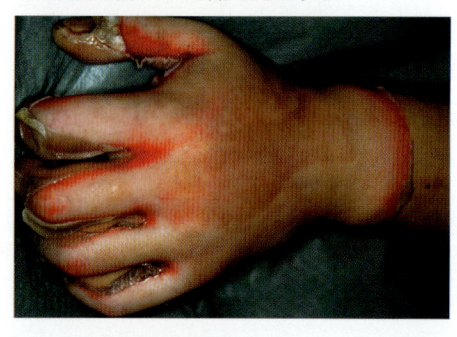

228 凍瘡
趾背の多形紅斑型皮疹.

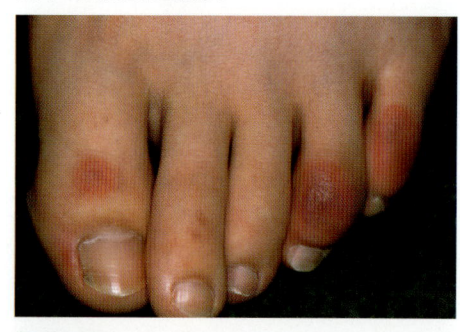

227 Ⅲ度熱傷
白色で乾燥しているように見えるびらん面. 辺縁は血管内凝固のため鮮紅色を呈する.

229 凍傷
足の内側縁に水疱を認め, 一部は黒色調を呈する.

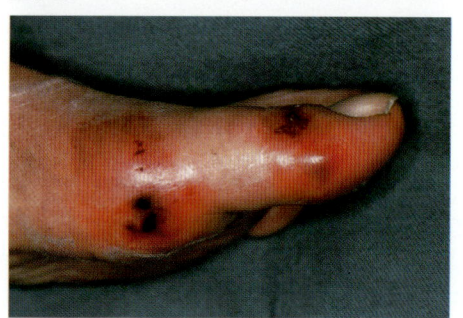

230 多発型円形脱毛症

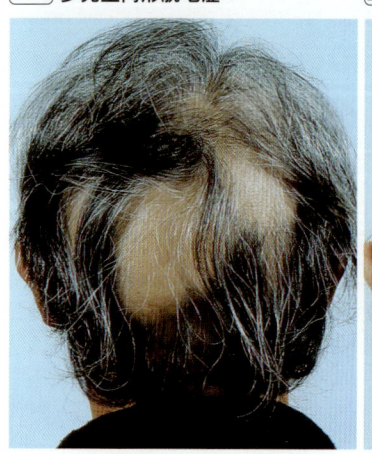

231 全頭脱毛症

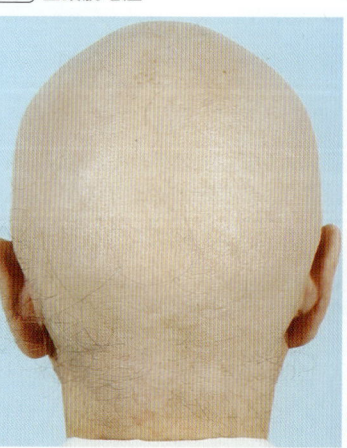

232 トリコチロマニア（抜毛症）

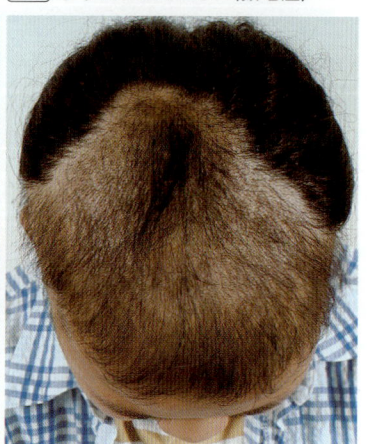

233 爪甲剝離症

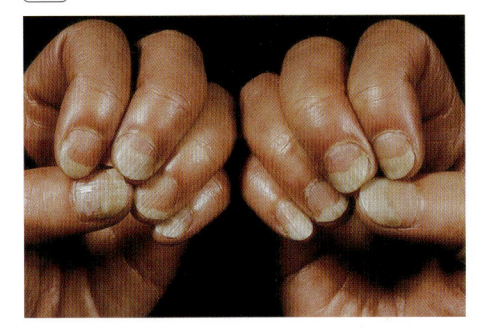

234 twenty nail dystrophy

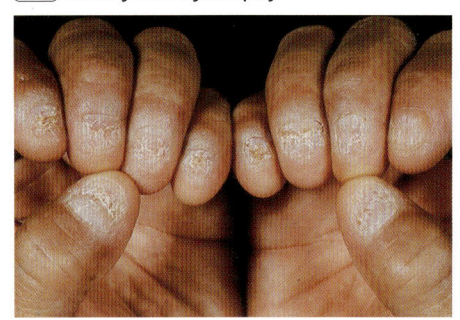

235 陥入爪

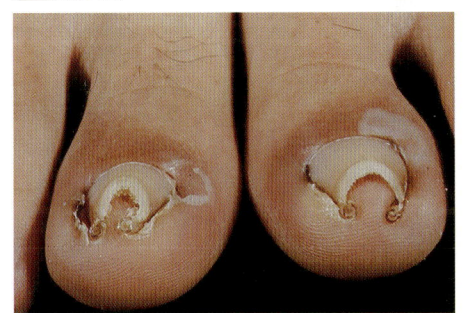

236 スパルフロキサシンによる光線過敏症

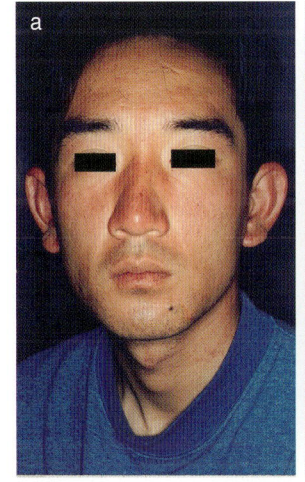

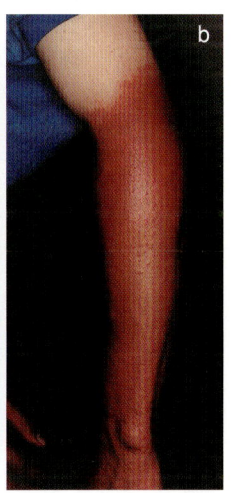

237 ケトプロフェン貼付薬による光線性接触皮膚炎

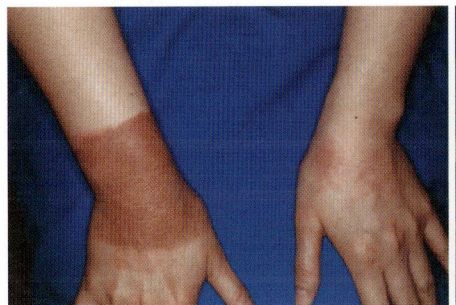

238 a．多形日光疹

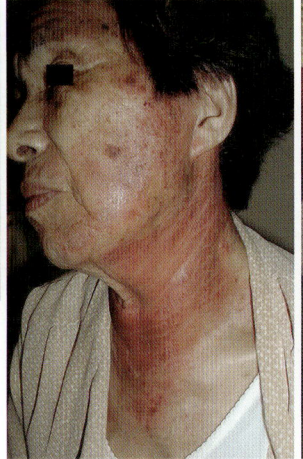

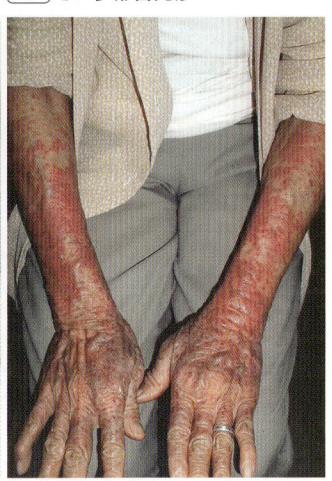

238 b．多形日光疹

xxxii　口絵

239 種痘様水疱症

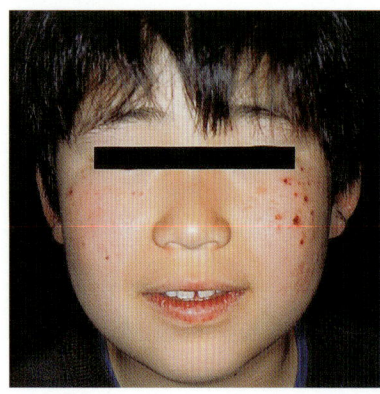

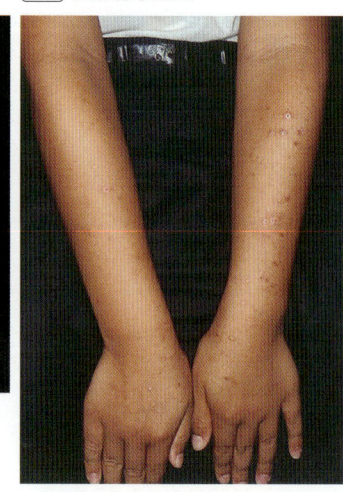

240 種痘様水疱症

241 a．慢性光線過敏性皮膚炎

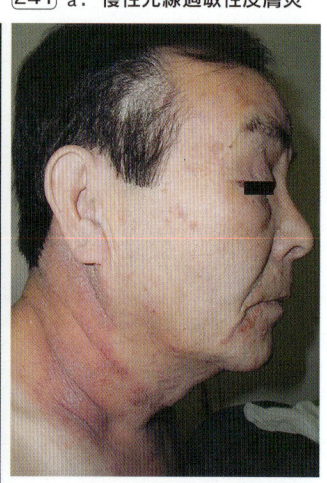

241 b．慢性光線過敏性皮膚炎

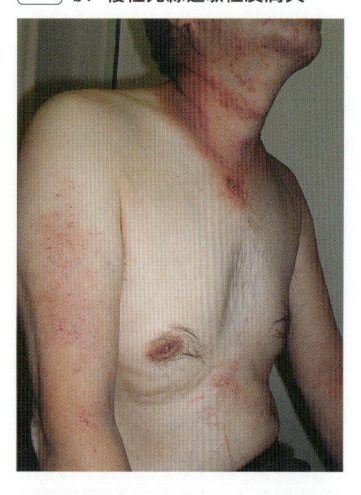

242 a．色素性乾皮症

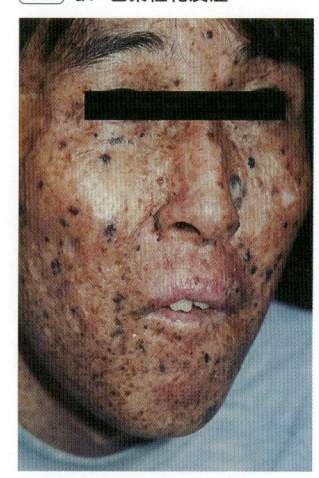

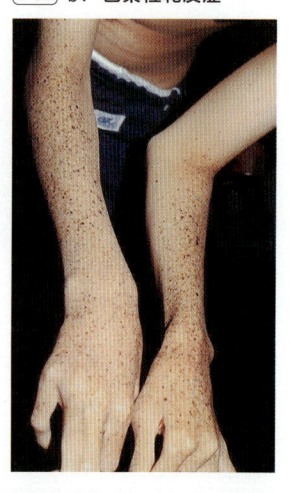

242 b．色素性乾皮症

243 皮膚転移（肺小細胞癌）

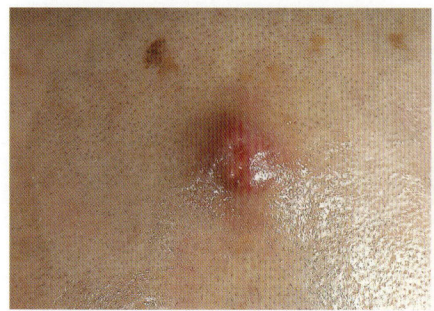

244 疱疹状膿痂疹

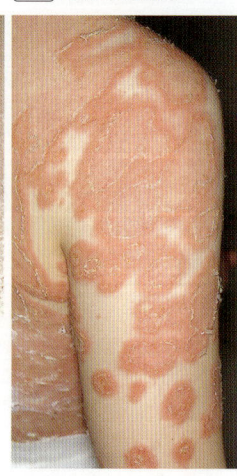

245 糖尿病性壊疽

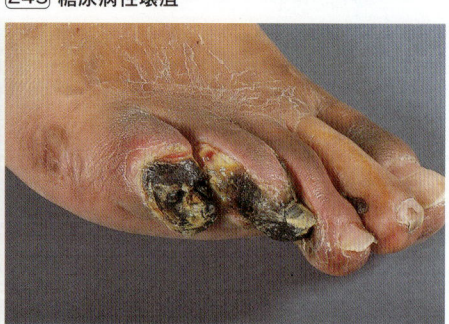

I

基礎編

1 皮膚の解剖と機能

A．皮膚の構造（図 1-1）

- 皮膚は，成人で約 1.6 m² の面積をもつ．全身を覆い，眼瞼，口唇，肛門部などで粘膜に移行する．
- 皮膚表面には種々の深さ・長さの皮溝が走り，皮溝で囲まれる部分を皮丘または皮野という．指紋は皮溝が平行に走り，渦巻状になったものである．
- 皮膚は，外から順に表皮，真皮および皮下組織の 3 層からなり，その深部に筋膜，筋肉がある．
- 真皮と表皮の境界は互いに入り組み，表皮が真皮に突出する部分を表皮突起，真皮が表皮に入り込む部分を真皮乳頭という．
- 部位により異なるが，毛，脂腺，立毛筋，汗腺，爪などの器官があり，皮膚付属器と総称さ

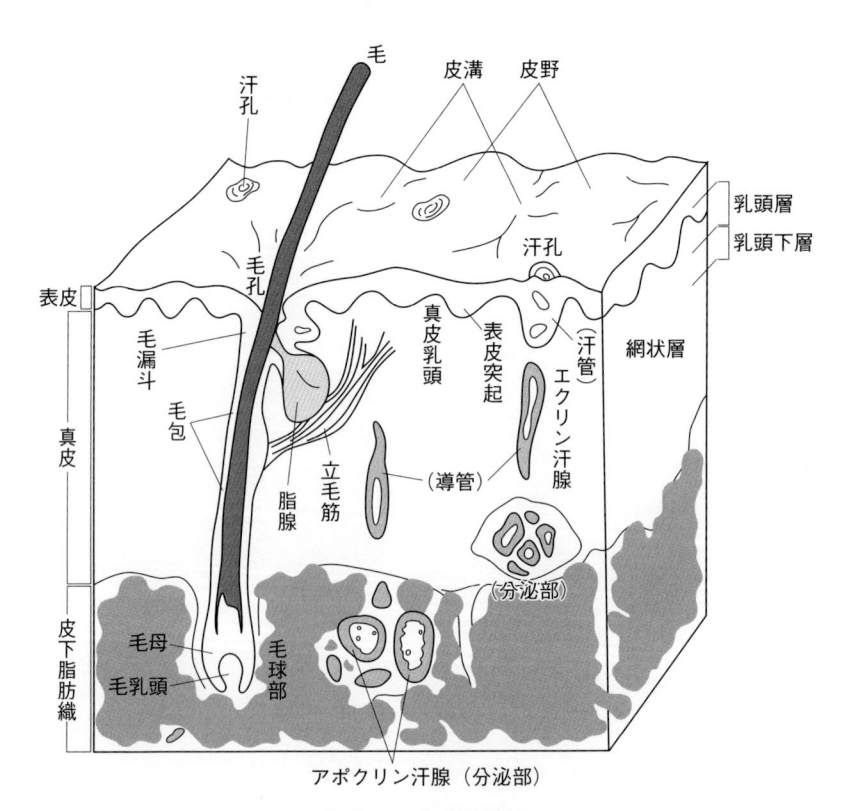

図 1-1 皮膚の解剖

れる．
- 毛は皮溝と皮溝の交点に生え，汗孔は皮野に開口する．

B．皮膚の役割

- 皮膚は，弾力性，可塑性や強度をもつ外皮として生体内部を物理的に保護している．
- 水分代謝を調節し，体温維持に働く．
- 外界の紫外線や異物・微生物の侵入を防ぐバリアーとして働く．
- 侵入した異物・微生物に対する免疫反応の場となり，それらを排除する働きもある．
- 損傷された場合，組織が増殖して治癒機転が働き，生体を守る．
- 皮膚の微妙かつ巧妙な知覚能は環境の認識と個体の行動にきわめて重要である．
- 皮膚付属器はそれぞれ固有の生物学的役割を演じている．

C．表皮 epidermis

1．表皮角化細胞 epidermal keratinocyte

- 表皮は，真皮側から，基底(細胞)層，有棘(細胞)層，顆粒(細胞)層，角質(細胞)層の4層からなる（口絵1）．
- 基底層は表皮の母細胞層で，細胞が分裂して娘細胞である表皮角化細胞が作られる．この娘細胞は，有棘層へ移動し，顆粒層を経て角化し，最終的に体外へ脱落する．この脱落するまでの時間を turnover time といい，正常では45日で，このうち角化して脱落するまでは14日である．
- 表皮角化細胞は細胞質に豊富なケラチン線維を有し，デスモゾームで細胞同士が接合している（図1-2）．
- デスモゾーム部分にはケラチン線維が集まり，有棘層では棘状にみえ，細胞間橋とよばれる．

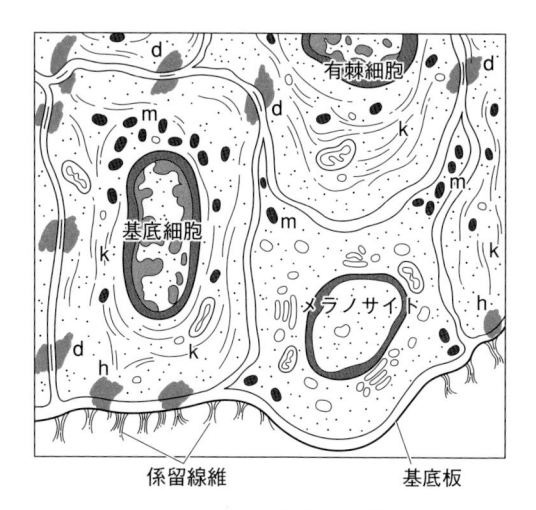

図 1-2　表皮基底層の構造
d: デスモゾーム，h: ヘミデスモゾーム，
k: ケラチン線維，m: メラニン顆粒

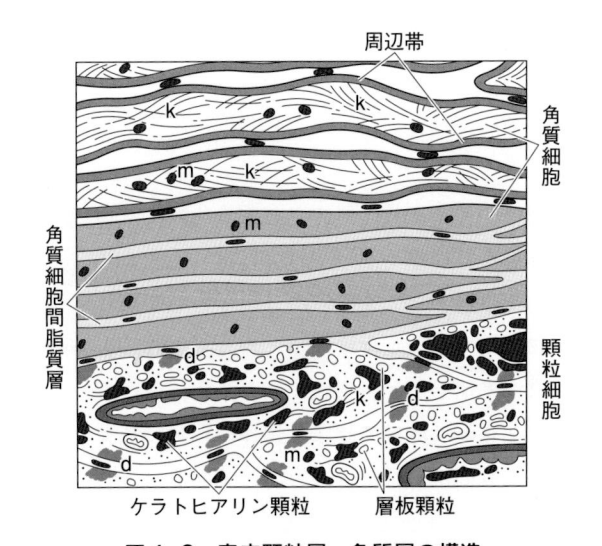

図1-3 表皮顆粒層〜角質層の構造
d: デスモゾーム, k: ケラチン線維, m: メラニン顆粒

構成分子としてデスモグレイン-1・3, デスモコリン, プラコグロビン, デスモプラキンなどがある.
- 顆粒細胞は扁平で, 細胞質にヘマトキシリンで紫に染まるケラトヒアリン顆粒を有している.
- 顆粒細胞は急にエオジンに赤く染まる均質な層状構造になり (角化 keratinization という), さらに疎に重なる膜状構造となる. これが角質層で, 死んだ表皮角化細胞の層である.
- 有棘層上層および顆粒層の細胞は, 小さな球形の層板顆粒を細胞質に多数産生し, その層状の内容物を細胞間隙に分泌する (**図1-3**). その内容のセラミド脂質が角質層下層の細胞間で層状構造 (角質細胞間脂質層) を作る. これは体内水分の漏出や水溶性物質の侵入を防ぐ化学的バリアーとして働く.
- 角質細胞はきわめて扁平で, 細胞質にはケラチン線維が充満する. このケラチン線維の凝集は, ケラトヒアリン顆粒成分のフィラグリンの作用による.
- 角質細胞の細胞膜の内側に周辺帯という裏打ち構造ができ, 壊れにくい細胞になっている. この構成蛋白としてロリクリンやインボルクリンがある.
- 角質層細胞は上層で剥離脱落するが, この細胞剥離にはステロイドサルファターゼや層板顆粒由来の酸性水解酵素が働いている.

2. 真皮表皮接合 dermal-epidermal junction
- 表皮と真皮との境界には, periodic acid Schiff (PAS) 染色で赤紫色に染まる基底膜が存在する.
- 基底細胞はヘミデスモゾームを作り基底膜に接着している. ヘミデスモゾームの構成蛋白として HD1, BP230, BP180 などがあり, デスモゾームと同様にケラチン線維が収束している (**図1-2**).
- 基底板はタイプIVコラーゲンからなり, 基底板と基底細胞の間の透明層にはインテグリン $\alpha6\beta4$ やラミニンなどの接着分子が, また, 基底板の真皮側にはタイプVII型コラーゲンから

なる係留線維が分布する．これら全体が基底膜で，表皮と真皮の接合に働いている．

3．メラノサイト　melanocyte

- メラニン色素を産生する細胞で，色素細胞 pigment cell ともいう．
- 表皮基底層に局在する（**口絵 1**）．皮膚面 1 mm^2 に 1,000～2,000 個のメラノサイトが分布し，顔面，手背などの日光露出部や陰部，腋窩，乳輪などの生理的色素沈着部に分布密度が高い．ただし，人種間で同部位での分布密度の差異はない．
- メラニン顆粒はメラノサイトの細胞質で作られ，初めは球形で，内部に層状構造ができてラグビーボール状になり，その内部構造にメラニン色素が沈着する．
- 黒人ではメラニン顆粒が大きく，色素の量も多いが，白人では逆で，黄色人では中間である．
- メラノサイトは血中より取り込んだチロシンからメラニンを生成する．その代謝過程を**図 1-4** に示す．銅含有酵素のチロジナーゼが，チロシンをドーパ dopa，さらにドーパキノンに酸化する．この後，多数の分子が重合してユウメラニンが形成される経路と，ドーパキノンにシステインが付加して 5-S-システニールドーパとなり，重合してフェオメラニンが形成される経路がある．ユウメラニンは黒褐色，フェオメラニンは赤褐色調で，ヒトのメラノサイトは，通常，ユウメラニンを生成する．
- 皮膚組織切片や剥離表皮をドーパ溶液に一定時間浸すと，チロジナーゼにより，メラノサイト部分が黒褐色になる．この反応をドーパ反応とよぶ．
- メラニン顆粒は樹状突起を介して表皮基底細胞に供与され，基底細胞の核を覆うように細胞質上半に多く分布する（**図 1-2**）．
- メラニン色素の役割は，紫外線からの基底細胞 DNA や皮膚組織の防御で，皮膚の日光傷害

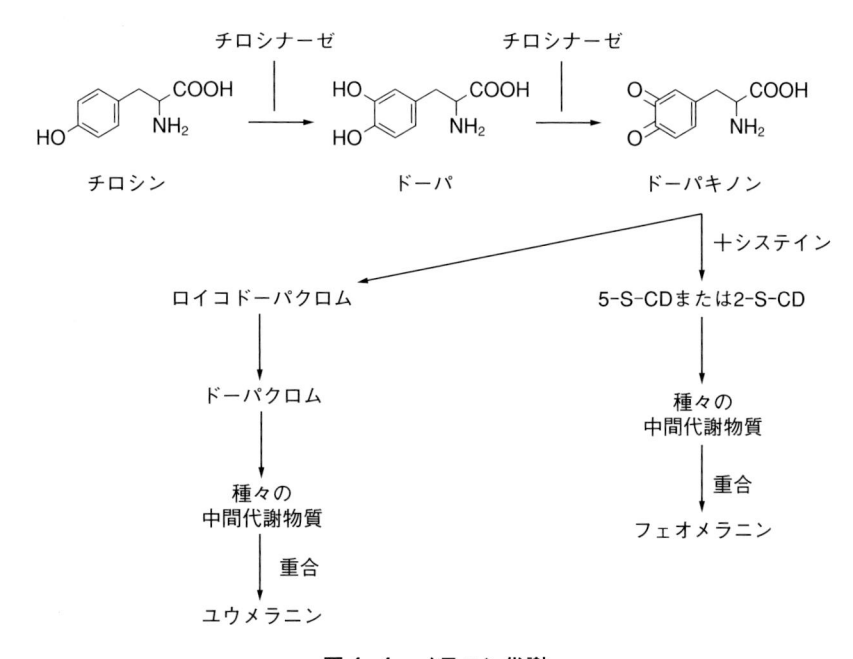

図 1-4　メラニン代謝
CD: システニールドーパ

や悪性腫瘍の発生を防ぐ．日光照射の後，メラニン色素が増加して皮膚色が濃くなるのは生体の防御反応である．
- メラニン色素の生成を亢進する因子として，紫外線，メラノサイト刺激ホルモン（MSH），ACTH，男性ホルモン，妊娠などがある．

4．ランゲルハンス細胞　Langerhans cell
- 表皮の基底層〜有棘層の細胞間に常在する．分布密度は皮膚面 $1\,mm^2$ に 400〜1,000 個である．
- 骨髄由来の樹状細胞で，細胞質に特異なランゲルハンス細胞顆粒（バーベック　Birbeck 顆粒）をもっている．
- S-100 蛋白染色，CD1 染色などに陽性で，免疫グロブリンや補体を結合する能力を有し，MHC クラスⅡ抗原や ICAM-1 などのリンパ球接着因子を発現する．
- 貪食能があり，遅延型免疫反応における抗原提示細胞である．

5．メルケル細胞　Merkel cell
- 表皮基底層や毛包外層に存在する触覚受容細胞で，指，口唇，歯肉，口蓋に多い．
- 角状突起を上方と側方に伸ばし，ケラチン線維を有し，デスモゾームで周囲の角化細胞と接合する．
- 細胞質に神経分泌顆粒を多数有し，真皮から侵入する知覚神経終末とシナプス様構造を形成し，表皮の変形に反応して分泌顆粒を放出する．

D．真皮　dermis

1．真皮の構造
- 真皮は，乳頭層，乳頭下層と網状層の3層からなる（図 1-1）．
- 乳頭層と乳頭下層は，やや疎な結合織で，脈管，神経や細胞成分に富む．
- 網状層は，密な線維成分の強靭な結合織で，ところどころに脈管，神経が走行する．

2．線維芽細胞　fibroblast
- 真皮の膠原線維，弾力線維や主要な基質成分を産生する．
- 細長い細胞で，細胞質の粗面小胞体で蛋白を合成し，細胞外に分泌する．

3．膠原線維　collagen fiber
- 真皮の主要な成分で，真皮乾燥重量の約7割を占め，エオジン染色でピンクに好染する．
- 網状層ではよく発達した膠原線維束を形成し，縦横に走行し，皮膚の丈夫な支持組織を形成している．
- 線維芽細胞から分泌されたプロコラーゲンが酵素の作用でトロポコラーゲンとなり，さらに，分子間に架橋が形成されて，螺旋状に絡み合い膠原線維となる．
- 真皮の大部分の膠原線維はタイプⅠコラーゲンで，他にタイプⅢコラーゲンがある．

- 膠原線維は好中球，組織球，線維芽細胞，上皮細胞などから分泌されるコラゲナーゼ酵素により消化され，組織球によって処理される．

4．弾力線維　elastic fiber
- 真皮乳頭では細い線維で，表皮基底膜に垂直に走る．網状層では，膠原線維束の間にほぼ均等に散在し，深層ほど太い線維となる（口絵2）．
- ヘマトキシリン-エオジン染色では無色～桃色だが，オルセイン染色で黒褐色に染まる（口絵2）．
- 線維芽細胞より分泌されたトロポエラスチンが酵素の作用で架橋反応を起こして作られたエラスチンが線維の主要成分である．
- 皮膚の弾性は弾力線維の働きによる．弾力線維の異常で，皮膚は弛み，皺ができる．

5．基質　ground substance
- 基質は真皮の線維や細胞の間の物質で，血漿蛋白，電解質や水分もあるが，主要成分は線維芽細胞で作られる糖蛋白質とプロテオグリカンである．
- 糖蛋白質はコラーゲンやエラスチンと結合し，線維成分の安定性や配列に関与する．フィブロネクチンもその1つで，細胞の移動・増殖や分化を誘導し，組織の発生や創傷治癒に働く．
- プロテオグリカンは，軸蛋白にグリコサミノグリカンが多数付着した分子量 10^5～10^6 以上の巨大な分子である．真皮のグリコサミノグリカンにはヒアルロン酸，デルマタン硫酸，コンドロイチン硫酸，ヘパラン硫酸などがあり，水分保持や線維の支持に働く．

6．組織球　histiocyte
- 骨髄由来の単球・大食細胞系で，真皮に固有のものと血中の単球が遊走してきたものとがある．
- 異物を貪食してライソゾーム酵素で消化し，遅延型免疫反応の抗原提示細胞として働き，種々のサイトカインや活性酸素を放出して炎症反応を起こす．
- ライソゾーム酵素を放出して周囲の間質を消化し，組織の修復に関与する．

7．マスト細胞　mast cell
- 毛細血管周囲に分布する（口絵1）豊富な胞体をもつ細胞で，好塩基球に形態や機能が類似する．胎生期の結合織造血の際に発生して真皮で分化したものである．
- トルイジンブルーやメチレンブルーに異染性（赤紫色）を示す細胞質内顆粒を含有する．この顆粒は，血管の透過性を高めるヒスタミン，抗凝固作用を示すヘパリン，好中球遊走因子，アナフィラキシー好酸球遊走因子，トリプターゼやキマーゼなどの各種酵素などの種々の化学伝達物質を含み，種々の刺激で細胞外へ放出される．
- 顆粒内物質とは別に，炎症起因物質であるプロスタグランジン D_2，ロイコトリエン B_4・C_4 や血小板活性化因子なども放出する．
- 肥満細胞の刺激因子として，IgE 抗体を介する特異抗原刺激，アナフィラトキシン（C3a, C4a,

C5a など），活性リンパ球からのリンホカイン，神経末端から分泌される神経伝達物質（サブスタンス P など），各種のホルモン（ACTH，エストロゲン，ガストリンなど），外来性化学物質（モルヒネ，アスピリン，ポリミキシン B など）などがある．
- 化学伝達物質が放出されると，真皮の浮腫が起こり，紅斑や膨疹が誘発される．蕁麻疹はこの反応が主体である．

E．皮下組織　subcutaneous tissue

- 真皮と筋膜との間の間葉系組織で，大部分は脂肪細胞で占められる（**図 1-1**）．
- 脂肪細胞の小葉は血管や神経の分布する結合織性の隔壁で境界される．
- 脂肪細胞の細胞質は 1 個の大脂肪滴で充満する．脂質の大部分はトリグリセライドで，その構成脂肪酸はオレイン酸，パルミチン酸で，少量のリノール酸とステアリン酸を含む．
- 脂肪組織は新生児期や思春期に発達するが，栄養状態で大きく変化する．脂肪の貯蔵のみでなく，全身のエネルギー代謝を担い，活発な代謝を営む．
- 脂肪組織は，物理的に体の保温，外力に対する緩衝作用にも働く．

F．皮膚の脈管と神経

1．血管

- 真皮と皮下組織の境界で動脈が網状の皮下血管叢を形成し，分岐した細動脈が真皮を上行して乳頭下層で乳頭下血管叢を形成し，さらに毛細血管がループ状に乳頭層を走行する（**口絵 1**）．静脈も同様に乳頭下層と皮下組織で静脈網を形成する．皮膚付属器の周囲に特異な血管網がみられる．
- 毛細血管を経ずに動脈から静脈に血流を直接流す装置が動静脈吻合（グロームス装置）で皮膚温・体温調節に働く．交感神経刺激で収縮する．

2．リンパ管

- 毛細リンパ管が乳頭下層に分布する．真皮深層で内皮が連続性となり，内腔に弁が出現する．
- 集合した皮膚リンパ管は所属リンパ節を通った後に胸管を経て静脈に注ぐ．
- 血管のバイパスとして，また，皮膚局所における物質や細胞の移動路として働く．

3．神経

- 真皮中〜下層を神経線維束が走行し，枝分かれした神経線維が真皮浅層や付属器周囲に分布する．
- 知覚神経系として，自由神経終末（痛覚：真皮上層〜乳頭層），有被膜神経終末（触覚，圧覚，振動覚：手掌・指腹・口唇・外陰部の真皮乳頭のマイスネル Meissner 小体，手掌・指腹・足底・外陰部の真皮深層〜皮下のパチニ Pacini 小体など）および皮膚温の下降を感知する冷覚装置がある．メルケル細胞も触覚装置である．
- 自律神経系のコリン作動性無髄神経がエクリン汗腺の分泌部，アドレナリン作動性無髄神経が立毛筋や陰囊肉様筋および血管近傍に多数分布する．

G. 皮膚付属器　cutaneous appendages

1. 毛　hair

- 毛は胎生9週〜4カ月に表皮から発生し，生後は毛の発生は起こらない．
- 生毛（産毛）は，生下時までにやや太い軟毛に，頭部では長く太い硬毛に置き換わる．思春期に腋毛，陰毛，男性では髭，胸毛などが硬毛化する．加齢により頭髪の軟毛化が起こる．
- 伸び続けている毛を成長期毛という（図1-1）．その最深部の毛球では毛乳頭を囲む毛母細胞が盛んに分裂し，毛になる細胞を作る．
- 角化して毛になっていく細胞層をガイドする筒状の構造が毛包で，内毛根鞘と外毛根鞘からなり，外毛根鞘は表皮に連続している．
- 毛母にはメラノサイトが介在し，毛の細胞はメラノソームを受け取り，着色する．
- 毛は中心から毛髄，毛皮質と毛小皮で，とくに毛皮質はケラチン線維で充満する．毛小皮は竹の子の皮のような毛の表面構造を作る．
- 長い頭毛は数年伸び続ける（0.3〜0.5 mm/日）（成長期）が，細胞分裂が停止し（退行期），伸びない状態（休止期）になり，次の毛が新生する（成長期）と脱落する．この現象を毛周期　hair cycle（図1-5）とよぶ．短い毛では成長期が短い．

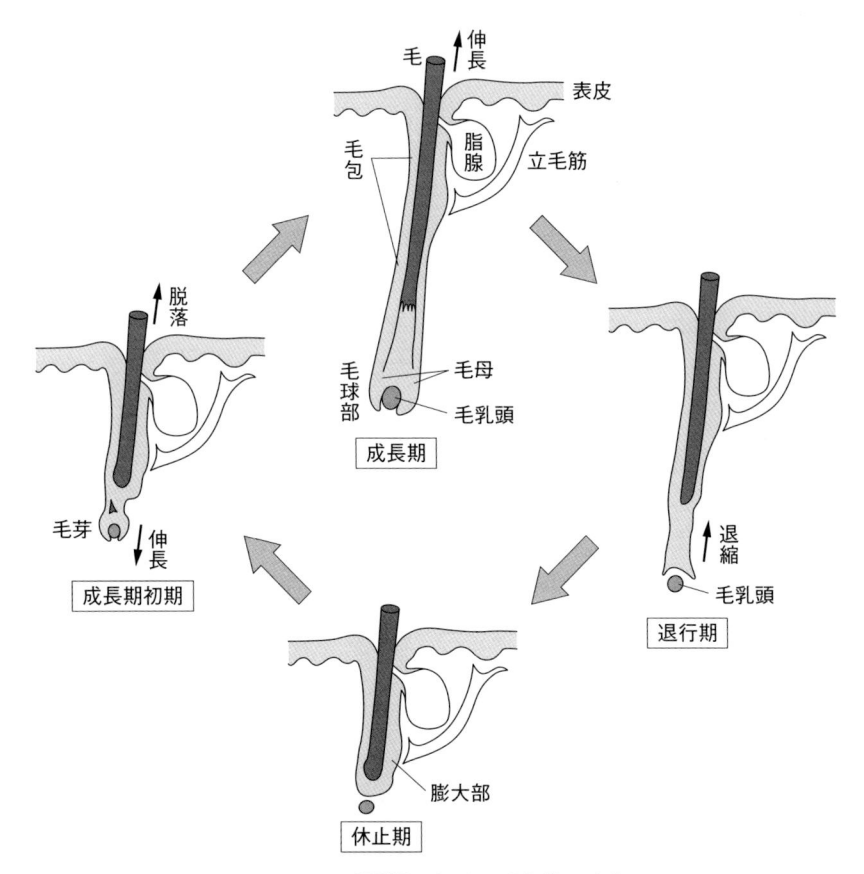

図1-5　毛周期における毛組織の変化

- 頭毛は約10万本で，そのうち約85％が成長期毛である．各毛が個々別々に毛周期を営み，日に約100本が抜けるが，新生もあり，ほぼ一定数の毛の数が保たれる．
- 毛の成長や毛周期には，毛乳頭細胞が重要な働きをしている．男性ホルモンは毛乳頭細胞に作用して髭・胸毛や陰毛の発育を促進し，遺伝的素因のある人では前頭〜頭頂部毛の発育を抑制し，男性型脱毛症を起こす．
- 毛は触覚装置として働くが，頭毛は頭部の保護・保温，紫外線や熱の防止，睫毛，鼻毛はほこりの侵入防止，腋毛，陰毛は皮膚摩擦の防止などに働き，また，人の外観や容姿の一要素である．

2．立毛筋　arrector pili muscle
- 毛包の毛隆起に付着する平滑筋束である（図1-1）．
- アドレナリン作動性交感神経刺激で収縮すると鵞皮（鳥肌）となる．

3．脂腺　sebaceous gland
- 皮脂を作る外分泌腺で，亀頭の一部，手掌および足底を除く皮膚と一部の粘膜に分布する．毛に必ず随伴して毛包上部に開口する（図1-1）．
- 頭，前額，眉間，鼻翼，鼻唇溝，頤，胸骨部，肩甲骨間部，外陰部，臍囲など，脂腺がよく発達し皮脂の多い部位を脂漏部位とよぶ．
- 直接表皮に開口する脂腺を独立脂腺といい，口唇，乳輪，肛門，大陰唇，小陰唇，亀頭辺縁，包皮内板（タイソン　Tyson腺）や眼瞼（マイボーム　Meibom腺）に分布する．
- 皮脂は脂腺細胞で合成され，細胞が壊れて（全分泌）導管内に分泌されて，毛孔内から皮表に分布する．
- 前額部皮脂量は新生児で多く，乳児〜小児で少なく，思春期から増加し，女性で10〜20歳，男性で30〜40歳代にピークとなる．以後，減少するが，男性では50歳以後も比較的多い．
- 思春期に，男性ではテストステロン，女性では副腎アンドロゲンの作用で脂腺が増大する．
- 皮脂の成分はワックスエステル，トリグリセライド（TG），スクアレンで，TGの一部が毛包内で細菌などのリパーゼで分解され，遊離脂肪酸を放出する．他にコレステロールエステルとコレステロールも少量含む．
- 皮脂は脂質フィルムを作り皮表を滑らかにし，このフィルムは遊離脂肪酸のために酸性を示し，酸外套（がいとう）として外界物質の緩衝作用や殺菌作用を示す．
- 皮膚常在微生物として，*Staphylococcus epidermidis* が毛包内〜皮表に，*Propionibacterium acnes* が毛孔内〜脂腺導管内に棲息する．*P. acnes* やニキビダニ属の *Demodex* は脂漏部位に多い．

4．汗腺　sweat gland
- エクリン汗腺とアポクリン汗腺があり，いずれも糸球状の分泌部と導管からなる（図1-1）．
- エクリン汗腺は口唇，亀頭，包皮内板，陰核，小陰唇を除く全身皮膚に分布し，手掌，足底と額に多い．分布密度は130〜340個/cm^{2}である．
- エクリン汗腺分泌細胞は暗調細胞と明調細胞があり，周囲の自律神経からのアセチルコリン

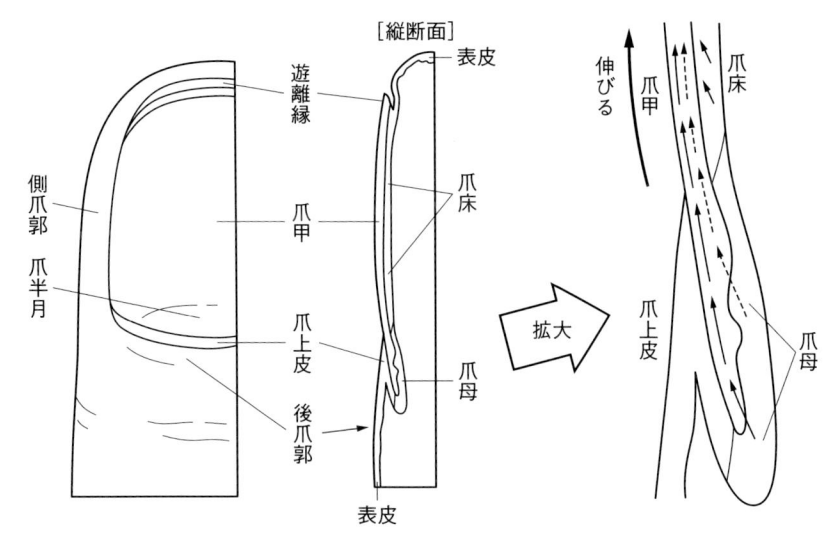

図 1-6 爪の解剖と爪甲の伸長メカニズム
細い矢：爪甲細胞の移動方向

刺激で高張な前駆汗を浸透分泌により管腔内に作る．筋上皮細胞は収縮して貯留した汗を導管に押し出す．この汗は導管で能動的に Na^+ と Cl^- が再吸収され，99％が水の低張な最終汗となり，螺旋状の表皮内汗管を経て皮表に排出される．

- エクリン汗腺は，温熱発汗で体温下降の役割の他，情緒や味覚で手掌，足底，額に発汗する．
- アポクリン汗腺は外耳道，眼瞼（モル腺），鼻翼，鼻前庭，腋窩，乳輪，臍周囲，肛囲，陰囊，包皮，小陰唇に分布し，乳腺もこの仲間である．思春期に発達して汗を分泌する．
- アポクリン汗腺分泌部細胞は1層で広い管腔を形成し，断頭分泌を行う．導管は真皮内を上行し，毛包上部に開口する．汗は粘稠性で無臭だが，体表の常在細菌で分解されて臭気を放つ．性機能に関連し，摩擦からの皮膚保護が考えられる．

5．爪 nail

- 爪は表皮や毛と同様に表皮から分化する．爪の構造を**図 1-6** に示す．
- 爪母で増殖した細胞が角化して硬い板状の爪甲になり，遠位へ伸長する（約 0.1 mm/日）．爪甲の根元の乳白色の爪半月は角化が不充分な部分である．爪床上皮は表皮様で角化して爪甲と密着する．
- 爪母にもメラノサイトが存在する．
- 正常の爪甲は光沢のあるピンク色だが，老人では発育が遅く，肥厚して褐色調を呈する．爪甲の色・形態や発育速度は末梢循環障害や代謝異常の影響を受けやすい．
- 爪甲は指先の保護，指趾の機能に重要で，とくに指爪は指先の微妙な感覚に関係する．

＜伊藤雅章＞

2 皮膚の免疫とアレルギー

A．皮膚の免疫機能と組織・細胞

- 皮膚を構成する細胞のすべてが免疫反応に関与する（**表 1-1**）．
- 樹枝状の形態をとるランゲルハンス細胞は表皮細胞の3〜4%を占め，ほとんどの体表に分布する．
- ランゲルハンス細胞は抗原が侵入してくると，異物であればそれを貪食し，アレルギー・免疫反応が起こりやすいように抗原を適当なペプチドの大きさに処理をする．いわば，生体への侵入者の見張り番である．
- ランゲルハンス細胞はその表面にクラスⅡとよばれる抗原をもち，ペプチドをその中に入れて，両者一体となって抗原（情報）をT細胞に伝達する（**図 1-7**）．掌蹠では，他の部位と

表 1-1　皮膚の組織・細胞と免疫機能

組織	細胞	機能
表皮	角質細胞	スキンバリア
	ケラチノサイト（有棘細胞）	サイトカイン産生
	ランゲルハンス細胞	抗原処理・提示
真皮	線維芽細胞	コラーゲン産生
	組織球	異物貪食，抗原処理・提示
	マスト細胞	ケミカルメディエーター内包，サイトカイン産生
脈管系	血管内皮細胞	炎症細胞の侵入

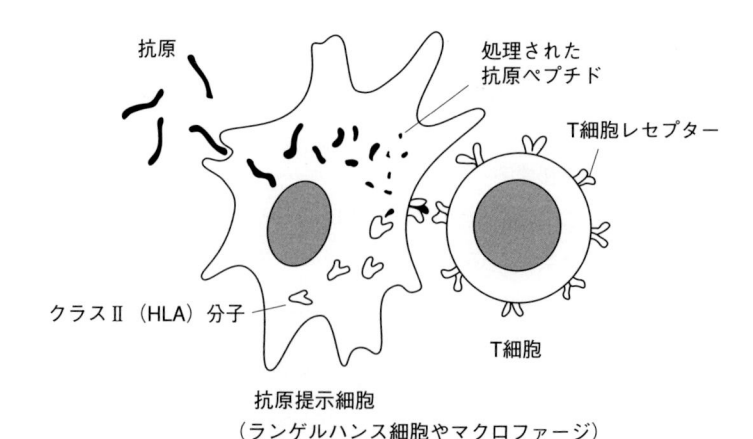

図 1-7　抗原提示細胞としてのランゲルハンス細胞

違ってその数はきわめて少ない.
- ケラチノサイトも活性化された状態では重要な免疫担当細胞となる．すなわち，さまざまなサイトカインを産生して免疫アレルギー反応に深く関与する.

B. 免疫担当細胞

- 免疫反応に関係するのは，主に白血球系の細胞であり，**表1-1**の組織や細胞と相互作用を営むことで，皮膚独特の免疫あるいはアレルギー反応を示すようになる.
- T細胞は，免疫反応を調節する重要な細胞群である.
- 表面にCD4という分子をもっているT細胞は，この細胞が産生するサイトカインの種類によってTh1とTh2というグループに分かれる.
- Th1細胞はIL-2，IFN-γを産生してアレルギー性接触皮膚炎（Ⅳ型アレルギー反応）などに関係する（**図1-8**）.
- Th2細胞は，主にB細胞や好酸球に関係し，IL-4，IL-5などを産生することによりアトピー性疾患の急性期の病態に関係し，IgEの産生を亢進させる.
- CD8という分子をもっているT細胞は，免疫反応を抑制したり，他の細胞を傷害する機能をもっている.
- 抗体は最終的にB細胞から分化した形質細胞から産生される.
- 麻疹や風疹に一度罹患すると，それらのウイルスに対して抗体が産生されるので，一般的には二度と発症しない.
- 抗体は，免疫グロブリンとよばれ，IgG，A，M，D，Eの5種類がある．また，B細胞にも

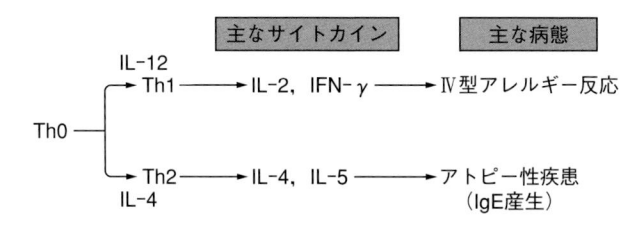

図1-8 T細胞（Th1細胞とTh2細胞）

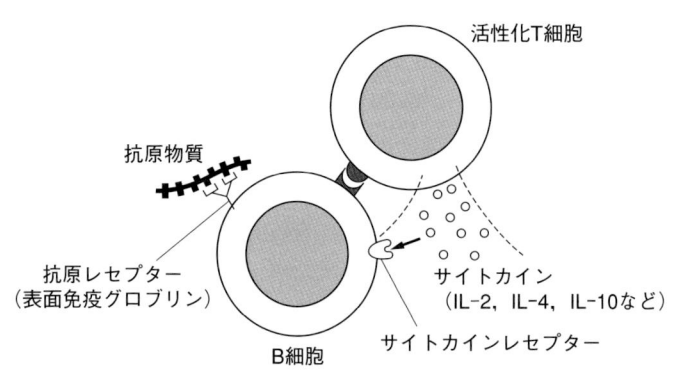

図1-9 B細胞の抗原提示細胞としての機能

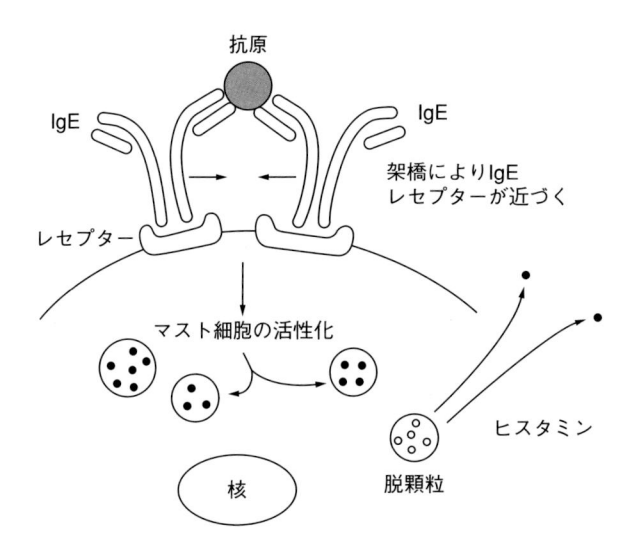

図1-10 マスト細胞の活性化

抗原提示細胞としての機能もある（図1-9）．
- IgMは微生物感染初期の抗体で，IgGはその後に現れて効率のよい液性防御機能を発揮する．IgEはアトピー性疾患に関係する．
- マクロファージは免疫反応の抗原提示細胞として重要であるばかりでなく，貪食という原始的な生体防御機能の主役を果たしている．これには，抗原の感作を必要としない．
- マスト細胞は蕁麻疹などのI型アレルギー反応の主役をなす．
- マスト細胞表面のIgE受容体に抗原が結合すると，細胞内顆粒からヒスタミンなどが放出される（図1-10）．
- 好酸球の細胞内にさまざまな分子が存在し組織傷害に関与する．アレルギー反応の遅発型反応にも関与している．
- 好中球は細菌感染などに際し，生体防御の最前線を担っている．また，III型アレルギー反応にも関与している．

C．サイトカイン

- 活性化された単核球（リンパ球など）により産生され，免疫反応を調節する液性因子である．多くは，遺伝子配列が明確になっている．
- 上記の細胞同士が免疫反応を営む際，より効率的にこの液性因子で免疫反応が制御される．
- 産生されるサイトカインによってT細胞が分類され，機能的にも区別される（図1-8）．
- ケラチノサイト自身がサイトカインを産生して積極的にアレルギー反応に関与していることも重要である．

D．細胞接着分子

- 皮膚疾患の多くは炎症性とよばれる疾患群であり，湿疹や紅斑などはその代表的なものであ

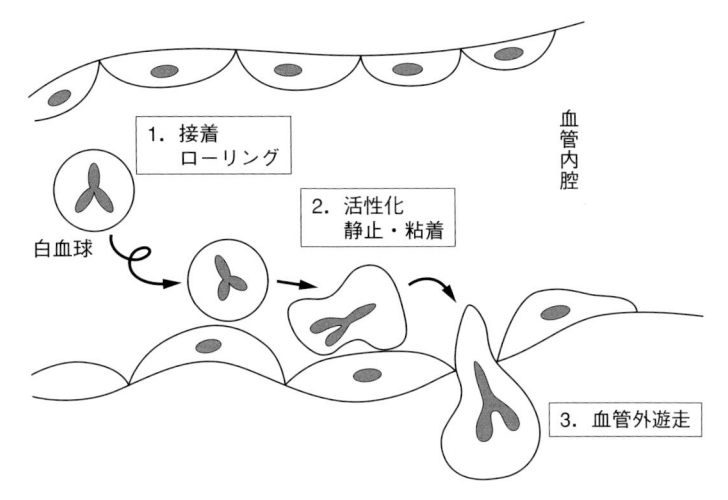

図1-11 白血球の血管外遊走

る.
- 本来，血管の中に存在するリンパ球や好中球が，なぜ血管から遊出しているか，明解な答えは存在しなかったが，細胞接着分子がその役割を担っていることが明確になった.
- 白血球は特徴的な細胞接着分子を表面にもっていて，まず血管内をローリングし，サイトカインにより活性化され，血管内皮細胞に接着する．そして，活性化された白血球は血管内皮細胞をこじ開けるようにして血管外へ遊出して真皮や表皮へと浸潤していく（図1-11）.
- いずれのステップ（図1-11）においても細胞接着分子が関与しており，ローリングの段階では血管内皮細胞のセレクチンとよばれる分子が働く．血管内皮細胞の接着にはインテグリンという分子が重要である.
- T細胞による表皮への選択的浸潤形式を表皮向性 epidermotropism という．アレルギー性疾患や皮膚の腫瘍性病変において，組織学的にリンパ球が表皮内に侵入している所見がしばしば観察される（口絵3）．この機序にも，接着分子が関係していることが解明されている.

E. 免疫アレルギー反応の種類

- クームス Coombs とゲル Gell による4型分類が生体のアレルギー反応を理解する上で有用である．Ⅰ，Ⅱ，Ⅲ型は液性抗体が主役で，Ⅳ型はT細胞が主役をなす（図1-12）.
- Ⅰ型はアナフィラキシー型ともよばれ，IgEレセプターへの抗原の結合によりマスト細胞などからヒスタミンなどが遊離され，血管透過性の亢進や浮腫が起こる（図1-10）.
- Ⅰ型の反応は瞬時に開始されることもあるが，2～3時間後のこともある．時にショック状態になり生命が危険にさらされることがある.
- Ⅰ型の代表的の皮膚疾患には蕁麻疹がある.
- Ⅱ型は細胞傷害型ともよばれ，細胞表皮の抗原に抗体が結合することによって細胞が傷害を受けるものである．天疱瘡および類天疱瘡の水疱形成，ループスエリテマトーデスの液状変性に関与している.
- Ⅲ型は免疫複合体型ともよばれ，抗原，抗体，補体によって血管，組織が傷害を受ける．ア

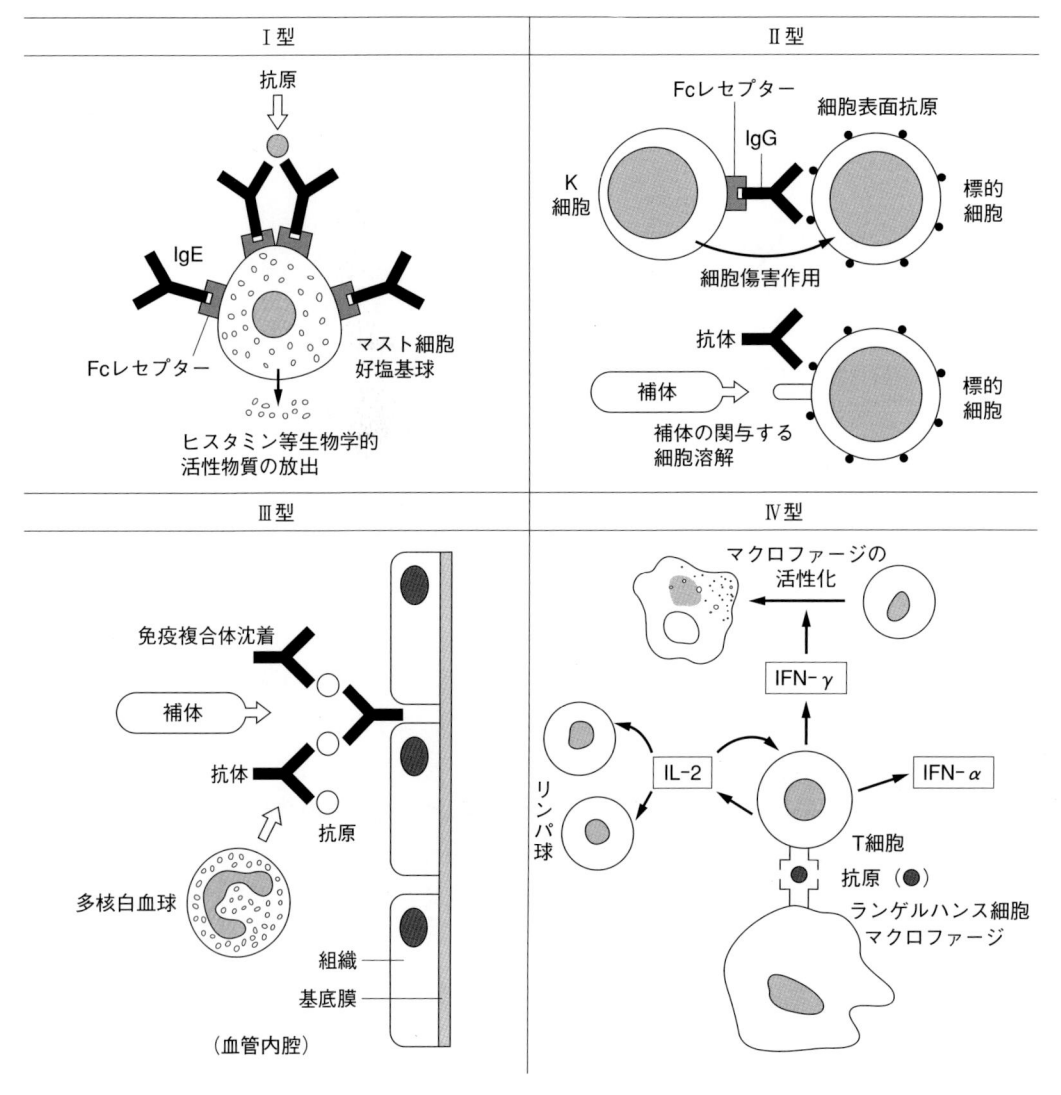

図1-12 アレルギー反応の4型

レルギー性血管炎が代表的である．
- Ⅳ型は遅延型反応ともよばれ，24〜48時間後に出現する細胞性免疫現象で，T細胞，サイトカインが主な働きをする．
- 貼付試験やツベルクリン反応は代表的なⅣ型反応である．皮膚疾患では，アレルギー性接触皮膚炎，湿疹反応などに関与する．
- 病変は単一の反応で起こることは稀である．例えば，アトピー性皮膚炎はⅠ型とⅣ型の反応が関与している．

F．皮膚を場とする免疫反応

- 表皮に存在するランゲルハンス細胞が見張り役のように異物を認識することから皮膚の免疫反応が開始される．

- その際，表皮も様々なサイトカインを産生して免疫反応を進めたり抑制したりする．
- 抗原は最適の大きさに処理されて T 細胞に提示される．
- この T 細胞の多くは真皮の血管から遊出してきたと考えられる．
- 次に，抗原に対応した T 細胞（10 万～100 万個に 1 個の割合）が活性化し，またその数も増える．
- 増えた T 細胞は再び多くのサイトカインなどを産生して，分化していく．
- 分化した代表的なものが Th1 や Th2 細胞である．前者は主に Ⅳ 型のアレルギー反応に関係する．後者はアトピー性疾患に関係し，抗体の産生にも関与する．
- T 細胞はまた，B 細胞にも働き，抗原特異的な抗体が産生され，Ⅰ，Ⅱ，Ⅲ型の反応にも関係している（**図 1-13** は，簡単に図示したものであり，詳細は今まで述べてきたことや図表を参照すること）．

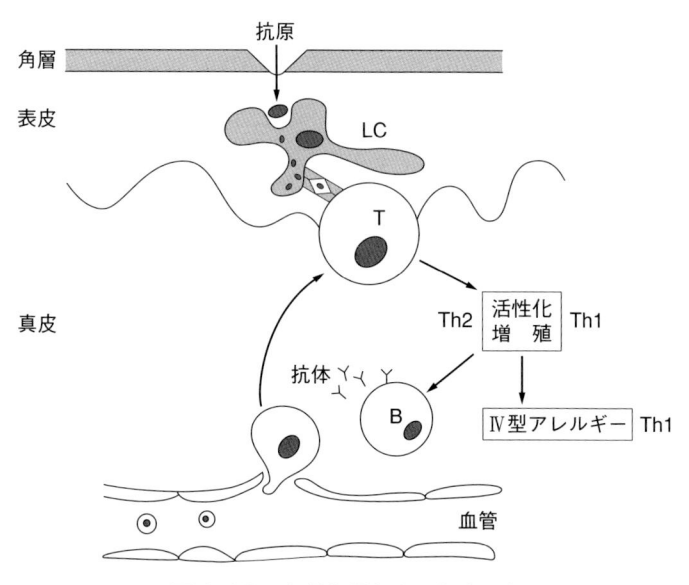

図 1-13 皮膚を場とする免疫反応
T：T 細胞，B：B 細胞，LC：ランゲルハンス細胞

〈古川福実〉

3 皮疹の見方・記載法

- 皮疹というのは皮膚に生じた，目で見てわかったり，触ってわかったりする病変のことで，皮膚を構成するいろいろな要素，すなわち表皮の細胞，真皮の血管や，結合組織などに生じた変化を反映する．
- 特に粘膜に生じた病変を粘膜疹ともよび，皮疹および粘膜疹を総称して発疹（ほっしん）ともいう．
- 皮疹を見てそれを的確に把握して，正確に記載，記述することが，記録をする場合や他人へ伝える場合に大切なことである．そのためには色，形，大きさ，表面の性状，触った感じ，配列，分布，境界，時間経過での変化などに気をつける必要がある．

A．皮疹の種類

- 皮疹は大きく分けて，最初に発生するものを原発疹（げんぱつしん），原発疹が時間とともに変化してできた皮疹が続発疹（ぞくはつしん）と考えられている．さらにそれに加えて特別な性状を示す名称がある．理解を助けるために代表的な皮疹の略図を示した（**図 1-14**）．
- 皮疹の名称は読みにくいものには読み仮名を記し，カルテを読むときにも便利なように英語名も併記した．

1．原発疹　primary lesion

- 皮膚病変としてはじめに発生したもの．

a）斑　macule

- 一定の大きさの皮膚色の変化で，盛り上がらないか，もしくは皮膚面からわずかに盛り上がった扁平な皮疹で，大きさはいろいろある．
- 紅斑　erythema：紅色の斑で，真皮の血管が拡張するために生ずる（**図 1-14a**，口絵 4〜6）．ガラス板などで皮膚の表面を圧迫するガラス板圧診法で，拡張した血管が圧迫されるので赤みが消える．
- 紫斑　purpura：紫色〜紫紅色で真皮血管からの出血である．ガラス板で圧迫しても出血した赤血球はなくならないので，ガラス板圧診法では消えない（**図 1-14b**，口絵 7）．大きさによって特別な言い方がある．
  - 点状出血　petechia：点状の紫斑で，直径 0.5 cm 以下
  - 斑状出血　ecchymosis：直径 0.5 cm 以上の紫斑
  - 血腫　hematoma：血液が貯留した状態
- 色素斑　pigmented spot，色素沈着　pigmentation：皮膚の色の変化で，褐色，黒色，青色，黄

3．皮疹の見方・記載法　19

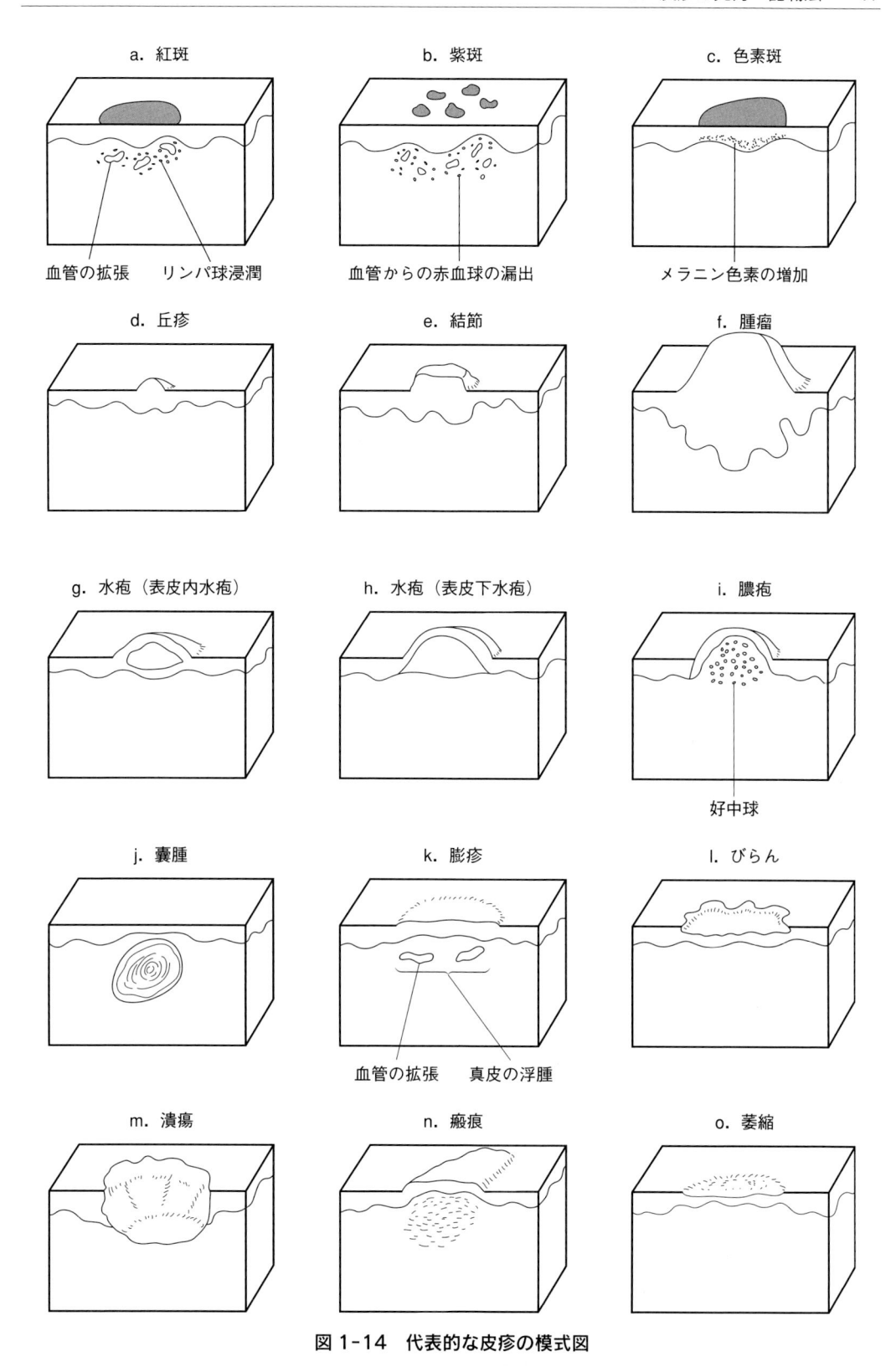

a. 紅斑 — 血管の拡張／リンパ球浸潤
b. 紫斑 — 血管からの赤血球の漏出
c. 色素斑 — メラニン色素の増加
d. 丘疹
e. 結節
f. 腫瘤
g. 水疱（表皮内水疱）
h. 水疱（表皮下水疱）
i. 膿疱 — 好中球
j. 囊腫
k. 膨疹 — 血管の拡張／真皮の浮腫
l. びらん
m. 潰瘍
n. 瘢痕
o. 萎縮

図1-14　代表的な皮疹の模式図

色調などになる．メラニン色素の増強，メラニンを含む細胞の増加や腫瘍，その他の色素の増加や沈着から生ずる（図 1-14c）．
- 白斑　leucoderma，脱色斑　depigmented spot：皮膚色が薄くなり，淡い皮膚色から白色になった状態で，いろいろな原因でメラニン色素が減少して生ずる．
- 毛細血管拡張　telangiectasia：細い血管が透見できる状態で，表皮直下の真皮上層の血管拡張を反映する．

b）丘疹　papule，結節　nodule，腫瘤　tumor

- 皮膚面からの突出または盛り上がった充実した病変．

　　丘疹（きゅうしん）papule：直径 0.5 cm 以下のもの（図 1-14d，口絵 8）
　　結節（けっせつ）nodule：直径 0.5 cm から 3 cm（図 1-14e）
　　腫瘤（しゅりゅう）tumor：直径 3 cm 以上（図 1-14f，口絵 9）

c）内容が外観からわかる皮膚の隆起

- 水疱　bulla，小水疱　vesicle：透明な液状の内容が入った皮膚の隆起のこと．表皮内，表皮真皮の境界部，真皮内に組織の破壊があるため，組織液がたまって水疱が生ずる．表皮内の水疱（図 1-14g）は被膜が薄くて弛緩性（しかんせい）水疱とよび，表皮下の水疱（図 1-14h）は緊満性（きんまんせい）水疱（口絵 10）とよぶ．

　　小水疱：直径 0.5 cm 以下
　　水疱：直径 0.5 cm 以上
　　血疱（けっぽう）：内容が血液の場合

- 膿疱（のうほう）pustule：内容が膿（のう），すなわち白血球が多数入っている場合の皮膚の隆起（図 1-14i）．
- 囊腫（のうしゅ）cyst：真皮内の壁をもった袋状の空洞で，角質などの内容物が含まれる（図 1-14j）．

d）一過性の皮膚の隆起

- 膨疹（ぼうしん）wheal：真皮上層の一時的な一定の範囲での浮腫で，皮膚表面が境界を明瞭にして扁平に盛り上がる．短時間で消失したり，時間とともに形も変化する．いわゆる蕁麻疹がこれである（図 1-14k，口絵 11）．単なる膨隆した紅斑との区別が必要である．これに対して，膨隆疹という言葉はあいまいな表現で，やや隆起した斑なのか膨疹なのかわからない不正確な用語なので，用いない方がよい．

2．続発疹　secondary lesion

- 原発疹または他の続発疹が時間とともに変化して二次的にできた皮疹．皮疹を掻いて生ずるものがある．

a）皮膚の欠損

- 欠損の深さで名称が別となり，治りかたも異なる．外的な原因や循環障害，炎症，腫瘍などで生ずる．
- 表皮剝離（ひょうひはくり）excoriation：表皮の線状の欠損で，掻破や外傷による．
- びらん　erosion：表皮有棘層までの深さの欠損である．表皮の基底細胞は残るので，それから

再生し，瘢痕を残さないで治る（図 1-14l）．
- 潰瘍　ulcer：真皮から皮下組織まで及ぶ深い欠損（**図 1-14 m，口絵 12**）．治るときは肉芽（にくげ）組織で修復されるために瘢痕を残す．

b）亀裂　fissure
- 表皮から真皮に達する細く深い裂け目．

c）瘢痕（はんこん）scar
- 潰瘍が肉芽組織によって治癒し，表面に薄い表皮ができたもの（**図 1-14n**）．

d）胼胝（べんち）callus
- 表皮角質層が限局性に厚くなって，硬く触れる状態．外部からの圧迫による．

e）萎縮（いしゅく）atrophy
- 皮膚が薄くなっている状態（**図 1-14o**）．表面に光沢やしわがみられ，陥凹することもある．

f）鱗屑（りんせつ）scale
- 角質片が皮膚の上に蓄積して付着した状態．

g）落屑（らくせつ）desquamation
- 鱗屑がはがれて脱落する状態のこと．

h）痂皮（かひ）crust
- 角質と組織からの滲出液や膿，壊死組織が乾燥して皮膚面に固着したもの．いわゆる「かさぶた」である．特に血液の乾固したものを血痂という．

3．特別な性状を呈する皮疹の名称

a）色調に関するもの
- 紅皮症　erythroderma：全身の皮膚が紅潮した状態で，慢性湿疹，アトピー性皮膚炎，乾癬，薬疹，悪性リンパ腫などでみられる．
- 黒皮症　melanosis：広い範囲で褐色〜黒色調の色素沈着を生じた状態．
- リベド（皮斑）livedo：網状，樹枝状に見える紅斑．循環障害，膠原病などと関係する．
- 多形皮膚萎縮　poikiloderma：皮膚萎縮，色素沈着，色素脱失，毛細血管拡張が混在する状態．皮膚筋炎，菌状息肉症，慢性放射線皮膚炎でみられる．

b）隆起した状態
- 苔癬（たいせん）lichen：丘疹が多数集合し，長期に持続している病変のこと．毛孔苔癬，光沢苔癬，アミロイド苔癬など．
- 苔癬化　lichenification：慢性に経過した結果，皮膚が限局性に硬く触れ，皮野皮溝がはっきりしてみえる状態．アトピー性皮膚炎，慢性湿疹，ヴィダール Vidal 苔癬などでみられる．
- 局面　plaque：皮膚面より扁平にやや隆起し，比較的大きな面積を占める病変のことで，膨疹とは異なり，短時間で消失することはない．

c）水疱，膿疱が多発した状態
- 疱疹（ほうしん）herpes：小水疱・小膿疱が密接して多発していること．単純疱疹，帯状疱疹が一般的．
- 膿痂疹（のうかしん）impetigo：痂皮を伴う膿疱が多発している状態．伝染性膿痂疹（いわ

ゆる「とびひ」）がその例である．

d）炎症や先天的な疾患で，皮膚表面に角質片を生じるもの
- 粃糠疹（ひこうしん） pityriasis：細かい鱗屑（りんせつ）がある状態．
- 乾皮症（かんぴしょう） xerosis：皮膚が乾燥してざらざらした状態．
- 魚鱗癬（ぎょりんせん） ichthyosis：乾燥性のうろこ状の鱗屑を生ずる状態．いわゆる「さめ肌」のこと．

e）硬化　sclerosis
- 真皮の膠原線維，基質の増生などの変化で皮膚が硬く触れる状態．強皮症，慢性 GVHD や代

表 1-2　皮疹の性状（1）

■大きさ
1）粟粒大（ぞくりゅうだい）　　粟（あわ）つぶの大きさ
2）帽針頭大（ぼうしんとうだい）　虫ピンの針の頭の大きさ
3）米粒大（べいりゅうだい）　　米つぶの大きさ
4）豌豆（えんどう）大　　　　　エンドウ豆の大きさ
5）大豆（だいず）大　　　　　　大豆の大きさ
6）小豆（あずき）大　　　　　　アズキ豆の大きさ
7）貨幣大　　　　　　　　　　　貨幣の大きさ
8）鶏卵大（けいらんだい）　　　ニワトリの卵くらいの大きさ
9）小指頭大（しょうしとうだい）　小指のあたまくらいの大きさ
10）母指頭大（ぼしとうだい）　　親指のあたまくらいの大きさ
11）手拳大（しゅけんだい）　　　こぶしの大きさ

■形
1）円形　　　　　　　　丸い
2）卵円形　　　　　　　卵のような丸
3）楕円形　　　　　　　楕円の形
4）貨幣状　　　　　　　貨幣を思わせる丸い形
5）円盤状，円板状　　　やや隆起した円形
6）環状　　　　　　　　輪を描いたような形
7）地図状　　　　　　　ある程度の面積を占める不規則な形
8）線状　　　　　　　　線を引いたような形
9）帯状　　　　　　　　ある程度の幅をもつ帯のような形
10）鋸歯状（きょしじょう）　ノコギリの歯のようなギザギザした形
11）乳頭腫状　　　　　　表面が凹凸した形
12）有茎性　　　　　　　茎があるように突出した形
13）噴火口状　　　　　　中央が陥凹して全体としては隆起した形
14）臍窩（さいか）を伴う　隆起性病変で中央がヘソのように凹んだ形

■表面の性状
1）平滑　　　　　　　　　　表面がなめらかな状態
2）粗造（そぞう）　　　　　表面がザラザラした状態
3）疣（ゆう）状　　　　　　表面が凹凸がありイボみたいな状態
4）乳頭状　　　　　　　　　表面が細かい凹凸がある状態
5）粃糠（ひこう）状　　　　表面がカサカサした鱗屑がある状態
6）湿潤性　　　　　　　　　表面が湿っている状態
7）滲出性（しんしゅつせい）　表面下に炎症があり，やや浮腫状

表 1-3 皮疹の性状（2）

■硬さ，触れたときの所見
- 1）硬（こう） 硬い
- 2）骨様硬（こつようこう） 骨のようにかなり硬い
- 3）軟骨様 軟骨のように硬いが少し弾力がある
- 4）硬結を伴う 表面下にしこりを伴う
- 5）弾性硬 硬いが少し弾力がある
- 6）板状 板のように平らに硬い
- 7）弾性軟 柔らかいが，弾力がある
- 8）軟 柔らかい
- 9）波動性，波動を触れる 内部に液状の滲出液や膿の貯留があり，触ると振動が伝わるのを感じる
- 10）浸潤性（しんじゅんせい） 表面下に細胞浸潤や増生があるようにやや固めに感じる

■配列
- 1）単発性，孤立性 1つだけ
- 2）散在性 複数の病変がかなり離れて存在する
- 3）多発性 複数の病変があること
- 4）集簇性 複数の病変が集まって存在する
- 5）播種状 複数の病変が全身に多数散らばっている状態
- 6）びまん性 全身に隙間ないくらいに多発している
- 7）融合性 複数の病変が隣同士がくっついている状態
- 8）線状 線をひいたように並ぶ
- 9）帯状（おびじょう） 幅をもって帯のように並んで分布する
- 10）蛇行状 曲がりくねっている
- 11）環状 輪のように配列する

■分布
- 1）限局性 一部に限局している
- 2）汎発性 全身に多発している
- 3）全身性 ほぼ全身に存在すること
- 4）散在性 少し離れて多発している
- 5）播種状 全身にくまなく複数多発している状態
- 6）両側性 左右両方とも
- 7）片側性 左か右どちらかのみ
- 8）対称性 左右に対称的に見られる
- 9）伸側 腕や脚で伸展する側
- 10）屈側 腕や脚で屈曲する側
- 11）露出部 顔や手など通常は衣服で覆われない部位
- 12）被覆部 衣服や毛髪で被覆されている部位
- 13）脂漏部位 脂腺の発達している部位
- 14）間擦部 脇の下や股などのこすれる部位

■境界
- 1）境界明瞭 境界がはっきりしている
- 2）境界不明瞭 境界がはっきりしない

謝異常などで生ずる．

B．皮疹の性状

- 皮疹の性状をみたり記載するときには，皮疹の大きさ，形，表面の性状，硬さ，触ったときの所見，配列，分布，境界などの点に注意することが重要である．
- 表現には慣用的なものも多い．その中で皮疹の大きさは，何かの物に例えられてきたが，あいまいな表現であり，実際の大きさを数値（mm，cm）で表現した方が本当は正確である．比較的よく用いられる表現を表にまとめた（**表 1-2，1-3**）．

<伊藤　薫>

4 皮膚科検査

- 皮膚科診察においては問診，視診，触診に加えて，診断や治療効果の判定に必要な検査を適宜行う．
- 主な検査として，血液検査，生理学的検査，アレルギー検査，光線検査，免疫学的検査，微生物検査，病理組織学的検査などがある．

A．血液検査

- 疾患の確定・鑑別に有用である．疾患によっては病勢や治療効果の判定に必要である．代表的なものを列挙する．詳細は各論を参照のこと．

　　湿疹・皮膚炎群：好酸球数，血清 IgE 値
　　蕁麻疹：血清 IgE 値，radioallergosorbent test（RAST）
　　ウイルス性発疹症：血清ウイルス抗体価（ペア血清），白血球数，血液像，肝機能
　　HIV 感染症：抗 HIV 抗体
　　成人 T 細胞白血病：抗 HTLV-1 抗体
　　細菌感染症：白血球数，血液像（好中球数），C-reactive protein（CRP），赤沈
　　梅毒：serologic test for syphilis（STS），*Treponema papillidum* hemagglutination test（TPHA テスト），fluorescent treponemal antibody-absorption test（FTA-ABS テスト）
　　薬疹：白血球数，血液像，肝機能，CRP，赤沈，リンパ球幼若化試験（drug-induced lymphocyte stimulation test：DLST）
　　脱毛症：抗核抗体，梅毒血清反応，甲状腺機能（free T_3，free T_4，TSH）
　　スイート Sweet 病：白血球数，好中球数
　　ベーチェット Behçet 病：白血球数，HLA-B51
　　全身性エリテマトーデス：抗核抗体，抗 DNA 抗体，抗 Sm 抗体，ヘモグロビン値，白血球数，リンパ球数，血小板数，赤沈，血清補体価，梅毒血清反応，ループスアンチコアグラント（LAC），抗 β_2-GP1 抗体
　　全身性強皮症：抗核抗体，抗 Scl-70 抗体，抗セントロメア抗体，血清 KL-6
　　皮膚筋炎：CK，アルドラーゼ，GOT，LDH，抗 Jo-1 抗体，血清 KL-6
　　混合性結合組織病：抗 RNP 抗体
　　慢性関節リウマチ：リウマトイド因子，赤沈，CRP
　　紫斑：血小板数，凝固因子，プロテイン C，プロテイン S
　　血管炎：白血球数，血液像，CRP，赤沈，抗好中球抗体
　　天疱瘡：抗デスモグレイン 3 抗体，抗デスモグレイン 1 抗体

B．生理学的検査

1．硝子圧法
- 透明なガラスで皮疹を圧し，色調をみる．
- 紫紅色調の色調が褪色すれば紅斑．
- 紫紅色調の色調が褪色しなければ紫斑．
- 丘疹を圧した時に黄色調を呈した際には肉芽腫を疑う．

2．皮膚描記法
- 皮膚表面に機械的刺激を加えた際，皮膚表面に生じる色調の変化・隆起の有無をみる．打診棒の柄を用い，やや強めに皮膚を擦過する．打診棒がない場合にはペンの軸など，先端が鈍的なものを用いて行う．
- 紅色皮膚描記症：擦過部位に一致して紅色を呈する．　　→正常人
- 隆起性皮膚描記症：擦過部位が紅色調に隆起をする．　　→人工蕁麻疹患者（口絵 13）
- 白色皮膚描記症：擦過部位が蒼白となる．　　→アトピー性皮膚炎患者
- ダリエー Darier 徴候：色素斑部をこすると膨疹を生じる．→色素性蕁麻疹（肥満細胞腫）患者

3．知覚試験
- 触覚：さばいた筆の穂先（あるいは脱脂綿，ティッシュペーパー，指先）で刺激する．
- 痛覚：針先や安全ピンで軽く刺激する．熱傷の深達度を調べる際に用いる（pin prick test）．火傷の深達度が深いと痛覚が欠如する．
- 温度覚：試験管に温湯と冷水を入れ左右対称に数秒密着させる．判定は鈍麻，消失，過敏で行う．
- 痒み：VAS（visual analogue scale：視覚的アナログ尺度）10 cm の線分で，両端に痒みなし（0）と最大の痒み（100）を設定する．患者が線分上の 1 カ所に印をつけ，印までの長さを計測しスコアとする．定期的に行い，痒みの程度の変化を記録評価する．あくまでも患者の主観的評価である．

4．毛細血管抵抗性試験（ルンペル-レーデ Rumpel-Leede 法）
- 血圧測定で用いるマンシェットを上腕に巻き，圧力（最高血圧と最低血圧の中間の圧力）を加える．5 分間その状態で静置し，前腕に生じる紫斑の数を数える．肘窩から 3〜5 cm 下の部位に，直径 2.5 cm の円の範囲に生じた径 0.5 mm 以上の紫斑の数を数える．正常は 5 個以下．それ以上の場合は毛細血管の抵抗減弱があると判定する．

5．皮膚バリア機能検査
- 経皮水分喪失量 transepidermal water loss（TEWL）：エバポリメーターを用いて皮膚表面から体外に喪失される水分量を測定する（口絵 14）．

- 角層水分量　water content：高周波伝導度測定器などを用い角層水分量を測定する．
- アトピー性皮膚炎患者では，TEWL は増加し，角層水分量は低下する．

6．キュトメーター
- 陰圧で皮膚を吸引するプローブを用いて皮膚の弾力性を測定する．皮膚の伸展度と伸展後の回復度を評価する．
- 弾力性の低下（伸展後の回復遅延）：高齢者，エーラス-ダンロス　Ehlers-Danlos 症候群，皮膚弛緩症
- 皮膚のつまみあげにくさ（硬化，浮腫）：全身性強皮症，浮腫性硬化症，ムコ多糖症

7．ウッド灯
- 暗室で皮疹にウッド灯の光（紫外線：波長 365 nm にピーク）をあてる．
- 癜風では淡い灰黄色，*Microsporum canis* では緑黄色，紅色陰癬ではサンゴ色，緑膿菌では緑色を呈する．

8．針反応
- 前腕屈側部を滅菌注射針（18G 前後）で皮下脂肪織の深さまで穿刺し，24〜48 時間後に穿刺部位の変化を判定する．
- 発赤，紅斑，膿疱（無菌性）が生じれば陽性（**口絵 15**）．
- ベーチェット病で陽性となることが多い．壊疽性膿皮症，スイート病でも陽性になることがある．

9．超音波ドップラー検査
- 下肢静脈瘤症候群において，静脈弁逆流の有無を調べる．
- 弁不全があると逆流音が聞こえる．

10．サーモグラフィー
- 皮膚の表面温度を調べる（**口絵 16**）．必要に応じて冷水負荷後の経過を追う．
- 末梢循環障害，動脈閉塞性疾患に対する客観的評価に有用である．

11．発汗検査
- 発汗検出法と発汗誘導法を組み合わせて行う．

a）発汗検出法
①ヨードデンプン着色法
- ヨード・デンプン塗布法：(a) ヨード液を皮膚に塗布し，その上にデンプンの粉を振りかける（ミノール Minor 法）（**口絵 17**）．(b) ヨード液を塗布した皮膚に，デンプン・ヒマシ油懸濁液を塗布する（和田法）．紫色に変色した部位は発汗あり．
- ヨード化デンプン法：ヨード化したデンプンを直接皮膚に振りかける．

- ヨード紙法：手掌や足底の発汗を半定量的に測定できる．
- ②換気法：径1cm程度の狭い範囲の発汗を経時的に検出できる．
- ③吸着法：濾紙を被験部位に密着させ，20～30分密封する．測定前後の濾紙の重量差から発汗量を測定する．
- ④バッグ法：身体表面をビニール袋で被い，サウナや運動で汗をかかせて汗を集める．

b）発汗誘導法（無汗症，広範囲発汗低下では熱中症に気をつける）
- ①サウナ法，入浴法，運動法
- ②アセチルコリン皮内注射法：アセチルコリン1～10 mg/mlを0.1～0.3 ml皮内注射すると通常は発汗がみられる．
- ③ピロカルピンイオントフォレーシス法：濾紙に浸透させた0.2%硝酸ピロカルピン200 μlを陽極電極下に置き，20 mAで5分間通電する．
- ④精神発汗誘導法：暗算を行わせる．

12．ニコルスキー Nikolsky 現象
- 一見正常にみえる皮膚を擦過すると水疱，表皮剥離を生じる現象．正常にみえる皮膚でもすでに表皮に障害が生じていることを示している．
- 天疱瘡，先天性表皮水疱症，後天性表皮水疱症，中毒性表皮壊死症，ブドウ球菌性熱傷様皮膚症候群でみられる．

13．アウスピッツ Auspitz 現象
- ピンセットあるいはメスを用いて皮疹上の鱗屑を剥離すると点状出血が生じる．
- 乾癬病変部で見られるが，特異的現象ではない．

14．ケブネル現象 Köbner 現象
- 健常な皮膚に刺激（掻破，擦過）を加えると，後に同様の病変が生じる現象．
- 乾癬，円板状エリテマトーデスなどでみられる．

C．アレルギー検査

1．プリックテスト，スクラッチテスト
- 皮表にアレルゲンを滴下し，その部位の皮膚表面を針（23G）で刺すか（プリックテスト），引っ掻くことで傷をつくり（スクラッチテスト），被疑物質に対する反応をみる（**表 1-4**）．Ⅰ型アレルギー反応の原因物質の検索．

表 1-4　プリックテスト・スクラッチテスト判定基準

判定	皮膚反応
−	膨疹径 4 mm 以下あるいは対照の膨疹径の 2 倍以下
＋	膨疹径 5 mm 以上あるいは対照の膨疹径の 2 倍以上 対照の発赤に比して著明に強い場合

- 薬剤アレルギー（特に抗生物質），食物依存性運動誘発性アナフィラキシーの検査に用いる．
- アトピー性皮膚炎，蕁麻疹の原因物質特定のため行うこともある．

2．皮内テスト

- アレルゲンを真皮内に注射し反応をみる．IないしIV型アレルギー反応の検査．
- 皮内テスト判定基準を**表 1-5** に示す．
- ツベルクリン反応：精製ツベルクリン purified protein derivative (PPD) 0.1 ml を前腕屈側の皮内に注射し，48 時間後に皮膚の反応を判定する（**表 1-6**）．
- レプロミン反応：ハンセン Hansen 病の病型判定に行う．抗原液 0.1 ml を皮内注射し，48 時間後に早期反応を，また 3〜4 週間後に晩期反応を判定する．

表 1-5 皮内テスト判定基準

判定	皮膚反応
−	発赤径 10 mm 以下
±	発赤径 11〜20 mm
+	発赤径 21 mm 以上で膨疹径 9 mm 以下
++	発赤径 21〜40 mm で膨疹径 10〜14 mm 以下
+++	発赤径 41 mm 以上で膨疹径 15 mm 以上および明らかな偽足（ぎそく）を示すもの

表 1-6 ツベルクリン反応判定基準

記載	判定	皮膚反応
−	陰性	発赤の長径 9 mm 以下
+	弱陽性	発赤の長径 10 mm 以上
++	中等度陽性	発赤の長径 10 mm 以上で硬結を伴うもの
+++	強陽性	発赤の長径 10 mm 以上で硬結に二重発赤，水疱，壊死等を伴うもの

3．パッチテスト

- アレルギー性接触皮膚炎の原因（抗原物質）を同定する．IV型アレルギー反応の原因の検索．
- オープンテスト：蕁麻疹反応をみる際には前腕屈側に単純塗布し 20〜30 分後に蕁麻疹反応（I型アレルギー反応）の有無をみる．
- 単純パッチテスト：貼布時間は 48 時間とし，閉鎖貼布とする．皮膚病変のみられない背部（中央部は避ける）にフィンチャンバーを用いて被験物質を貼布する（**口絵 18**）．判定

表 1-7 パッチテスト判定基準

反応	ICDRG 基準	本邦基準
反応なし	−	−
わずかな紅斑	−	±
明らかな紅斑	+?	+
紅斑＋浮腫，丘疹	+	++
紅斑＋浮腫・丘疹＋小水疱	++	+++
大水疱	+++	++++
刺激反応	IR	
施行せず	NT	

IR: irritant reaction, NT: not tested

はICDRG（国際接触皮膚炎研究班）（**表 1-7**）に従い判定する．
- 主なパッチテスト濃度

    化粧品，シャンプー，石鹸，洗顔剤：1％水溶液

    リンス：1％ないし10％水溶液

    染毛剤，パーマ液，脱毛剤，揮発性製品はas is（原液のまま）で行う．

    点眼剤：そのまま用いる．

    消毒液：使用濃度で貼布する．あるいはオープンテストを行う（密封しない）．

    植物：葉，花はすりつぶす．茎と厚い葉は薄切りに．

    洗浄剤：1％水溶液

    衣類：布を細かく切り，ワセリンを糊代わりに使いフィンチャンバーに貼り貼布する．

D．光線検査（口絵 19）

1．UVB 照射試験
- minimal erythema dose（MED）とは，UVB 光源を照射して 24 時間後に紅斑を生じさせるのに必要な最少の照射量をいう．正常人は 60～120 mJ/cm^2．
- 可能であれば 48，72 時間後にも判定する．

2．UVA 照射試験
- UVA 光源を 10 J/cm^2 照射する．正常人は 10 J/cm^2 以上．
- 24 時間後に判定し，スクリーニング検査とする．

3．minimal phototoxic dose（MPD）
- 長波長紫外線と光増感物質であるソラレンによる治療を行う際，初回の照射量を決めるために行う．
- ソラレン外用あるいは内服後に UVA を照射する．24 時間後に紅斑を生じる最少の照射量を MPD とする．
- 実際の初期治療では 1/2 MPD から開始することが多い．

4．可視光線
- 日光蕁麻疹では可視光線が原因波長であることがある．
- スライドプロジェクターを近距離で 1 時間照射する．

5．光貼布試験
- 光接触皮膚炎の診断に用いる．
- パッチテストと同様に，被疑物質を 1 対貼布する．48 時間後に被疑物質を除去し，一方のみに UVA を照射する．遮光 24 時間後に判定する．
- 貼布試験が陰性で光貼布試験が陽性の場合，あるいは光貼布試験の方が反応が強い場合，光アレルギー陽性と判断する．

E. 免疫学的検査

1. 皮内反応

- スポロトリキン反応（表 1-8）（口絵 20）．スポロトリコーシスの診断に有用．

表 1-8 スポロトリキン・トリコフィチン反応判定基準

記載	判定	即時型反応（15 分後）	遅延型反応（48 時間後）
−	陰性	紅斑径 5 mm 未満	紅斑径 5 mm 未満
±	疑陽性	紅斑径 6〜10 mm	紅斑径 6〜10 mm
＋	陽性	紅斑径 11 mm 以上	紅斑径 11 mm 以上

2. IgE RAST

- 抗原に特異的に結合する IgE を検出する．食物，花粉，ダニなど様々な検査項目がある．

3. 薬疹

a）リンパ球幼若化試験

- 薬疹の原因薬確定のための検査の 1 つ．被疑薬と被験者リンパ球を用い *in vitro* で反応させる．
- 非侵襲であるが高価であり，偽陽性も多い．

b）内服テスト

- 原因薬の特定に最も確実な方法．しかしリスクも高い．
- 患者に充分説明して許諾を得た上で，緊急時に対応する準備（静脈確保，ボスミン，副腎皮質ホルモン薬，酸素吸入など）をして行う．
- スティーブンス-ジョンソン Stevens-Johnson 症候群，TEN（中毒性表皮壊死症），臓器障害を伴う薬疹の場合には患者のリスクを考え，内服テストは行わない．

F. 微生物検査

1. 真菌検査

- 皮膚科診療において最も基本的かつ重要な検査の一つ．

a）直接鏡検

- 病変部の鱗屑を採取し（口絵 21），スライドグラスにのせる．カバーグラスを載せ，端から KOH 溶液*を滴下する．その後，ホットプレートあるいはアルコールランプを用いて軽く暖め，顕微鏡を用い（コンデンサーを絞り，コントラストをつけた状態で）病原体の有無を調べる．
- 白癬，カンジダ，癜風，毛包虫，疥癬，毛虱，クロモミコーシスなどの診断には必須の検査

---

*KOH（苛性カリ）溶液: KOH 結晶を 20〜30％の濃度となるよう水で溶解する．これに 20〜40％の割合で DMSO（dimethyl sulfoxide）を加えて作る．あるいは市販品であるズーム液を用いる（ズーム液，エスエス製薬）．角層を溶かして，病原体をみつけやすくする．

b）真菌培養

- 表在性真菌症では真菌検査と同様に検体を採取し，検体をサブロー培地の斜面に貼り付ける．25℃あるいは室温で1〜2カ月培養する．
- 深在性真菌症が疑われる場合には生検組織を培養検体とする（**口絵 22**）．

c）免疫反応（スポロトリキン反応，トリコフィチン反応）

- 菌体の抽出液を前腕屈側に 0.05〜0.1 ml を皮内注射する．48時間後に紅斑の径を測定する（**表 1-8**）（**口絵 22**）．
- スポロトリコーシス患者ではスポロトリキン反応が陽性となる．
- トリコフィチン反応は表在性白癬および白癬性肉芽腫では陰性．ケルズス禿瘡，白癬性毛瘡，白癬疹では強陽性（市販品はない）（**表 1-8**）．

d）血清学的検査

- 血清中 β-D-グルカン（細胞壁の主成分）を測定する．主にカンジダ症，アスペルギルス症で陽性．

2．細菌検査法

- 感染が疑われる部位（感染病巣）から細菌を検出する．抗菌薬投与前に常在菌や消毒液の混入を避けて採取する（抗菌薬投与がすでに行われている場合，可能であれば2日以上薬剤投与を中止してから検査する．薬剤投与中止が不可能な場合は薬剤血中濃度が最も低い時期，すなわち次回の投薬前に検査する）．慢性の感染症では繰り返し検体を採取する．
- 臨床症状から同定目的を考え，一般細菌検査（嫌気性菌培養），真菌検査，抗酸菌検査などを含めグラム染色，培養検査，同定検査，薬剤感受性検査を行う．
- 必要に応じて体温上昇時に検査を行う，あるいは血液培養なども行う．

3．抗酸菌検査（結核菌，抗酸菌，らい菌）

- 滲出液や膿汁，生検組織などを検査材料とする．
- チール-ネールセン Ziel-Neelsen染色により菌は赤染される．観察は油浸レンズで行う．生検組織では400倍で観察する．
- 培養は2％小川培地を用い，25℃，37℃，42℃で培養する．欠点として，結果までに時間を要する（4週間以上）ことがあげられる．ただし，らい菌は培養できない．
- 菌のDNA診断も有用であるが，死菌，保因者でも陽性になる可能性があり，その解釈には注意が必要．

4．梅毒検査法

- 暗視野法：手袋をした後，病変部の滲出液あるいは皮疹部に小さく切開を入れ，漏出液をスライドグラスにのせ暗視野装置顕微鏡（または位相差顕微鏡）で観察する．
- パーカーインク法：滲出液とパーカーインクを混和した後，スメアを引くように薄くのばして乾燥させ観察する．

- 血清学的には STS，TPHA テスト，FTA-ABS テストを行う．まず STS，TPHA テストをスクリーニングとして定性検査を行い，陽性であった場合，定量法で抗体価を検査する．感染初期が考えられる場合には 2〜3 週後に再検査する．

5．ウイルス検査法
- ウイルス性巨細胞検査(ツァンク Tzank 試験)：水疱底ないし水疱蓋の細胞を採取し(塗抹)，ギムザ染色を行う．ウイルス性多核巨細胞がみられれば単純ヘルペス，帯状疱疹ヘルペス感染症のいずれかと判断できる．
- 蛍光抗体法：モノクローナル抗体を用いて蛍光抗体直接法を行う（HSV-1，HSV-2，VZV）．
- 抗体検査：ペア血清（急性期と回復期）を調べる．ペア血清の検査で 4 倍以上の抗体価上昇があればウイルス感染の可能性が高い．

G．病理組織学的検査

1．通常の組織
- 皮膚の病理学的変化を顕微鏡で観察し，検討する．
- 診断あるいは進行度を確定するために行う．必要に応じて免疫染色を行う．
- 麻酔を行った後，ディスポパンチ（口絵 23）あるいはメスを用いて皮膚組織を採取する．
- 疾患・疑われる所見を考慮して，皮膚生検，口唇生検，筋生検，リンパ節生検を行う．

　　皮膚生検：種々の皮膚疾患
　　口唇生検：シェーグレン Sjögren 症候群，サルコイドーシスなど
　　筋生検：皮膚筋炎，多発筋炎，結節性多発動脈炎など
　　リンパ節生検：悪性リンパ腫，悪性黒色腫，乳房外パジェット Paget 病など

2．蛍光抗体法（口絵 24，図 1-15）
- 蛍光色素を抗体に標識し，その抗体が反応する抗原の局在を蛍光顕微鏡を用いて観察する方法．
- 蛍光抗体直接法 direct immunofluorescence method（DIF）：患者皮膚への自己抗体の沈着を

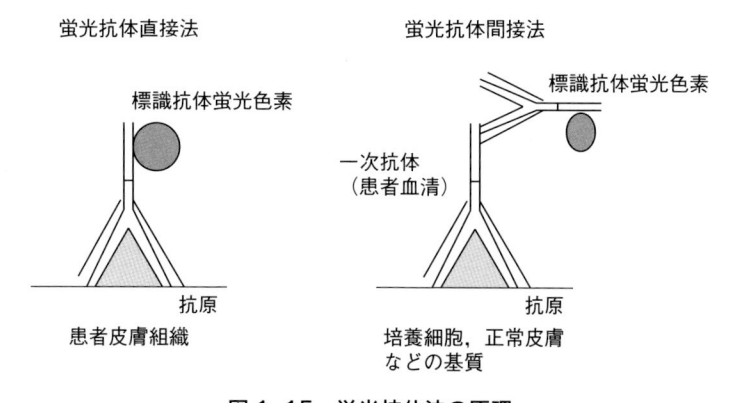

図 1-15　蛍光抗体法の原理

検出する方法で，患者皮膚病変部を生検し，無固定凍結切片を作成し蛍光色素標識2次抗体（主に抗ヒト免疫グロブリン）で反応させる．
- 蛍光抗体間接法 indirect immunofluorescence method（IIF）：患者循環血液中に含まれる自己抗体を検出する方法で，培養細胞，正常モルモット食道あるいは正常ヒト皮膚組織を用い，無固定凍結切片を作成したのち患者血清と反応させる．その後，DIFと同じことを行う．

3．電子顕微鏡検査
- 光学顕微鏡では捉えられない病変をつかむことができる．
- 先天性表皮水疱症，ファブリー Fabry 病，メルケル Merkel 細胞癌などで有用なことがある．

H．その他の検査

1．ダーモスコピー dermoscopy
- 皮疹を拡大してみる装置．
- 母斑細胞母斑，悪性黒色腫，脂漏性角化症，基底細胞癌，出血斑などの鑑別に有用である．

2．HLA タイピング
- HLA（human leukocyte antigen system A）とはヒトの主要組織適合抗原であり，HLA 遺伝子はヒト第6染色体短腕上（6p21.3）に位置する．
- 特定の HLA タイプはある種の疾患での出現頻度が高く，疾患発症における遺伝的背景の存在を示唆する．
- 関節症性乾癬（HLA-B27），ベーチェット病（HLA-B51）などが対象となる．

3．画像検査
- 局所病変の広がり（腫瘍浸潤の深さ）や遠隔転移の有無を調べる．
- 単純 X 線，超音波検査，CT 検査，MRI 検査，シンチグラフィー〔骨シンチ（^{99m}Tc），Ga シンチ〕．
- FDG-PET 検査（悪性腫瘍の検索）など．

4．PCR 法，サザンブロット法
- 感染症（ウイルス，細菌，結核）・遺伝性疾患・悪性リンパ腫の診断に用いる．
- PCR 法，サザンブロット法：検体から DNA を抽出し，ウイルス，細菌，結核に相当する DNA バンドが検体で見られるときに陽性とする．
- 悪性リンパ腫・菌状息肉症の診断では，正常細胞株の DNA の一部が単クローン性に1本の濃いバンドとして認められれば，腫瘍細胞が検出されたと考える（遺伝子再構成）．

5．*In situ* hybridization
- 組織標本を用いて行う．目的とする DNA/RNA の有無を標本上で検出する．

<天野博雄>

5 外用剤 ─ 分類と使い方

A．分類

- 外用剤は基剤と主剤の組み合わせからなる．
- 主剤はその薬理作用を治療のために発揮させるべき中心成分であり，基剤は主剤を溶かし，それを病変部に移行させ，効果的に吸収させ，作用させるための土台となる成分である．また基剤自体にも有用な効果があり，単独で用いられることもある．

1．基剤

- **表 1-9** のような剤型がある．このうち最もよく用いられる軟膏基剤は「容易に皮膚に塗布できる適当な稠（ちょう）度の全質均等な半固形の外用剤」と定義されており，**表 1-10** のように細分される．
- 油脂性軟膏というのがいわゆる狭義の軟膏である．白色ワセリンがその代表的なものであるが，この基剤には皮膚の保護作用，柔軟作用，痂皮の軟化脱落作用，肉芽形成作用といった作用がある．しかし，刺激も少ないが，使用時のべたつき感，衣服への粘着，美容的に好ましくない，被髪部に塗りにくいなどの欠点もある．

表 1-9　基剤の剤型

軟膏基剤
液剤（溶液，振盪合剤，懸濁性液剤，乳剤性液剤）
油脂
テープ剤
スプレー
粉末剤
その他

表 1-10　軟膏基剤の種類

油脂性軟膏
親水性軟膏
乳剤性軟膏
バニシングクリーム（水中油型）
コールドクリーム（油中水型）
水溶性軟膏
懸濁性軟膏

- 一方，乳剤性軟膏は一般にクリームと呼称され，界面活性剤を利用して油脂性物質と水を乳化して調製されたものである．乳剤性軟膏は浸透性が高く，薬剤の配合性がよく，皮膚の冷却作用があり，外用後の感触がよい．ただし保護作用は弱く，ある程度の刺激性があり，保存法によっては成分の劣化をきたしやすいなどの短所もある．
- 液剤は吸収性に劣り保護作用も少ないが，使用感がよく，被髪部には優先的に選択される．
- 油脂はオリーブ油などがその一例である．テープ剤は後述するODT法を手軽に行うために使われることがある．

- スプレーには副腎皮質ホルモン薬や潰瘍治療薬を主剤とした製品がある．
- 粉末剤にも潰瘍治療薬の製品がある．
- 基剤の要件として安全性，安定性，低刺激性，経済性などに加えて，保護作用や塗りやすさといった付加価値も求められるが，すべてを満足させるものはない．

2. 主剤

- 主剤として配合される薬剤は**表1-11**に示す通り多岐にわたっている．
- 主剤は基本的に1種類であるが，例外的に2種類以上の主剤を含んだ製剤も存在する．
- また創傷治癒などを目的として病変表面を覆って貼布する材料である被覆材も開発されており，これも広い意味で外用剤とみなすことができる．
- 皮膚疾患以外の疾患を対象とした外用剤もある．薬効成分を経皮吸収させて効果を発現させるもので，狭心症に対して血管拡張薬，関節や軟部組織の炎症疾患に対して消炎鎮痛薬などが使用されている．

表1-11 主剤として使われる代表的薬剤

副腎皮質ホルモン薬（ステロイド）	活性型ビタミン D_3
非ステロイド系抗炎症薬	角質融解剤
免疫抑制薬	潰瘍治療薬
抗生物質，抗菌薬	抗ヒスタミン薬
抗真菌薬	保湿剤
抗ウイルス薬	紫外線防止剤
抗癌剤	局所麻酔薬

B. 使い方―総論

- 古来より外用剤による皮膚疾患の治療（外用療法）は皮膚科診療の根幹であり，それは現在でも変わらない．
- 以前は外用剤を自家で作成して使用することもあったが，今日ではメーカーの製造した規格品をそのまま使うのが一般的である．
- 自家調合による製剤は保険適応外薬剤など特殊な事例に限られる．
- 汎用品による省力化や普遍化は大きな恩恵をもたらしたが，逆に皮膚科独自の工夫が減ったともいえる．

1. 基本原則

- 薬剤の選択・使用法は病名によって決まるのではない．
- 皮疹の部位や性状，重症度などを勘案し，個別の病変に対して使い分けを行う．
- さらに病変部を頻回に観察し，症状の推移によって薬剤や使用法を変えていく．
- また基剤の剤型の特徴を考慮した使い分けも必要である．例えば油脂性軟膏製剤には前述のように基剤自体の有用性が高く，どのような病変にも使用可能であるという利点があるが，

反面べたつきがあり外見を損なうなど患者のコンプライアンスを悪くする要因がある．
- 一方，クリーム製剤は使用感はよいが，時に刺激性があり，湿潤面には使いづらい．
- 医師，看護師が処置を行う場合は別として，治療者は患者自身ないしその家族であることが多いので，その使用法についてしっかり指導しておくべきである．

2．外用療法の実際
a）単純塗擦
- 手指，手掌などで病変部に擦り込む方法である．
- 孤立性・散在性の病変に対しては綿棒などを利用する場合もある．
- 薄く擦り伸ばすことが肝要で，余分に塗っても効果は上がらない．
- おおよそ1gの軟膏製剤で片側手掌の4倍の面積を塗布できる．

b）貼布法
- ガーゼやリント布などに外用剤を塗りつけてそれを病変部に貼布する方法である．
- 滲出液の吸収や病変の保護が必要な場合，掻破の悪影響を避ける場合，びらん面，湿潤面など単純塗擦ではうまく塗れない場合に適している．

c）重層貼布法
- 1つの外用剤（副腎皮質ホルモン薬が多い）を単純塗擦し，別の外用剤（亜鉛華軟膏が多い）を貼布法により外用する方法である．
- 単純塗擦よりも治療効果を高めることができる．

d）密封包帯法　occlusive dressing technique（ODT）
- 主としてクリーム基剤の副腎皮質ホルモン薬を単純塗擦し，その後ポリスチレンフィルム（ラップ製品）などにより病変部を被覆して密封する方法である．
- 経皮吸収をよくして薬効を高めることができるが，感染症を誘発することがあるので注意が必要である．

e）湿布法
- 薬液を浸したガーゼで患部を覆う．急性炎症症状の緩和を目的とすることが多い．

f）外用療法の注意点
- 外用療法を行う際の注意として，まずシャワーなどで汚れを落として病変部を清潔にする．
- 油脂性軟膏が残っていればオリーブ油などで取り除く．塗布の際に病変部を刺激しないようにする．
- 治療は通常1日2～3回行うが，経過とともに回数を減らしたり，間歇的に行うこともある．
- 貼布法，重層法の場合は絆創膏，包帯などで固定する必要があるが，その際身体の可動性を損なわない，強く締め付けない，絆創膏による刺激を避ける，などの配慮が必要である．

3．外用剤の混合使用
- 2種類以上の製剤の薬理作用の相乗効果を期待して，市販品の自家混合使用が行われる場合がある．
- 副腎皮質ホルモン薬の副作用を軽減させる目的で白色ワセリンなどで希釈したり，2種類の

製剤を重ね塗りすることも含まれる．しかし，製剤の安定性を損なう，相互作用により薬効を失活させる，副作用を発現しやすくする，などの点から混合が不適切である組み合わせもあるので，混合の影響を熟知した上で行うべきである．

4．外用療法の得失

- 長所としては，小範囲の病変なら全身への影響がほとんどない点，手軽に行える点があげられる．
- 一方，短所としては，局所を刺激する，深部の病変には吸収が不充分で効果が上がらない，広範囲であると処置が煩雑になるなどの点がある．

5．副作用

- 一般的に一次刺激性接触皮膚炎は起こしにくいと考えられるが，主剤自体が刺激作用をもっている場合がある．
- アレルギー性接触皮膚炎については，常にその可能性があり，副腎皮質ホルモン薬も例外ではない．
- 主剤・基剤以外の成分（保存剤，安定剤など）によるアレルギー反応もあり得る．また製品によっては大量の使用により経皮吸収されて全身的中毒症状を起こす場合がある（例：ヨードホルムガーゼによるヨード中毒）．
- 個々の薬剤の薬理作用に関連した副作用については各論で述べる．

C．使い方—各論

- 日常的に頻用される外用剤についてその使用法を概説する．

1．副腎皮質ホルモン薬

- 感染症を除く炎症性疾患全般をはじめとしてその適応範囲は広い．**表 1-12** に適応となりうる疾患を列挙した．
- 最も日常的な皮膚疾患である湿疹皮膚炎群では第一選択薬になることが多い．
- 副腎皮質ホルモン薬は効力が強い方からストロンゲスト　strongest，ベリーストロング　very strong，ストロング　strong，マイルド　mild，ウイーク　weak の 5 段階のランクに分類

表 1-12　副腎皮質ホルモン薬が適応となりうる主な疾患

湿疹・皮膚炎群	特発性色素性紫斑
痒疹群	慢性円板状エリテマトーデス
虫刺され	円形脱毛症
乾癬，掌蹠膿疱症	肥厚性瘢痕，ケロイド
扁平苔癬	肉芽腫症
多形滲出性紅斑	尋常性白斑
紅皮症	

表 1-13　副腎皮質ホルモン薬の主な局所的副作用

皮膚萎縮
毛細血管拡張
ステロイド紫斑
酒皶様皮膚炎
口囲皮膚炎（**口絵 25** 参照）
ステロイド痤瘡
感染症の誘発・増悪

されている．
- 病変の重症度，原因，部位，年齢に応じてランク別の使い分けをする．すなわち重症あるいは難治性の時は強いものを使い，改善とともにランクを落としていく．
- 原因がはっきりしていて急性の病態の時は短期間（1週間前後）の使用が予想されるので強いものでも構わない．
- 顔面，頸部，外陰部など経皮吸収効率の高い部位では強いものは避ける．
- 角層バリア機能が未熟な幼小児や皮膚が菲薄化している老人の場合にも強いものを避ける．
- 剤型の選択では油脂性軟膏が広く一般に使われるが，湿潤が高度な場合にはクリーム基剤は好ましくない．
- 被髪頭部には液剤が好まれる．
- 副腎皮質ホルモン薬の有効性は非常に高いが，その使用には細心の注意が必要である．
- 局所的な副作用は**表 1-13** の通り種々のものがあるが，病変部の観察を怠りなく続けることで大部分は避けることが可能である．
- 一方，全身的副作用についてはあまり問題にならないが，稀に副腎皮質機能抑制をきたすとの報告がある．
- 慢性的な使用により中止後に急性増悪（リバウンド）したり，頻用により効果が落ちていく現象（タキフィラキシス）が起こりうることも指摘されている．
- 安易な使用に対する反動として患者の側からの副腎皮質ホルモン薬忌避の動きもあるが，誤解がある場合もあるのでその功罪をよく説明して納得を得た上で使用すべきである．

2．非ステロイド系抗炎症薬

- 抗炎症作用は副腎皮質ホルモン薬と比べてかなり落ちるため適応疾患は限定される．
- ヘルペス疾患の治療補助として，あるいは痤瘡，ステロイド酒皶などが対象になる．
- 副腎皮質ホルモン薬により寛解した後の維持治療薬として使用されることもある．
- かなりの頻度で接触アレルギーを起こすので使用中は注意が必要である．

3．免疫抑制薬

- ストロングクラスの副腎皮質ホルモン薬と同等の効果を有する製剤（例：タクロリムス含有軟膏）も出ており，アトピー性皮膚炎に対して副腎皮質ホルモン薬と相互補完的に使用される．特に顔面，頸部など副腎皮質ホルモン薬の副作用が出やすい部位には第一選択薬となりうる．
- 分子量が大きいため角層バリア障害部位からは吸収されるが，それが正常化すると吸収されにくくなるため病変部にのみ薬剤が到達するという都合のよい性質がある．今後適応疾患が広がる可能性がある．
- 主な副作用としては皮膚刺激性，感染症の誘発がある．

4．抗生物質，抗菌薬

- 膿痂疹や表在性毛包炎などの皮膚の表在性細菌感染症や痤瘡に対して使用される．

- 耐性菌出現の問題もあり，表在性細菌感染症であっても第一選択の治療薬となるとは限らない．
- また消毒薬も細菌を標的とした外用剤といえるが，皮膚病変に対するその使用に関しては近年考え方が変わってきており，その適応はきわめて限られてきている．

5．抗真菌薬
- 白癬，カンジダ症，癜風といった皮膚表在性真菌症の第一選択薬として用いられる．
- 化学構造からいくつかの系列に分けられており，適応疾患に微妙な違いがある．足白癬については長めの外用期間が必要であるが，角質増殖型足白癬などの難治例には外用剤だけでは不充分な場合もある．

6．抗ウイルス薬
- ヘルペスウイルス感染症に対する製剤が主なものであるが，再発性単純ヘルペスなど比較的軽症例に使用される．
- 通常，帯状疱疹は外用抗ウイルス薬の治療対象外である．

7．抗癌剤
- ボーエン Bowen 病や多発性日光角化症のような表在性の皮膚悪性腫瘍が対象になる（例：5-FU 含有軟膏）．ODT により使用されることもある．ただし第一選択の治療となるのは手術不能例などでそれほど多くない．

8．活性型ビタミン D_3
- 乾癬に使用されるほか，製剤によっては掌蹠膿疱症さらには魚鱗癬などの遺伝性角化異常症に対しても適応がある．
- 乾癬の外用療法にはこれまで副腎皮質ホルモン薬が用いられてきたが，それの代替薬あるいは補完薬としての位置づけが与えられている．
- 両者を周期的に交互に外用するなどの工夫がある．
- 副作用として経皮吸収による高カルシウム血症が誘発される可能性があり，一日使用量の制限が設けられている．

9．角質融解薬
- サリチル酸ワセリンや尿素軟膏などが角質肥厚を伴う疾患に対症的に使用される．
- また最近注目されている新しい治療手技であるケミカルピーリングへの応用も行われる．

10．潰瘍治療薬
- 壊死組織除去作用，肉芽形成促進作用，表皮化促進作用，局所血流改善作用など様々な薬効をもつ製品が開発されているが，潰瘍治療のすべての段階に使用できる治療薬はない．したがって潰瘍の状態に合わせて薬剤を切り替えていくことになる．

- 創傷被覆材もこの中に含まれる．ただし皮膚潰瘍の発症原因は多彩であり，全身的要因の寄与が大きい場合もあるので，外用療法だけで事足りるとは限らない．

11. 抗ヒスタミン薬
- 止痒作用を期待して使われることがあるが，あくまで対症的治療に過ぎないことを理解する必要がある．

12. 古典的外用剤
- 鱗屑・痂皮の除去を目的として亜鉛華軟膏，鶏眼，胼胝にスピール膏，痤瘡にクンメルフェルト水，水痘や汗疹にフェノール亜鉛華リニメント（カチリ），止痒目的や疥癬治療にクロタミトンが使われる．

13. スキンケア用外用剤
- 保湿作用を有する外用剤としてヘパリン類似物質含有軟膏，尿素軟膏，白色ワセリンなどがあげられ，アトピー性皮膚炎の補助治療や手湿疹，皮脂欠乏症，老人性乾皮症などに用いられる．
- 医薬品としては提供されていないが，紫外線による皮膚への諸反応を防御するサンスクリーン剤は紫外線により悪化する皮膚疾患や光線過敏症の治療に重要な役割を果たす．
- 発汗による剝落の影響があり，使用に際しては充分量を頻回に塗布する必要がある．

<辻岡　馨>

6 皮膚科特有の治療

A. 凍結療法

- 液体窒素やドライアイスで病変部を凍結させる治療法である．
- 適当な大きさの綿球に液体窒素を含ませ，病変部に数秒間当てる．凍結・解凍を数回繰り返す（口絵 26）．
- 市販のドライアイス塊や炭酸ガスボンベから噴出させた雪状塊をチョーク状に固めて，病変部に数秒間圧抵する．
- 適応疾患：ウイルス性疣贅，脂漏性角化症，日光角化症，結節性痒疹など．

B. 紫外線療法

- 長波長紫外線（UVA，320〜400 nm）と中波長紫外線（UVB，280〜320 nm）を照射する治療法がある（図 1-16）．
- 作用機序は細胞増殖（DNA 合成）の抑制，アポトーシスの誘導，免疫抑制などである．

1. PUVA 療法

- 光毒性物質であるソラレン psoralen と UVA 照射を組み合わせた治療法である．
- ソラレンは UVA 照射によって DNA に結合し，DNA 合成を抑制する．
- ソラレン（メトキサレン）の投与方法により，内服 PUVA，外用 PUVA，bath PUVA の 3 種類の方法がある（表 1-14）．
- あらかじめ最小光毒量 minimal phototoxic dose（MPD．紅斑を生じる最小照射量）を測定する．
- 1/2〜2/3 MPD から照射を開始し，皮疹の改善度，副作用に注意しながら 20〜50％ずつ増量する．
- 急性傷害：日焼け様皮膚炎，皮疹の増悪や新生．
- 慢性傷害：皮膚の乾燥・萎縮，黒子様色素斑（PUVA lentigo），皮膚癌．
- 適応疾患：尋常性乾癬，尋常性白斑，菌状息肉症，掌蹠膿疱症，アトピー性皮膚炎，円形

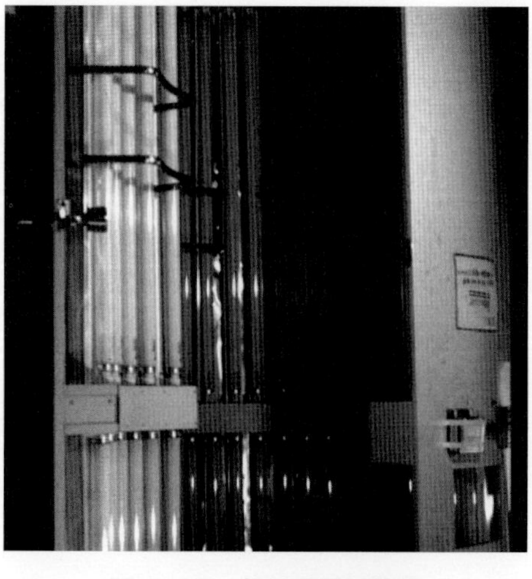

図 1-16 紫外線照射装置

表1-14 PUVA療法の実際（日本乾癬学会PUVA療法ガイドラインより改変）

	内服PUVA	外用PUVA	bath PUVA
方法	● メトキサレン 0.4～0.6 mg/kg を内服 ● 2時間後にUVA照射	● 0.3%メトキサレン軟膏またはローションを外用 ● 直後～2時間後にUVA照射	● メトキサレン 1～5 mg/l を含む温水に入浴 ● 直後にUVA照射
長所	● 簡便 ● 確立された方法 ● 全身的効果が期待できる	● 治療対象部位を選択できる ● 照射時間が短い ● 副作用が少ない	● 全身的効果が期待できる ● 外用の手間が省ける ● 副作用が少ない
短所	● 胃腸障害・肝障害 ● 目・露光部皮膚の防護が必要	● 外用が煩雑 ● 全身的効果が劣る ● 色素沈着，「やけむら」が起こりやすい	● 入浴施設が必要 ● メトキサレン使用量が多い

脱毛症, 強皮症など.

2．UVB療法
- ソラレンなどの光毒性物質を必要とせず, 直接DNA合成を抑制する.
- あらかじめ最小紅斑量 minimal erythema dose を測定することが望ましい.
- 初回照射量は 1/2～2/3 MED で, 照射量を少しずつ増やしていく.
- 適応疾患：乾癬, アトピー性皮膚炎, ジベル Gibert ばら色粃糠疹, 苔癬状粃糠疹（滴状類乾癬）, 血液透析後の瘙痒など.

3．narrow-band UVB療法
- 乾癬に有効な 311 nm をピークとする狭い波長の紫外線光源を用いる.
- アトピー性皮膚炎, 尋常性白斑, 菌状息肉症にも試みられている.

C．レーザー (light amplification by stimulated emission of radiation: LASER) 療法
- 増幅した単色光による色素病変（あざ）の治療法である.
- レーザー光線が病変部皮膚の色素（メラニン, ヘモグロビンなど）に吸収されると熱を発生し, 色素含有細胞や周辺の細胞・組織が傷害される（図1-17）.
- 治療後に, 肥厚性瘢痕や萎縮性瘢痕をきたすこともある.
- レーザー照射部位には, あらかじめリドカインクリームなどで表面麻酔しておく.

1．Qスイッチルビーレーザー, Qスイッチアレキサンドライトレーザー, Qスイッチ YAG レーザー
- レーザー光線はメラニンや刺青の墨汁に吸収される.
- 適応は, 太田母斑, 老人性色素斑, 扁平母斑, 刺青（いれずみ）など.

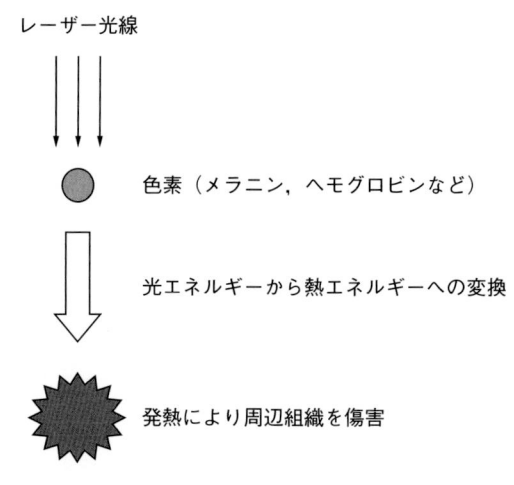

図1-17 レーザーの原理

2. 色素レーザー
- 赤血球（ヘモグロビン）を標的とし，赤血球からの熱拡散によって血管壁を破壊する．
- 適応は単純性血管腫，毛細血管拡張症など．

3. 炭酸ガスレーザー
- 遠赤外線を発し，組織中の水分に吸収される．熱効果により組織を蒸散する．
- 術中の出血が非常に少ない．
- 適応は，脂漏性角化症，汗管腫，毛細血管拡張性肉芽腫，眼瞼黄色腫，などの皮膚良性腫瘍．

D. 温熱療法
- 病巣部を加温することによって病原菌や腫瘍組織を物理的に傷害する．

1. 皮膚感染症
- 適応は，スポロトリコーシス，黒色真菌症，非定型抗酸菌症など．
- 使い捨てカイロを病巣部に圧抵し，病原菌の発育上限温度以上（40℃程度）に加温する．
- 1日1時間程度の加温を1〜3カ月間続ける．
- 発育上限温度が40〜45℃の菌種に対しては，本法は無効である．
- 低温熱傷に注意．
- 張り付けタイプのカイロでは有効温度まで上昇しないものがあるので注意が必要．

2. 悪性腫瘍
- 腫瘍組織の新生血管は正常血管に比べて温度感受性が高く，血行障害と局所の熱エネルギーの蓄積により，腫瘍組織は壊死に陥る．
- 特殊な加温装置や電磁波などを用いて，病巣部を42.5〜44℃，60分間加温する．
- 週1〜2回，6〜10回ほど行う．

- 適応は，手術不可能な悪性黒色腫，悪性リンパ腫など．

E．ケミカルピーリング

- 皮膚に化学物質を塗布して一定の深さで融解剥離し，皮膚の再生を促す（**表1-15**）．
- 皮膚の美容的改善を目的とする（主として顔面）．
- 適応は痤瘡，色素沈着，小皺，日光角化症など．
- ケミカルピーリングの一般的手順
    ①洗顔により皮脂を充分に落とした後，ピーリング剤を均一に塗布する．
    ②数カ所に軽い紅斑を認めたら，精製水を含ませたガーゼで拭き取り反応を止める（通常3～4分）．
    ③洗顔して，あらかじめ冷却しておいたフェースマスクなどで冷やす．2週間に1回，5～6回繰り返す．
    ④施術後は帽子，日傘，サンスクリーンなどを使用し，紫外線に当たらないようにする．
- ケミカルピーリングの副作用：紅斑，色素沈着・脱失，痤瘡の一時的増悪，皮膚感染症，瘢痕形成，アレルギーなど．

表1-15　代表的なピーリング剤と剥離深度

剥離深度	ピーリング剤	適応症
浅い（表皮内まで）	10～70%グリコール酸 10～35%サリチル酸 10～25%トリクロロ酢酸 0.01～0.1%レチノイン酸 ジェスナー液	痤瘡 色素沈着 小皺 毛孔苔癬など
中くらい（真皮上層）	50～70%グリコール酸 30～45%トリクロロ酢酸	肝斑，色素沈着，小皺 日光角化症など
深い（真皮中層）	50%＜トリクロロ酢酸 88%フェノール	日光角化症，眼瞼黄色腫 稗粒腫など

F．下肢静脈瘤の結紮硬化療法

- 下肢静脈瘤は逆流防止の静脈弁の機能不全が主な原因となり，血流のうっ滞により表在静脈が拡張・蛇行した状態である（**口絵27a**）．脚が重く疲れやすい，むくみなどの自覚症状が現れる．さらに症状が進行すると，うっ滞性皮膚炎や皮膚潰瘍を併発する．
- 結紮硬化療法は，拡張した血管内に10～25％程度の高張食塩水や硬化剤（ポリドカノールなど）を注入して血管内皮細胞を傷害し，血管腔を閉塞させる方法である（**口絵27**）．侵襲が少なく，2泊3日程度の入院ですむなどの利点があるが，**表1-16**にあげた副作用・合併症には注意を要する．
- 結紮硬化療法の手順
    ①立位で怒張した静脈に沿ってマジックでマーキングし，ドプラー聴診器などで弁不全の

表 1-16 結紮硬化療法の副作用・合併症および禁忌

全身性	● 硬化剤によるアナフィラキシーショック ● 深部静脈血栓症 ● 肺塞栓症など
局所性	● 疼痛（高張食塩水） ● 瘤内血栓 ● 色素沈着 ● 圧迫による水疱，接触皮膚炎，皮膚壊死など
禁忌	● 深部静脈血栓症 ● 血液凝固亢進疾患 ● 下肢動脈閉塞症 ● 歩行不可能な症例など

位置を確認する．
②静脈瘤に翼状針を刺して高張食塩水や硬化剤を 0.5～1 ml 注入する（口絵 27b）．
③ただちに弾性包帯で圧迫し，深部静脈血栓症の予防と疼痛緩和のため 20～30 分歩行させる．

G．イオントフォレーシス

- 弱い直流電流によりイオン化した薬剤を経皮的かつ無痛的に体内に浸透させる方法である（図 1-18）．
- 皮膚科では，帯状疱疹後神経痛（リドカインとメチルプレドニゾロン），掌蹠の多汗症（水道水）などに応用されている．
- 糖尿病（インスリン），関節リウマチ（副腎皮質ホルモン薬や消炎鎮痛薬など），局所麻酔などに試みられており，今後局所的薬剤投与方法の一つとして様々な疾患への応用が期待されている．

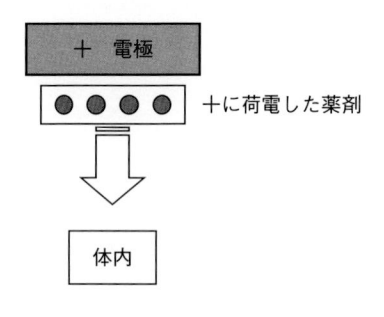

図 1-18 イオントフォレーシスの原理

H. 血漿交換療法

- 血液を血球と血漿に分離し,血漿に含まれる病的因子を除去ないし減少させる治療法である.
- 自己血漿の再利用が可能である二重膜濾過血漿分離法と免疫吸着法が一般的である(**表 1-17**).

表 1-17 代表的な血漿交換療法

二重膜濾過血漿交換法	免疫吸着法
● 血漿分離器(一次濾過膜)で血球と血漿を分離する. ● 血漿をさらに膜孔径の小さな血漿成分分離器(二次濾過膜)を通してグロブリン分画の高分子を選択に分離する. ● 自己抗体や免疫複合体などが除去できる. ● 少量のアルブミンを補充する必要がある.	● 血漿分離器で分離した血漿を吸着剤が充填された選択的血漿成分分離器に通す. ● 抗原・抗体反応,補体結合反応などを利用した免疫学的吸着法と静電結合,疎水結合などを利用した物理学的吸着法がある. ● 病的成分のみを選択的に除去する理想的な血液浄化法であるが,治療効率,コストなどの点でさらなる改良が進められている.

- 保険適応のある皮膚疾患は,天疱瘡,水疱性類天疱瘡,全身性エリテマトーデスである.ただし,合併症や副作用のために副腎皮質ホルモン薬が使用できない症例や無効な症例に限られる.
- 上記以外にも,皮膚筋炎,全身性エリテマトーデス,中毒性表皮壊死症,抗リン脂質抗体症候群でも有効例がある.

<根岸　泉>

II

疾患編

1 湿疹・皮膚炎

A. 刺激性接触皮膚炎　irritant contact dermatitis

【疾患の概念】
- 皮膚への化学物質や物理的な刺激によって起こる湿疹．アレルギー機序によらない．
- 皮膚への強い刺激のみならず，弱い刺激でも繰り返されることにより起こる．
- 角層や角化細胞の障害で，炎症を引き起こす物質が細胞から放出された結果生じる．
- 化粧品，洗剤，衣服などによる弱い刺激が繰り返し加わることによるものが多い．

【臨床症状】
- 刺激物の作用部位に一致して炎症が生じる．
- 刺激の強さにより臨床所見は異なる．
- 刺激が弱い場合には鱗屑のみで，これが繰り返されると，発赤，丘疹が出現．さらに繰り返されると苔癬化が生じる．
- 刺激が強いと局所の発赤や水疱が生じ，さらに強いと壊死，潰瘍が生じる（例：化学熱傷）．

【診断】
- 弱い刺激の繰り返しで生じているものは原因を確定することは難しい．原因と思われるものを1～3日間使用させ，症状の変化を観察する．

【治療】
① 刺激物質の除去が最も重要．
② 対症的に副腎皮質ホルモン薬，保湿薬の外用．

B. アレルギー性接触皮膚炎　allergic contact dermatitis

【疾患の概念】
- 皮膚に侵入した化学物質（アレルゲン）を，アレルギー反応（免疫反応）で排除しようとする結果生じる湿疹．

【臨床症状】
- アレルゲンが接触した皮膚に限局して紅斑，浮腫，丘疹が生じる．
- 直接接触した部位だけでなく，手を介して異なる部位に湿疹が生じる場合や，空気伝播性物質では顔全体に湿疹病変が形成されたり，アレルゲンを吸入して全身に湿疹が生じる場合もある．

【診断】
- 問診，湿疹部位から原因を推定する（図2-1）．

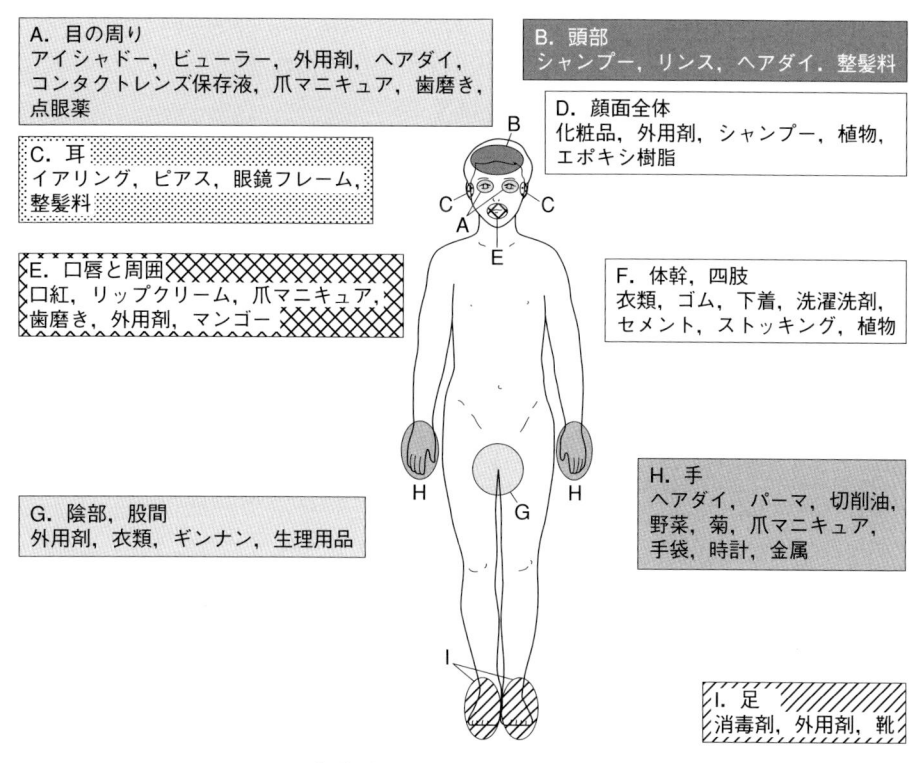

A. 目の周り
アイシャドー，ビューラー，外用剤，ヘアダイ，コンタクトレンズ保存液，爪マニキュア，歯磨き，点眼薬

B. 頭部
シャンプー，リンス，ヘアダイ，整髪料

C. 耳
イアリング，ピアス，眼鏡フレーム，整髪料

D. 顔面全体
化粧品，外用剤，シャンプー，植物，エポキシ樹脂

E. 口唇と周囲
口紅，リップクリーム，爪マニキュア，歯磨き，外用剤，マンゴー

F. 体幹，四肢
衣類，ゴム，下着，洗濯洗剤，セメント，ストッキング，植物

G. 陰部，股間
外用剤，衣類，ギンナン，生理用品

H. 手
ヘアダイ，パーマ，切削油，野菜，菊，爪マニキュア，手袋，時計，金属

I. 足
消毒剤，外用剤，靴

図 2-1　部位別によくみられる接触皮膚炎の原因

- パッチテスト：推定原因物質をパッチテスト絆創膏に塗付し，48 時間後に絆創膏をはがし，30 分後に判定する．貼付から 3 日後，7 日後にも判定する．

【治療】
① 原因物質の除去が最も重要．
② 副腎皮質ホルモン薬の外用．
③ 症状が強い場合，短期間の副腎皮質ホルモン薬の内服．
④ 瘙痒に対して抗アレルギー薬の内服．

【生活指導】
- 可能な限り原因物質を避ける．
- 代替製品の使用．
- 避けられない場合には手袋，衣服，ゴーグル，眼鏡，化粧品などによる防御を行う．

C. 主婦手湿疹　housewive's hand eczema

【疾患の概念】
- 手に限局する湿疹で，いわゆる"洗剤あれ"といわれているもの．
- 刺激性皮膚炎が主体で，これにアレルギー性接触皮膚炎が併発していることが多い．
- 主婦のみならず，水，洗剤，手を使う機会の多い職業にもみられる（例：調理師，機械工，理・美容師など）．

【臨床症状】
- 乾燥，角化，指紋消失，皮膚菲薄化，皸裂（きれつ）（口絵 28）．
- これらに発赤，丘疹，小水疱を伴うことも多い．

【診断】
- アレルギー性接触皮膚炎を併発していることも多いので，金属や食品などのパッチテストを行う．

【治療】
①保湿剤の頻回の外用．
②炎症が強い場合には副腎皮質ホルモン薬の外用．

【生活指導】
- 素手で作業する機会を少なくする．
- 保護手袋の着用．

D．皮脂欠乏性皮膚炎　asteatotic dermatitis

【疾患概念】
- 皮膚が乾燥した状態を乾皮症もしくは皮脂欠乏症といい，これが原因で生じる特徴的な湿疹をいう．
- 下肢に多くみられ，加齢とともに増加する．冬季に多い．
- 皮膚の乾燥のみで炎症の準備状態が作られ（乾皮症），角層機能（バリア機能）が障害されやすくなる．
- 皮膚の乾燥が長期間続くと，痒みの神経が表皮内に進入してくるために，わずかな刺激でも瘙痒を引き起こしやすくなる．
- 瘙痒のための搔破，石けん，衣服などの外からの皮膚への刺激によりバリア機能の障害が加わると，炎症が引き起こされる（皮脂欠乏性皮膚炎）．

【臨床症状】
- 乾皮症は角層の脱落障害として認められる．初期には皮溝に沿って認められ，全体として網目状に白くみえる（口絵 29）．
- 皮脂欠乏性皮膚炎では，障害部位に一致した紅斑が出現し，あたかも水田の土壌が乾燥し，ひび割れた状態に類似する（口絵 30）．

【治療】
①入浴後に保湿薬を外用してスキンケアを行う．
②炎症が強い場合には副腎皮質ホルモン薬の外用．

【予後】
- 適切な治療と生活指導で速やかに軽快する．

【生活指導】
- 角層を傷害するような原因を避ける．
  ①入浴：高温，頻回の入浴，過度の石けんの使用，タオルでごしごしこすることは避ける．
  ②低湿度環境の改善：加湿器を設置する．電気毛布はできるだけ使わない．

③衣服：ゆったりした衣服の着用．

E．アトピー性皮膚炎　atopic dermatitis

【疾患の概念】
- 遺伝的な素因を背景に，アレルギー，バリア機能異常，掻破行為に加えて，さまざまな増悪因子がからみあって発症，悪化する．
- 瘙痒を伴う左右対称性の湿疹で，患者の多くはアトピー素因をもつ．
- 多くは乳児期に発症し，軽快悪化を繰り返す．乳児期では2カ月以上，それ以外では6カ月以上継続する皮疹である．
- 学童期に軽快もしくは治癒することが大部分であるが，時に成人期まで続いたり（約10％），再発することもある．

【臨床症状】
- 瘙痒は必発で，掻破により皮疹が悪化する．
- 急性と慢性の湿疹が混在する．
- 刺激を受ける部位に好発し，左右対称に分布する．
- 年齢により好発部位が異なる（図 2-2）．
 ①乳児期：顔面や関節屈曲部位が主体で，湿潤した紅斑を呈することが多い（口絵 31）．
 ②幼小児期：皮膚全体が乾燥し，鳥肌様となる．肘窩，膝窩は苔癬化を示し．耳切れを認める（口絵 32）．
 ③思春期〜成人期：上半身の症状が強くなり，時に顔面の強い潮紅を示す（口絵 33）．

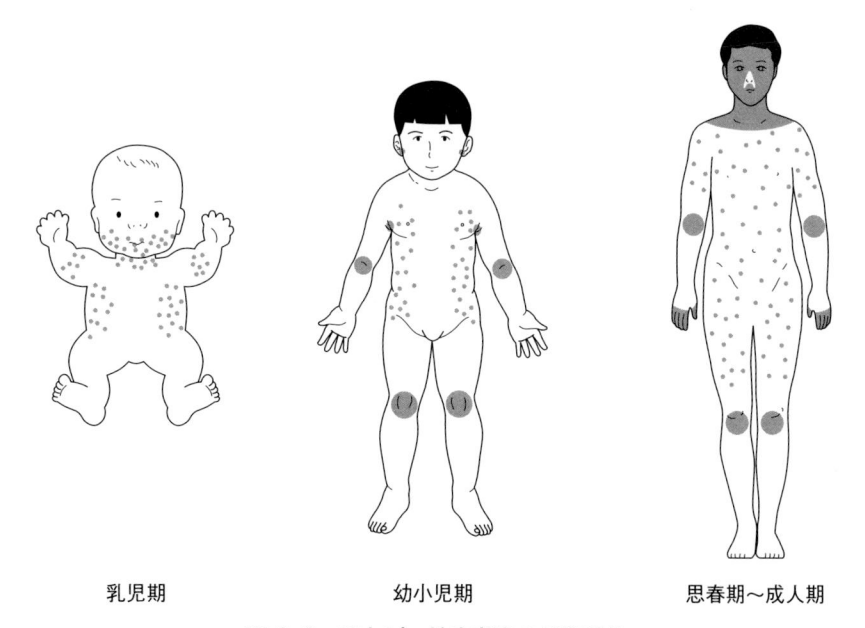

乳児期　　幼小児期　　思春期〜成人期

図 2-2　アトピー性皮膚炎の好発部位

表 2-1 日本皮膚科学会「アトピー性皮膚炎の定義・診断基準」

アトピー性皮膚炎の定義（概念）	
「アトピー性皮膚炎は，増悪・寛解を繰返す，瘙痒のある湿疹を主病変とする疾患であり，患者の多くはアトピー素因をもつ．」 アトピー素因：1）家族歴・既往歴（気管支喘息，アレルギー性鼻炎・結膜炎，アトピー性皮膚炎のうちのいずれか，あるいは複数の疾患），または 2）IgE 抗体を産生しやすい素因．	
アトピー性皮膚炎の診断基準	**診断の参考項目**
1．瘙痒 2．特徴的皮疹と分布 　（1）皮疹は湿疹病変 　　・急性病変：紅斑，浸潤性紅斑，丘疹，漿液性丘疹，鱗屑，痂皮 　　・慢性病変：浸潤性紅斑・苔癬化病変，痒疹，鱗屑，痂皮 　（2）分布 　　・左右対側性 　　　好発部位：前額，眼囲，口囲・口唇，耳介周囲，頸部，四肢関節部，体幹 　　・参考となる年齢による特徴 　　　乳児期：頭，顔に始まりしばしば体幹，四肢に下降． 　　　幼小児期：頸部，四肢屈曲部の病変． 　　　思春期・成人期：上半身（顔，頸，胸，背）に皮疹が強い傾向． 3．慢性・反復性経過（しばしば新旧の皮疹が混在する） 　　乳児では 2 カ月以上，その他では 6 カ月以上を慢性とする． 上記 1, 2, および 3 の項目を満たすものを，症状の軽重を問わずアトピー性皮膚炎と診断する． そのほかは急性あるいは慢性の湿疹とし，経過を参考にして診断する．	・家族歴（気管支喘息，アレルギー性鼻炎・結膜炎，アトピー性皮膚炎） ・合併症（気管支喘息，アレルギー性鼻炎・結膜炎） ・毛孔一致性丘疹による鳥肌様皮膚 ・血清 IgE 値の上昇 **臨床型（幼小児期以降）** ・四肢屈側型 ・四肢伸側型 ・小児乾燥型 ・頭・頸・上胸・背型，痒疹型 ・痒疹型 ・全身型 ・これらが混在する症例も多い
除外すべき診断	**重要な合併症**
・接触皮膚炎　　・汗疹 ・脂漏性皮膚炎　・魚鱗癬 ・単純性痒疹　　・皮脂欠乏性湿疹 ・疥癬　　　　　・手湿疹（アトピー性皮膚炎以外の手湿疹を除外するため）	・眼症状（白内障，網膜剥離など）：とくに顔面の重症例 ・カポジー水痘様発疹症 ・伝染性軟属腫 ・伝染性膿痂疹

（日本皮膚科学会アトピー性皮膚炎治療ガイドライン 2004 改訂版）

【合併疾患】
- 眼の合併症は眼瞼の繰り返す掻破や殴打による．副腎皮質ホルモン薬の外用による副作用ではない．
- アトピー性白内障は副腎皮質ホルモン外用薬が登場する以前から，すでに患者の約 10％に存在していた．

【増悪因子】
①ストレス：ストレスに陥ると瘙痒がないにもかかわらず掻破行動に耽るようになり，皮疹は軽快しない．
②不適切な治療：副腎皮質ホルモン薬忌避の風潮から，アトピー商法，民間療法によるもの

が多い．
③食物：乳児期では卵白によるものが多く，成人期では嗜好品（チョコレート，ピーナッツ，コーヒーなどの豆類，チーズ，ヨーグルト，醤油などの発酵食品，餅など）によるものもある．食物アレルゲンがアトピー性皮膚炎の増悪因子として働くのは3歳までとされている．
④接触皮膚炎：非ステロイド系抗炎症（NSAID）外用薬，副腎皮質ホルモン外用薬，スキンケア製品，シャンプー，リンスなど．
⑤皮膚の汚れ：あか，汗，ふけなど
⑥刺激物質：衣服，洗剤など

【診断】
- 日本皮膚科学会より提唱されたアトピー性皮膚炎治療ガイドラインを参考にする（**表2-1**）．

【治療】
- 副腎皮質ホルモン薬やタクロリムス軟膏の外用による炎症のコントロールとスキンケアを行うとともに，心身医学的アプローチにより日常生活に支障のない程度に病勢をコントロールすることを目標とする．
- 皮疹の重症度により外用薬を選択する（**図2-3**）．

【生活指導】
- 情報に振り回されず，普通の治療，普通の生活を心がけることが最も重要．
- 皮膚，環境を整備する．いわゆるシンプルライフを目指す．

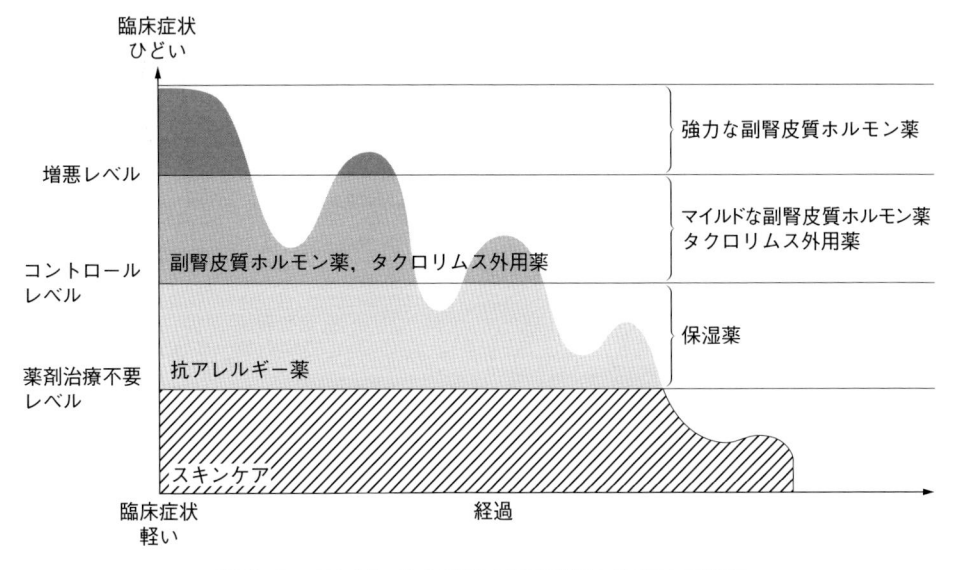

図2-3　アトピー性皮膚炎の臨床症状と治療法の選択

F．脂漏性皮膚炎　seborrheic dermatitis

【疾患の概念】
- 脂漏部位（**図2-4**）に生じる湿疹．
- 乳児期と思春期以後に生じる．
- 皮脂腺に常在するマラセチア菌の関与が推定されている．

【臨床症状】
①乳児期
- 頭部に黄白色痂皮が付着する（**口絵34**）．
- 前額，眉毛部に黄白色痂皮の付着する紅色丘疹が集簇する．

②成人期
- 頭部の"ふけ"の増加，頭髪の生え際の落屑性紅斑として認められることが多い．
- その他の脂漏部位に，左右対称性に同様の皮疹を認めることもある（**口絵35**）．
- 瘙痒は軽度．

【診断】
- 乳児脂漏性皮膚炎はアトピー性皮膚炎との鑑別は困難で，湿疹が2カ月以上持続する場合にはアトピー性皮膚炎を考える．
- 成人の脂漏性皮膚炎は乾癬との鑑別が重要．
- 股部に生じたものは股部白癬やカンジダ症とまぎらわしい場合もあるので，真菌の有無をみるための鏡検を必ず行う．

【治療】
a）乳児脂漏性皮膚炎
- 一過性のため，放置しても差し支えない．
- 白色ワセリンや亜鉛華軟膏で痂皮を浸軟させた後，オリーブ油で痂皮を除去する．

b）成人の脂漏性皮膚炎
- 副腎皮質ホルモンローションの外用．
- ケトコナゾールローション（抗真菌薬）の外用．
- ケトコナゾール配合シャンプーによる洗髪．

【予後】
- 乳児脂漏性皮膚炎は短期間で治癒する．
- 成人の脂漏性皮膚炎は治療で軽快しても，治療を中止すると再燃することが多い．

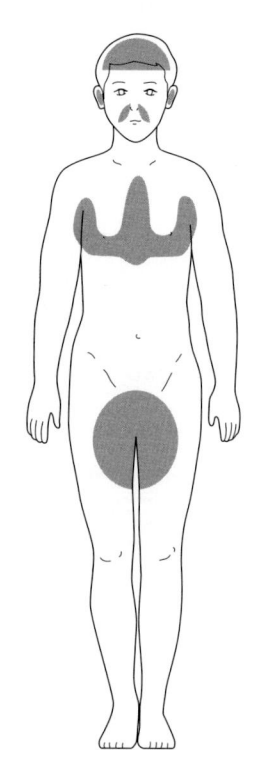

図2-4　脂漏部位

G. 貨幣状湿疹　nummular eczema

【疾患概念】
- 円形,貨幣大の大きさの湿疹病変.
- 原因は不明であるが,乾皮症や下腿静脈瘤が基盤にある場合も多い.

【臨床症状】
- 下肢に生じることが多い.
- みずみずしい丘疹もしくは小水疱で始まり,急速に拡大融合して,特徴的な円形の皮疹を形成する（**口絵 36**）.瘙痒が非常に強い.
- 経過が進むと,乾燥し,鱗屑が目立つ.

【治療】
①副腎皮質ホルモン薬の外用.
②乾皮症が基盤にある場合,保湿薬を併用.
③抗アレルギー薬の内服.

【生活指導】
- 皮膚への刺激を避ける（皮脂欠乏性皮膚炎の生活指導に準じる）.

【予後】
- 不充分な治療では再燃することが多い.

H. 自家感作性皮膚炎　autosensitization dermatitis

【疾患概念】
- もとの病変（原発巣）の悪化に伴い,全身に小さな紅斑,丘疹（散布疹）が現れるもの.
- 原発巣は貨幣状皮膚炎や接触皮膚炎が多い.

【臨床症状】
- 原発巣は下腿に多い.
- 原発巣に腫脹,湿潤,びらんなど活動性の変化が認められる.
- 散布疹は小型円形の湿疹病変が多発（**口絵 37**）.

【治療】
①短期間の副腎皮質ホルモン薬の内服.
②副腎皮質ホルモン薬の外用.
③抗アレルギー薬の内服.

I. 痒疹　prurigo

【疾患概念】
- 瘙痒の強い小丘疹から始まり,搔破により膨隆してくる孤立性の充実性丘疹を特徴とする疾患.
- 急性痒疹と慢性痒疹に分類され,慢性痒疹には結節性痒疹と多形慢性痒疹がある.
①急性痒疹：小児に生じ,虫刺されに対する過敏反応である（別名：小児ストロフルス）.

②結節性痒疹：痒疹結節 prurigo nodule が多発し，互いに融合せず（孤立性），湿疹も混在しない．
③多形慢性痒疹：痒疹結節と湿疹が混在する．

【臨床症状】
- 激しい瘙痒を伴う．
- 急性痒疹：虫に刺された後に蕁麻疹様の紅斑が生じ，次第に硬い丘疹となり，しばしば丘疹の中心に小水疱を伴う（口絵 38）．
- 結節性痒疹：暗褐色の硬い丘疹，結節（痒疹結節）が肢・躯幹に多発する（口絵 39）．
- 多形慢性痒疹：中高年に多く，腰臀部，胸背部に好発し，痒疹結節と慢性湿疹病変が混在する（口絵 40）．

【診断】
- 急性痒疹ではEBウイルス感染症と関係する蚊アレルギーや水痘と鑑別する．
- 慢性痒疹では，疥癬，糖尿病や腎不全患者に認められる皮疹，アミロイド苔癬，結節性類天疱瘡と鑑別する．

【治療】
①効力の強い副腎皮質ホルモン薬の外用もしくは亜鉛華軟膏との重層貼付やODT.
②抗アレルギー薬の内服．
③副腎皮質ホルモン含有テープの貼付．
④液体窒素療法．

【予後】
- 急性痒疹は通常1カ月程度で治癒する．
- 慢性痒疹は難治．

【生活指導】
- 虫刺の予防
- ゆったりした衣服の着用など，皮膚への物理的刺激を避ける．

<上出康二>

2 蕁麻疹

【疾患の概念】
- 一過性に経過する痒みを伴う紅斑・膨疹として出現する.
- その発症機序・原因は多岐にわたる.
- マスト細胞から遊離されたヒスタミンなどの化学伝達物質により,皮膚の毛細血管の透過性が亢進し,血漿成分が漏出することにより真皮に一過性の浮腫を生じる.
- ヒスタミンが神経の H_1 受容体に結合することにより,痒みをひき起こす.

【臨床症状】
- 扁平に隆起した円形,類円形（口絵 41）,環状,地図状の膨疹（口絵 42）で,通常,瘙痒を伴う.
- 皮疹の大きさは帽針頭大から手拳大とさまざまで,全身のどこにでも生じる.
- 数時間以内に消褪し,消褪後は何も残らない.
- 軽症の場合,紅斑のみのこともある.重症の場合,ショック症状,腹痛,喉頭浮腫による呼吸困難を伴う（アナフィラキシーショック）.

【診断・病型】
- 皮疹の出現する状況を問診で明らかにすれば臨床像と合わせて診断は容易なことが多い.皮疹が長時間にわたり持続する場合は,蕁麻疹様血管炎との鑑別を要する.
- 病型は経過,原因,発症機序により分類される.
- 経過により,蕁麻疹の出現が 1 カ月以内に治まるものを急性蕁麻疹,それ以上続くものを慢性蕁麻疹とする.
- 急性蕁麻疹では原因が推察されることが多いが,慢性蕁麻疹では原因確定が困難なことが多い.
- 発症機序は多岐にわたる（表 2-2）.

表 2-2 発症機序による分類

I. アレルギー性	II. 非アレルギー性
①IgE が関与する場合 　抗原特異的 IgE 抗体 　抗 IgE 自己抗体 　抗 IgE レセプター自己抗体 ②補体が関与する場合 　アナフィラトキシン	①外因性ヒスタミン遊離物質 　アヘン薬,抗生物質,クラーレ,造影剤など ②内因性ヒスタミン遊離物質 　神経ペプチド ③イントレランス（不耐症） 　アスピリン,非ステロイド系消炎薬,アゾ色素,安息香酸塩など

【治療】
- 原因物質（因子）の除去，回避．
- 薬物による対症療法は抗ヒスタミン薬や抗アレルギー薬が第一選択薬．
- 急性の全身症状（呼吸困難，ショックなど）を伴う場合は副腎皮質ホルモン薬やアドレナリンの全身投与を行う．

【予後】
- 原因対策と対症的な治療により数週間以内に治癒する場合が多いが，原因不明の慢性蕁麻疹では年余にわたって持続する場合がある．

【生活指導】
- 増悪因子（飲酒，ストレス，睡眠不足など）をできるだけ避ける．
- 衣服による圧迫で皮疹が増悪するので，ゆったりとした衣服の着用をすすめる．
- 高温，長時間の入浴を避ける．

A. 物理性蕁麻疹　physical urticaria

【疾患の概念】
- 物理的刺激によって惹起される．
- その種類によって発症機序，臨床像が異なる．

【診断・病型】
- 問診から機械的刺激が蕁麻疹出現の原因となっていることを確認する．
- 刺激の種類により下記に分類される．
  皮膚描記症（人工蕁麻疹，機械性蕁麻疹），寒冷蕁麻疹，温熱蕁麻疹，水性蕁麻疹，日光蕁麻疹，コリン性蕁麻疹，振動蕁麻疹

【臨床症状】
- 皮膚描記症（口絵 43），人工蕁麻疹は最も頻度が高い．皮膚がこすられた部位に膨疹と紅斑が生じる．擦過により線状の膨疹を生じる．
- 寒冷蕁麻疹は冷たい物体，冷水，寒風など寒冷負荷が加わった部位に瘙痒を伴う膨疹が生じる．
- 温熱蕁麻疹は熱刺激によって生じる蕁麻疹．きわめてまれである．
- 水性蕁麻疹は水が接触した部位に蕁麻疹が出現する．きわめてまれである．
- 日光蕁麻疹は日光に暴露された部位に紅斑・膨疹を生じる．比較的まれである．
- コリン性蕁麻疹の膨疹の大きさは粟粒大で，その周囲に紅斑を伴う．発汗と関連して生じる．運動負荷，精神的ストレスなどが誘因となる．

【治療】
- 原因除去．
- 薬物による対症療法は抗ヒスタミン薬や抗アレルギー薬が第一選択薬．

【予後】
- 一部の患者は対症療法で症状はみられなくなるが，半年から十数年にわたって症状が続くことが少なくない．

【生活指導】
- 原因となる物理刺激を避ける．

B．接触蕁麻疹　contact urticaria

【疾患の概念】
- 皮膚あるいは粘膜から浸透した物質により接触部位に膨疹を生じる．
- 接触部位以外の皮膚に膨疹が拡大したり，皮膚以外の臓器に症状がでることもある．

【臨床症状】
- 臨床像は通常の蕁麻疹と変わらないが，原因物質が接触した部位から出現し，時間とともにその形を変えたり他の部位へと波及することがある（口絵 44）．
- 湿疹様変化を伴うことがある．

【診断・病型】
- 接触による機序を疑えば容易である．

【治療】
- 原因除去．
- 薬物による対症療法は，抗ヒスタミン薬や抗アレルギー薬が第一選択薬．

【生活指導】
- 原因物質の除去．

C．血管性浮腫　angioedema，クインケ浮腫　Quincke's edema

【疾患の概念】
- 皮下，粘膜下組織の発作性の限局性浮腫．
- 非遺伝性の本症の多くは通常の蕁麻疹を合併し，その発症機序・原因は蕁麻疹のそれと類似する．
- 遺伝性のものは C1q インヒビターの欠損によって起こる．きわめて稀．

【臨床症状】
- 急に境界不明瞭な限局性浮腫を生じ，数時間から数日持続する．
- どこにでも出現するが，眼瞼（口絵 45），頰，口唇，陰部に好発する．
- 瘙痒，疼痛，熱感を伴うことがある．
- 通常，皮膚色〜淡紅色〜蒼白色である．
- 重症例では気道閉塞を生じ，気道切開が必要になることもある．

【診断・病型】
- 病歴あるいは臨床像より診断は比較的容易である．
- 非遺伝性では原因不明の場合が多い．
- 遺伝性では血清の C1q インヒビターの量的あるいは機能的欠損がみられる．

【治療】
- 非遺伝性は抗ヒスタミン薬，抗アレルギー薬，副腎皮質ホルモン薬内服．
- 遺伝性はダナゾールが第一選択薬である．

【予後】
- 非遺伝性は加齢とともに軽快する．
- 遺伝性は軽快傾向なく，常に声帯浮腫の危険がある．

D．蕁麻疹様血管炎　urticarial vasculitis
【疾患の概念】
- 通常の蕁麻疹と異なり，24時間以上持続する．
- 特発性と膠原病や感染症など基礎疾患に伴ってみられる二次性のものとがある．

【臨床症状】
- 紅斑・膨疹を特徴とする蕁麻疹様皮疹．
- 紅斑の辺縁が鮮紅色で堤防状に隆起し中央が陥凹する，いわゆる多型滲出性紅斑様皮疹（口絵46）となることがある．
- 融合して地図上になることがある．また，水疱，紫斑を合併することがある．
- 皮疹は出没を繰り返し，消褪後に色素沈着，鱗屑，紫斑を残すことが多い．
- 軽度の瘙痒，違和感とともに，痛み，灼熱感があり浸潤を伴うこともある．
- 皮膚以外の症状として，発熱，関節痛，腹痛を伴うことがある．

【診断・病型】
- 24時間以上持続する蕁麻疹は本症を疑う．
- 病理組織学的には好中球性血管炎の像を認める．

【治療】
- 抗ヒスタミン薬はほとんど無効．
- 二次性の場合は基礎疾患に対する治療を行う．
- 小〜中等量の副腎皮質ホルモン薬の内服．
- ダプソン，免疫抑制薬が有効．

【生活指導あるいは予防法】
- 本症の多くは感染症や膠原病に関連しており，原疾患治療の重要性を説明する．

E．色素性蕁麻疹　urticaria pigmentosa，肥満細胞症　mastocytosis
【疾患の概念】
- 皮膚ないし全身諸臓器に肥満細胞が浸潤，増殖する疾患．
- 幼児期に発症するものと，成人になって発症するものがある．

【臨床症状】
- 爪甲大までの円形ないし紡錘形の褐色色素斑あるいは小結節（口絵47）．
- 数個あるいは多数生じる．

【診断・病型】
- 皮疹部を擦過すると瘙痒性の膨疹を生じる（ダリエー　Darier 徴候）．

【治療】
- 副腎皮質ホルモン薬の外用，抗ヒスタミン薬，抗アレルギー薬の内服．

- 自然消褪もあり，経過観察することも多い．

【予後】
- 幼児型は5～6歳より自然治癒を示すが，成人型は難治．

【生活指導】
- 温度変化，過度の摩擦や運動，アルコール摂取に注意．

F．特殊な蕁麻疹

1．ラテックスアレルギー latex allergy

【疾患の概念】
- 天然ゴムやゴム製品に対するⅠ型アレルギー反応で蕁麻疹が生じる．

【臨床症状】
- ラテックスゴム製品（風船，コンドーム，手術用手袋，各種カテーテルなど）に接すると，数分から30分以内に接触部位に蕁麻疹が出現．
- 鼻炎，結膜炎，呼吸困難などを伴うことがあり，重篤な例ではアナフィラキシーショックを呈する．
- 医療従事者に多い．
- ラテックスはクリ，アボカド，バナナなどとの交叉反応があるので注意が必要である．

【診断】
- スクラッチテスト，プリックテスト．
- 血中ラテックス特異的 IgE は必ずしも陽性とはならない．

【生活指導あるいは予防法】
- 手術手袋，点滴ルート，カテーテル，マスク，日用品（炊事用手袋，輪ゴム，風船，コンドーム，粘着テープ）に注意．
- ラテックスを含まない手袋を用いる．
- 交叉反応をもつ食物は摂取しないよう指導する．

2．食物依存性運動誘発性アナフィラキシー food-dependent exercise-induced anaphylaxis

【疾患の概念】
- 特定の食物（エビ，イカ，カニ，クルミ，うどんやパンなどの小麦製品など）を摂取した後，運動をすると蕁麻疹とともにショックを起こす．
- 発症機序は充分解明されていない．
- 運動による吸収の亢進状態や肥満細胞のヒスタミン遊離能の促進が推察されている．

【臨床症状】
- 原因食物を摂取して4時間以内に運動負荷をかけると，瘙痒や潮紅が出現する．
- 皮膚症状として蕁麻疹，血管浮腫，潮紅．
- 呼吸器障害として呼吸困難，喘息発作．
- 消化器症状として腹痛，下痢，嘔吐．

- 循環器症状として低血圧，ショック症状，意識消失．

【診断・病型】
- 食物摂取および運動とアナフィラキシー症状発現の時間的経過についての詳細な問診が不可欠である．
- 確定診断は入院して食物摂取と運動負荷による誘発試験を行う．

【治療】
- 副腎皮質ホルモン薬内服が症状軽減に役立つ場合がある．
- アナフィラキシー症状が出現したときは通常の対症療法を行う．

【生活指導あるいは予防法】
- 原因となる食物の摂取，または運動を避ける．
- 原因となる食物を摂取した場合，その後の4時間は運動を控える．

<櫻根幹久>

3 薬疹

A．スチーブンス-ジョンソン症候群 Stevens-Johnson syndrome（SJS）

【疾患の概念】
- 粘膜にも症状を認める重症型の薬疹である．

【臨床症状】
- 発熱などの全身症状がある．
- 全身に多型滲出性紅斑を生じるが，皮疹は非典型的であることが多い．
- 水疱やびらんをしばしば伴うが，その範囲は体表面積の10％未満である．
- 眼結膜，口唇，外陰部などの粘膜病変が生じ，呼吸器や消化器にも傷害が及ぶことがある．

【診断】
- 臨床症状と病理組織学的所見による．

【治療】
- 原因と考えられる薬剤を中止する．
- 副腎皮質ホルモン薬を投与する．

【予後】
- 中毒性表皮壊死症（TEN）へ移行することがある．
- 眼科的後遺症に注意する．

B．中毒性表皮壊死症 toxic epidermal necrolysis（TEN）

【疾患の概念】
- 熱傷に準じた処置や管理が必要となる最重症型の薬疹である．
- スチーブンス-ジョンソン症候群（SJS）から進展することが多い．

【臨床症状】
- 発熱などの全身症状がある．
- 体表面積の10％を超える範囲に，水疱（口絵48）やびらん（口絵49）をきたす．
- 一見正常にみえる皮膚を摩擦すると，表皮が剥離して，びらんを生じる（ニコルスキーNikolsky現象）．

【診断】
- 臨床症状と病理組織学的所見による．
- 血液検査では，疾患そのものに特徴的な異常はないが，総蛋白質や電解質，肝酵素などに異常を認めることがある．

- 白血球減少の持続は予後不良であることが多い．

【治療】
- 原因と考えられる薬剤を中止する．
- 水疱はなるべく保存的に扱い，びらん面には抗菌外用薬などを塗布する．
- 充分な補液や栄養管理を行う．
- 早期より，副腎皮質ホルモン薬の大量投与を行う．
- γグロブリン大量静注療法（IVIG）や血漿交換を試みることがある．

【予後】
- 死亡率20～30％．
- 疾患自体の重症度のほか，年齢や基礎疾患などが生命予後を左右する．

C．薬剤誘発性過敏症候群　drug-induced hypersensitivity syndrome（DIHS）

【疾患の概念】
- 肝などの臓器に傷害を及ぼす重症型の薬疹である．
- 多くの薬疹が，薬剤内服後2週間以内に発症するのに対して，本疾患は2～6週間後に発症する．
- 原因薬剤は，フェノバルビタール，フェニトイン，カルバマゼピンなどの抗てんかん薬，ダプソン，サラゾスルファピリジン，メキシレチン，アロプリノールなどの特定薬剤に限られている．

【臨床症状】
- 発熱などの全身症状やリンパ節腫脹がある．
- 皮疹は，丘疹や紅斑が主体だが，膿疱や水疱を生じたり，紅皮症化することがある（口絵50）．
- いったん軽快した後も，全身症状や皮疹の再燃をみることがある．

【診断】
- 血液検査で，白血球の増加や異型リンパ球の出現，肝酵素の上昇などをきたす．
- 発症4週以降に，ヒトヘルペスウイルス6（HHV-6）などのウイルスに対するIgG抗体価が上昇する．

【治療】
- 原因と考えられる薬剤を中止する．
- 副腎皮質ホルモン薬を投与する．

【予後】
- 死亡率10％．

D．薬疹の分類と原因薬剤

- 皮疹に基づいた薬疹の分類を表2-3に示す．特異な薬疹の一型である固定薬疹を口絵51に示す．薬疹型によっては，他型への移行や上記A～Cのような重症薬疹への移行をみることがある．また，表記以外の薬剤も原因となりうる．

表 2-3 皮疹に基づいた薬疹の分類

薬疹型	主な原因薬剤
播種状紅斑丘疹型	抗菌薬,非ステロイド抗炎症薬,抗てんかん薬,向精神薬
多型滲出性紅斑型	抗菌薬,非ステロイド抗炎症薬,抗てんかん薬
湿疹型	抗菌薬
蕁麻疹型	抗菌薬,非ステロイド抗炎症薬
紫斑型	抗菌薬,非ステロイド抗炎症薬,抗てんかん薬
潰瘍型	抗悪性腫瘍薬,膵疾患治療薬
光線過敏型	抗菌薬,抗悪性腫瘍薬,非ステロイド抗炎症薬,抗ヒスタミン薬,糖尿病治療薬,抗高脂血症薬,利尿薬,向精神薬,筋弛緩薬
水疱型	抗リウマチ薬,降圧薬,利尿薬,肝疾患治療薬
膿疱型	抗菌薬
紅皮症型	抗菌薬,非ステロイド抗炎症薬,抗てんかん薬
角質増殖型	抗悪性腫瘍薬
乾癬型	非ステロイド抗炎症薬,降圧薬,抗悪性腫瘍薬
扁平苔癬型	抗菌薬,抗リウマチ薬,抗ヒスタミン薬,降圧薬,利尿薬,脳循環・代謝改善薬
固定薬疹型	抗菌薬,非ステロイド抗炎症薬,抗てんかん薬
LE 型	抗菌薬,抗不整脈薬,降圧薬,向精神薬
色素沈着型	抗菌薬,抗悪性腫瘍薬
痤瘡型	副腎皮質ホルモン薬

- 原因薬剤を特定するには,以下のような検査を行う.
    (1) スクラッチテスト,プリックテスト,皮内反応(即時型アレルギーの検査)
    (2) パッチテスト(遅延型アレルギーの検査),
    (3) リンパ球幼若化試験(DLST)
    (4) 内服誘発テスト
- 原因薬剤が確定した場合は,患者に情報を与え,再び同じ薬剤を用いないよう注意する.

<大谷稔男>

4 褥瘡

【疾患の概念】
- 発症には直接的原因と間接的原因がある．
  ①直接的原因：自力で体位変換ができないと，一定部位の皮膚に持続的圧迫が加わるために血流障害（虚血）が起こり，皮膚壊死が生じる．
  ②間接的原因：看護力・介護力などのマンパワー不足，予防的ケアの不足，栄養不足による痩せ，体動不能による筋肉の萎縮（廃用症候群）などがあげられる．
- 皮膚に加わる圧迫は，生体内で3種類の応力（圧縮応力，引張応力，剪断応力）を生み，これらが複雑に作用し合って動脈と静脈の血流を妨げる（図2-5）．
- 皮膚と筋肉の間に「ズレ」が生じると血管が伸長されて内腔が狭くなり，「ズレ」がないときの1/2〜1/6の低い圧で血流障害が起こる．30度以上のギャッチアップや体位変換後，車椅子上の座位時には「ズレ」が生じやすい．「ズレ」は褥瘡の発症，難治化，ポケット形成の原因となる．

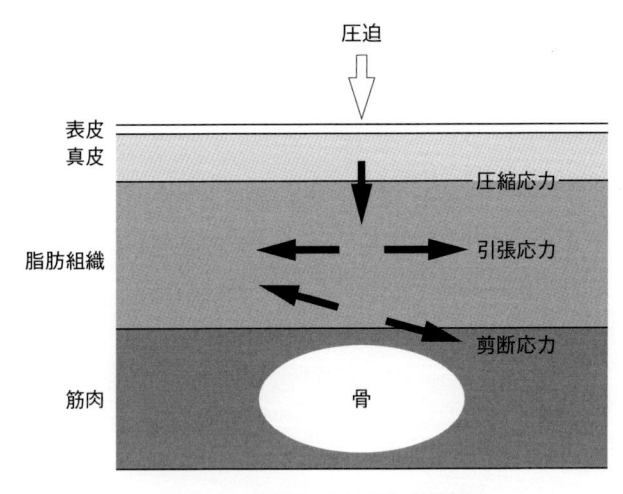

図2-5 圧迫により生じる応力

【臨床症状】
- 仙骨部，外果部，大転子部，腸骨稜部などの骨突出部に好発する（図2-6）．ただし，拘縮のある患者では，思わぬ部位に骨突出や圧迫が生じるので注意が必要である（口絵52）．
- 皮膚壊死の及ぶ深さと広さは，加わる圧迫の強さ，持続時間，範囲によって決まる．
- 皮膚壊死の及ぶ深さにより，褥瘡は紅斑，水疱（血疱），紫斑，びらん（表皮の欠損），潰瘍（皮膚壊死が真皮以下に及ぶ）などを呈する．

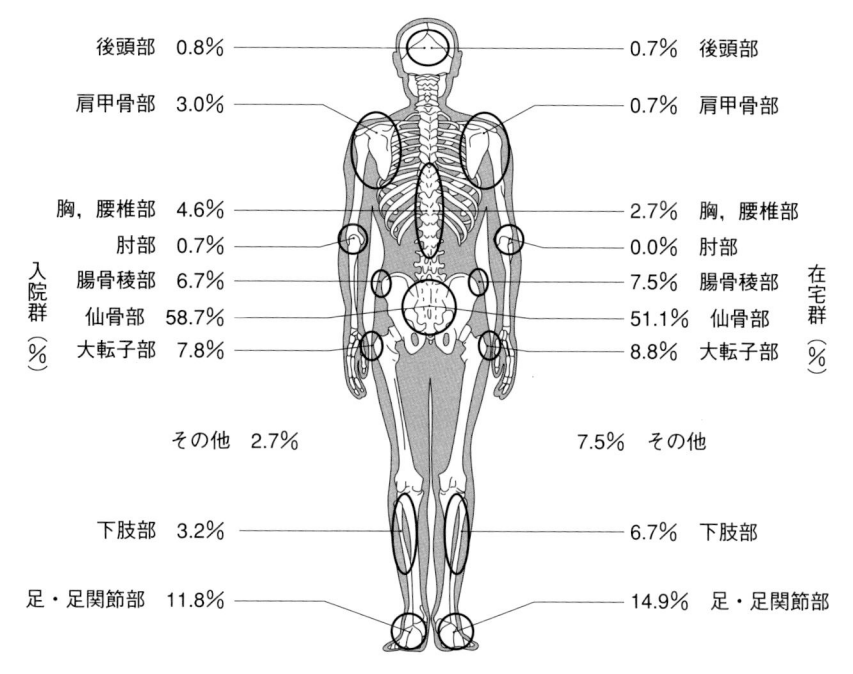

```
                後頭部  0.8%                        0.7%  後頭部
                肩甲骨部 3.0%                       0.7%  肩甲骨部

                胸,腰椎部 4.6%                      2.7%  胸,腰椎部
                肘部   0.7%                        0.0%  肘部
    入院群(%)   腸骨稜部 6.7%                       7.5%  腸骨稜部   在宅群(%)
                仙骨部  58.7%                      51.1% 仙骨部
                大転子部 7.8%                       8.8%  大転子部

                     その他 2.7%               7.5%  その他

                     下肢部 3.2%               6.7%  下肢部

                     足・足関節部 11.8%       14.9% 足・足関節部
```

図 2-6 褥瘡の好発部位
褥瘡は仙骨部,外果部,大転子部などの骨突出部位に好発する.

【診断】

- 圧迫解除後 30 分経過しても消褪しない紅斑,あるいは軽く圧迫しても赤みが消えない紅斑が生じていたら褥瘡が発症したと考える.
- 褥瘡と鑑別すべき疾患として,糖尿病性壊疽,閉塞性動脈硬化症などによる足部の深い潰瘍・壊疽,皮膚カンジダ症,テープ貼付による皮膚炎などによる紅斑,水疱などがある.術後患者では,仙骨部・臀部周囲のポビドンヨード含有消毒薬による接触皮膚炎や化学熱傷,電気メス漏電による皮膚傷害なども鑑別しなければならない(**口絵 53**).

【病型】

- 発症間もない褥瘡では,皮膚壊死の及ぶ深さ,広さは不明である.この時期の褥瘡を急性期褥瘡とよぶ.発症後 1〜2 週間経つと壊死の及んだ広さが明らかとなるが,深さは不明である.
- 壊死を起こした皮膚に斑状紫斑がみられたら,脂肪織以下に壊死が及ぶ深い褥瘡が発症したと考えてよい(**口絵 54**).
- 皮下脂肪織以下に壊死が及んだ深い褥瘡は,治癒までに数カ月〜1 年以上かかる.この時期の褥瘡を慢性期褥瘡とよぶ.一方,壊死が真皮浅層に止まる浅い褥瘡は,数週間以内に治癒させることができる.
- 創面の色調は創傷治癒過程を反映しているので,色調による病期分類に基づいて治療方針の決定および治療薬や創傷被覆材の選択をすることは臨床的に有用である.
- 創面の色調による病期分類では,黒色期(壊死を起こした皮膚がそのまま固着した状態)→黄色期(壊死組織,凝固した滲出物が残存した状態)→赤色期(肉芽組織が形成されつ

表2-4 デザイン DESIGNによる褥瘡評価—重症度分類用

				日時	/	/	/	/	/	/
Depth 深さ（創内の一番深いところで評価する）				d						
d	真皮までの損傷	D	皮下組織から深部							
Exudate 滲出液（ドレッシング交換の回数）				e						
e	1日1回以下	E	1日2回以上							
Size 大きさ［長径（cm）×短径（cm）］				S						
s	100未満	S	100以上							
Inflammation/Infection 炎症/感染				I						
i	局所の感染徴候なし	I	局所の感染徴候あり							
Granulation 肉芽組織（良性肉芽の割合）				g						
g	50%以上（真皮までの損傷時も含む）	G	50%以上							
Necrotic tissue 壊死組織（壊死組織の有無）				N						
n	なし	N	あり							
Pocket ポケット（ポケットの有無）		−P	あり	P						

アミ部分：記載例　　　　　　　　　　　　　　日本褥瘡学会誌 2002; 4 (1): 1-7.

つある状態）→白色期（創が収縮し，周囲から上皮化が進行している状態）の4期に分類する（口絵55）．
- 褥瘡の重症度および経過を評価するためのツールとして，デザイン DESIGN（-P）分類が日本褥瘡学会から提案された（表2-4）．

【治療】
- 浅い褥瘡では創面の湿潤環境を保ち，外力から創面を保護することを目標とする．油性軟膏，創傷被覆材などを使う．
- 深い褥瘡，すなわち慢性期褥瘡では病期に合せて治療目標を立てる．黒色期〜黄色期では壊死組織の除去と感染制御を，赤色期〜白色期では湿潤環境の保持と創面の保護を目標とする．圧迫回避ケアは病期を問わず，常に行う（口絵55）．
- 黒色期〜黄色期にかけては，こまめに外科的デブリドマンを行う．壊死組織は細菌感染の温床となって褥瘡を悪化させるばかりでなく，壊死組織に対する炎症反応は周囲の健常皮膚をも傷害する．外科的デブリドマンを行わず外用薬処置に終始することは，何もしていないことに等しい．しかし，全身状態が悪い患者，癌末期患者などに，一律に外科的デブリドマンを行うべきではない．
- 黄色期では，蛋白分解酵素製剤による化学的デブリドマンも有効である．
- 慢性期褥瘡の治療において，全ての病期に使える万能薬は存在しない．外用薬の基剤・主剤の特性，創傷被覆材の適応を理解した上で選択使用しなければならない．
- 原則として，黒色期〜黄色期には抗菌作用のある外用薬を，赤色期〜白色期には肉芽形成促進作用，上皮化促進作用をもつ外用薬を選択使用する．

表 2-5　簡易化したブレーデンスケール

	1 点	2 点	3 点	4 点
知覚の認知	全くなし	ほとんどなし	軽度あり	障害なし
皮膚の湿潤	常に湿潤	たいてい湿潤	時々湿潤	減多に湿潤しない
活動性(ベッド外)	寝たきり	坐位可能	時々歩行	自由に歩行可能
可動性(ベッド上)	体動なし	時々四肢を動かす	頻回に四肢・躯幹を動かす	自由に体動
食事状況	不良 食事 1/3 以下 絶食, 点滴	やや不良 食事 1/2 以下 流動食, 経管栄養	良好 食事 1/2 以下 経管栄養, IVH	非常に良好 食事全量
摩擦とズレ	問題あり	潜在的に問題あり	問題なし	

活動性, 可動性が 2 点以下になったらリスクアセスメントを開始する. 合計点が, 病院などでは 14 点以下, 在宅では 17 点以下がケア開始の目安.

- 消毒薬は細菌に対してばかりでなく我々の細胞にも毒性をもつので, その使用は原則として黄色期までとする.

【予後】
- 褥瘡治療において, 基礎疾患の種類と重症度, 栄養状態を含めた全身状態, 局所治療の内容, 体圧分散を含む予防的看護・介護の質と量などが褥瘡を治癒に導けるか否かを決定する重要な因子である.
- 可能な場合には基礎疾患の治療とコントロールを行うとともに, 栄養状態の改善に努める.
- 栄養状態に関しては, 血清アルブミン値 3.0 g/dl (できれば 3.5 g/dl) 以上, ヘモグロビン値 10 g/dl (できれば 11 g/dl) 以上を維持することを目標とする.

【予防法】
1) リスクアセスメント
- 褥瘡は予防が第一である. 予防措置を怠った場合には,「褥瘡作るは看護の恥と心得よ」の精神は今も変わらない.
- 褥瘡予防は, 個々の患者における褥瘡発症の危険性を評価 (リスクアセスメント) することから始まる. リスクアセスメント用ツールには, ブレーデンスケール, K 式スケールなどがある. 表 2-5 にブレーデンスケール簡易和訳版を示した.
- 寝たきりの高齢者以外では, 術後患者, NICU 入室患児などに対するリスクアセスメントが必要である.

2) 体圧分散用具
- 代表的体圧分散寝具 (ベッド) は, エアベッドとウォーターベッドである. それぞれの長所と短所を理解して使用する. ただし, 体圧分散寝具の購入においては, コスト・ベネフィット (費用対効果) は重要な決定因子であることが多い. レンタル製品の導入を考慮してもよい.
- 適切に体圧分散寝具を使用すると, 褥瘡発症率を約 3 割減少させることができる. これを換言すれば, 体圧分散寝具を使用しても褥瘡の発症を 100 % 防ぐことはできないということである (口絵 56).

- 拘縮のある患者では座布団や枕，ビーズマットなどを利用して体圧分散を図る．
- ふくらはぎ部の下に座布団を敷き，下肢の重さを支えることで足部の免荷を図る．円座を使用してはならない（**口絵 57**）．

3）体位変換

- 原則として，ベッド上での体位変換は 2 時間毎，車椅子上では 20 分毎を目安とする．
- しかし，るいそうの程度，栄養状態，使用中の体圧分散寝具の機能などは患者毎に異なるので，観察を充分に行いながら体位変換の頻度を変更する．
- 確実に体位変換を行うためには，一日の体位変換予定表を患者の枕もとの壁に貼っておくとよい．
- ギャッチアップは 30 度以下とし，それ以上に上げる場合には体がズレ落ちないような工夫をする．
- 原則として，側臥位は面積の広い臀部側面で体重を支えられる 30 度がよい．ただし，30 度の側臥位を保つことは難しく，角度を誤ると大転子部・腸骨稜部に褥瘡を作ることになる．

4）スキンケア

- 可能な限り，入浴・シャワー等で皮膚を清潔に保つようにする．この時，弱酸性石鹸で褥瘡および周囲の皮膚を愛護的に洗う．
- 日本の水道水は清潔なので，シャワーなどで創面を洗い流すことに問題はない．
- 創面は湿潤環境，創周囲の皮膚は適度な乾燥状態を保つようにする．創周囲皮膚が過度の湿潤状態にあると，摩擦が大きくなり褥瘡発症リスクが上がるばかりでなく，皮膚のバリアー機能が損なわれて皮膚炎や感染を起こしやすくなる．
- 失禁のある患者ではアルカリ性の便による一次刺激性皮膚炎が起こりやすい．予防対策として，オムツ交換時に肛門周囲に油性軟膏，皮膚保護剤などを塗布するとよい．

5）その他

- 深い褥瘡は瘢痕として治癒する．瘢痕部には弾力線維が乏しいため，以前にも増して皮膚の可塑性・弾力性は低下している．したがって，予防的ケアの継続は不可欠である．

<石川　治>

5 血管炎

A．結節性多発動脈炎 polyarteritis nodosa（PN）

【疾患の概念】
- 小ないし中動脈の血管炎で，全身の臓器に病変を生じうる．

【臨床症状・診断】
- 厚生省難治性血管炎分科会（1998 年）診断基準による主要症候を示す．
  (1) 発熱（38℃以上，2 週以上），体重減少（6 カ月以内に 6 kg 以上）
  (2) 高血圧
  (3) 急速に進行する腎不全，腎梗塞
  (4) 脳出血，脳梗塞
  (5) 心筋梗塞，虚血性心疾患，心膜炎，心不全
  (6) 胸膜炎
  (7) 消化管出血，腸閉塞
  (8) 多発性単神経炎
  (9) 皮下結節，皮膚潰瘍，壊疽，紫斑
  (10) 多関節痛（炎），筋痛（炎），筋力低下
  主要症候 2 項目と，組織所見または血管造影所見のある例を確実，主要症候のうち，(1)を含む 6 項目以上ある例を疑いと判定する．

【治療】
- 副腎皮質ホルモン薬療法，または副腎皮質ホルモン薬と免疫抑制薬の併用療法が行われる．
- 血漿交換療法を試みることがある．

【予後】
- 治療を施さないと，予後は極めて悪い．
- 年齢や基礎疾患なども生命予後を左右する因子となる．

B．皮膚型結節性多発動脈炎 polyarteritis nodosa cutanea（PNC）

【疾患の概念】
- 皮膚に限局した結節性多発動脈炎で，全身症状を欠くか，あってもごく軽度である．

【臨床症状】
- 軽度の発熱，関節痛などを訴えることがある．
- livedo racemosa（分枝状皮斑）や結節，潰瘍（**口絵 58**）などの皮疹を生じる．

【診断】
- 臨床症状と病理組織学的所見による．

【治療】
- 非ステロイド抗炎症薬や副腎皮質ホルモン薬を投与する．

【予後】
- 予後は良好である．

C．ウェゲナー肉芽腫 Wegener's granulomatosis

【疾患の概念】
- 気道の壊死性肉芽腫，糸球体腎炎，小・細動脈の壊死性血管炎を特徴とする疾患として，結節性多発動脈炎から分離された．

【臨床症状】
- 鼻閉，鼻出血，鞍鼻（あんび），嗄声（させい），咳，痰，胸痛，呼吸困難などの気道の症状のほか，眼や耳の症状を訴えることがある．
- 血尿や蛋白尿，腎不全の進行を認めることがある．
- 紫斑，潰瘍，中心が壊死した丘疹ないし結節などの皮膚症状を呈する．

【診断】
- PR-3（proteinase-3）-ANCA（抗好中球細胞質抗体）が高率に陽性となり，疾患特異性も高い．

【治療】
- 副腎皮質ホルモン薬や免疫抑制薬を投与する．

【予後】
- 腎不全による死亡が多い．

D．アレルギー性肉芽腫性血管炎 allergic granulomatosis

【疾患の概念】
- チャーグ Churg とストラウス Strauss が結節性多発動脈炎とは異なる全身性の血管炎として提唱した．ウェゲナー肉芽腫と同様，肉芽腫性変化を伴う．

【臨床症状】
- 発熱，喘息などの症状で始まり，3年以内に循環器症状や消化器症状，末梢神経症状，関節炎，筋炎などを生じる．腎症状は比較的少ない．
- 皮膚症状は，紅斑，紫斑（**口絵 59**），水疱，潰瘍など，多彩である．

【診断】
- 血液検査で，高度の好酸球増多を認める．
- MPO（myeloperoxidase）-ANCA（抗好中球細胞質抗体）が高率に陽性となるが，疾患特異性は高くない．

【治療】
- 副腎皮質ホルモン薬を投与する．免疫抑制薬を併用することも多い．

E．顕微鏡的多発血管炎　microscopic polyangiitis（MPA）

【疾患の概念】
- 肺や腎を侵しやすい細小血管炎で，MPO-ANCA を高率に認める（MPO：myeloperoxidase, ANCA：anti-neutrophil cytoplasmic antibody）．

【臨床症状・診断】
- 厚生省難治性血管炎分科会（1998 年）診断基準による主要症候と主要検査所見を示す．

  ＜主要症候＞
  1）急性進行性糸球体腎炎
  2）肺出血，もしくは間質性肺炎
  3）腎・肺以外の臓器症状：紫斑，皮下出血，消化管出血，多発性単神経炎など

  ＜主要検査所見＞
  1）MPO-ANCA 陽性
  2）CRP 陽性
  3）蛋白尿・血尿，BUN，血清クレアチニン値の上昇
  4）胸部 X 線所見：浸潤陰影（肺胞出血），間質性肺炎

  a）主要症候の 2 項目以上を満たし，組織所見が陽性の例，b）主要症候の 1）および 2）を含め 2 項目以上を満たし，MPO-ANCA が陽性の例を確実，a）主要症候の 3 項目を満たす例，b）主要症候の 1 項目と MPO-ANCA 陽性の例を疑いと判定する．

【治療】
- 副腎皮質ホルモン薬と免疫抑制薬を併用する．

【予後】
- 腎機能障害や呼吸不全で死亡することが少なくない．

F．アナフィラクトイド紫斑　anaphylactoid purpura

【疾患の概念】
- 真皮上層の細小血管炎で，細菌感染や薬物などにより発症する．
- 小児に多いが，成人も少なくない．

【臨床症状】
- 発熱，倦怠感，関節痛などの前駆症状を伴うことがある．
- 腹痛，嘔吐，下痢，下血などの消化器症状を呈することがある．
- 血尿や蛋白尿，腎炎を伴うことがある．
- 下腿に浸潤を触れる紫斑（口絵 60）が多発し，まれに小水疱や血疱が混在する．

【診断】
- 臨床症状と組織所見による．血管壁に IgA が沈着する．
- 血液検査では，IgA の上昇や ASLO 値の上昇を認めることがある．

【治療】
- 安静を保つ．
- 軽症には止血薬，重症には副腎皮質ホルモン薬やダプソンを投与する．

【予後】
- 腎炎併発に注意する．
- まれに，腸出血などで死亡することがある．

G．皮膚アレルギー性血管炎　vasculitis allergica cutis

【疾患の概念】
- 皮膚に限局した細小血管炎で，アナフィラクトイド紫斑と比べて真皮の深層にまで病変が及ぶ．全身症状は欠くことが多い．

【臨床症状】
- ときに，発熱，関節痛などを伴うことがある．
- 主として，下腿に，紅斑，紫斑，水疱，結節，潰瘍，瘢痕など，多彩な皮疹を生じる．

【診断】
- 臨床症状と病理組織学的所見による．血管壁にIgGや補体成分が沈着する．

【治療】
- 全身症状を伴う場合には，副腎皮質ホルモン薬やダプソンを投与する．

【予後】
- 経過は慢性であるが，予後良好である．

H．蕁麻疹様血管炎　urticarial vasculitis

【疾患の概念】
- 蕁麻疹様の皮疹（口絵61）を特徴とする真皮上層の細小血管炎．特発性に生じるものと膠原病や感染症などに伴う症候性のものがある．

【臨床症状】
- 発熱，関節痛，腹痛などを伴う．
- 皮疹の持続は，通常の蕁麻疹より長く，24時間以上におよぶ．紫斑や色素沈着を伴い，痛みのあることが多い．

【診断】
- 臨床症状と病理組織学的所見による．
- 特発性では，補体成分であるC1qが低下することがある．

【治療】
- 副腎皮質ホルモン薬やダプソンを投与する．

【予後】
- 特発性は腎や呼吸器の傷害がなければ予後良好である．
- 症候性は基礎疾患の病勢を反映しやすい．

<大谷稔男>

6 炎症性紅斑

A．結節性紅斑

【疾患の概念】
- 主に下腿に圧痛を伴う浸潤性の紅斑や皮下結節を認める皮膚疾患である．さまざまな病因に対するⅢ型アレルギー反応により発症する皮下脂肪組織の非感染性炎症である．
- 原因には感染症（マイコプラズマ，単純ヘルペスウイルスなど），薬剤，慢性疾患（ベーチェット Behçet 病，サルコイドーシスなど），悪性疾患（慢性骨髄性白血病，悪性リンパ腫）などが推定されている．

【臨床症状】
- 皮疹が発症するまでの前駆症状として，発熱，頭痛，咽頭痛，関節痛，食欲不振，全身倦怠などがみられることがある．
- その後，両側の下腿伸側に 2〜5 cm の鮮紅色で楕円形の皮下結節が多発する（口絵 62）．
- 皮疹は自発痛や圧痛，熱感を伴うが皮膚潰瘍には至らない．前腕や大腿，下腿屈側，臀部などにも発生することがある．

【診断】
- 臨床検査所見では，赤沈亢進，CRP 上昇，白血球増多，ASO 値上昇などが認められる．
- 皮膚病変，臨床経過，血液検査などにより診断するが，類似した疾患との鑑別には病理組織診断が必要である．
- 主に若い女性にみられ急性感染症に続いて皮疹が出現するが 2〜3 週間で自然に軽快する急性型と，中年女性に好発し基礎疾患が関与して再発を繰り返す慢性型とがある．

【治療】
- 患部下肢を挙上させて末梢の循環を改善させ，局所の安静を保たせる．
- 発赤や腫脹のみられる部位には，冷湿布や副腎皮質ホルモン薬を外用する．
- 疼痛などに対する対症療法として非ステロイド系抗炎症薬やヨードカリ，副腎皮質ホルモン薬，抗菌薬などの内服薬を投与する．
- 発症に関係する原因疾患が明確な場合には，その治療を行う．

【予後】
- 急性型は 2〜3 週間で淡い褐色の色素沈着を残して自然軽快する．
- 慢性型は再発を繰り返すため，ベーチェット病などの原因疾患を考慮する必要がある．

【生活指導，予防法】
- 長時間の立ち仕事や過労などによる下肢のむくみが誘因となるので，下肢に負担をかけな

いように注意する．
- 上気道感染症を予防するために，うがいや手洗いを励行する．
- 病因となる基礎疾患を治療し，原因に関係する薬剤の使用を禁止する．

B．スウィート病 Sweet's disease（急性熱性好中球性皮膚症）

【疾患の概念】
- 有痛性紅斑，38℃以上の発熱，末梢血の好中球増多，皮疹部の好中球浸潤などの特徴的な所見を伴う皮膚疾患である．
- 真の原因は不明であるが，上気道感染症（溶連菌，ウイルス）や悪性疾患（骨髄異形成症候群，白血病），自己免疫疾患（関節リウマチやシェーグレン Sjögren 症候群）などの疾患に関連し，サイトカインを介した好中球の異常活性化が発症と関係していると推定されている．

【臨床症状】
- 前駆症状としてしばしば持続的な高熱（38℃以上）や頭痛，上気道感染症などがみられる．その1～3週間後，顔面や頸部，前腕，手背などに自発痛や圧痛を伴う2～5 cmの鮮紅色で浮腫性の紅斑が多発する（口絵63）．
- 紅斑の表面に水疱や膿疱，潰瘍を伴う場合がある．皮疹は徐々に拡大して辺縁部は隆起し，中央部は陥凹する環状紅斑となり，互いに融合する傾向がある．
- 皮疹の発症とともに関節痛や筋肉痛，アフタ性口内炎，強膜炎，虹彩毛様体炎を伴うことがある．

【診断】
- 診断基準には有痛性紅斑や結節，病理所見での壊死性血管炎の所見を伴わない好中球の細胞浸潤，持続する発熱，先行する上気道感染や基礎疾患の存在，末梢血中の白血球増多（15,000/mm^3）や好中球増多（70%以上），CRP陽性や赤沈亢進などがある（表2-6）．
- その他の血液検査所見ではIgD増加，補体増加，血清銅増加などがみられることがある．

表2-6 スウィート病の診断基準

1．必須項目
　　（1）有痛性の紅斑性皮疹あるいは結節（典型疹）
　　（2）壊死性血管炎を伴わない好中球優位の細胞浸潤
2．主要項目
　　臨床症状
　　　①発熱
　　　②先行する上気道感染症または基礎疾患の存在
　　検査成績
　　　③好中球を主体とする白血球の増多
　　　④CRP陽性または赤血球沈降速度亢進
3．診断
　　必須項目の（1）と（2）を満たし
　　さらに主要項目の①～④のうちの2項目以上を満足する場合

HLA 抗原は Bw54 の頻度が 60％と高く，強い相関性が認められる．主に中年以降の女性に好発する傾向がある．

【治療】
- 本症の発熱や疼痛，皮疹などに対して，抗生物質は無効である．
- 副腎皮質ホルモン薬の全身投与により速やかに反応して症状は軽快し，ヨードカリやシクロスポリン，ジアミノジフェニルスルホン（DDS）なども有効である．
- コルヒチンや消炎鎮痛薬なども適宜使用する．
- 血液疾患や悪性腫瘍，急性骨髄性白血病，クローン Crohn 病などを伴う場合は，その合併症の精査と治療を行い，長期間の経過観察が必要である．

【予後】
- 通常，多くの症状は同時期に増悪して，同じように改善していく．
- 皮疹は瘢痕を残さずに軽い色素沈着を残して消退する．
- 合併症がない場合は予後が良好で，皮疹も 1〜4 週間で軽快する．慢性疾患を合併する場合は皮疹の再燃が繰り返される場合がある．

【生活指導，予防法】
- 発熱や白血球増多などにより急性細菌感染症を疑われて抗生物質を投与されることが多いが，全く反応せず改善がみられないため，早期に感染症を除外して本症を的確に診断し，適切な治療を開始しなければならない．
- 約 20％の症例で悪性腫瘍を伴うので，その精査を行う．

C．ジベルばら色粃糠疹

【疾患の概念】
- 腹部や背部などの躯幹に鱗屑（薄く細かなフケのような皮膚の粉）が付着したバラ色で楕円形の紅斑が多発する．
- 特徴的な皮疹がみられる比較的発症頻度の高い疾患であるが，その原因は不明である．
- 前駆症状として全身倦怠感，発熱，関節痛，リンパ節腫脹などの感冒様症状を伴うことから，何らかの感染症が発症に関係していると考えられている．
- これまでピコルナウイルスやミクソウイルス，パラミクソウイルス，トガウイルス，ヒトヘルペスウイルス 6 型（HHV-6），ヒトヘルペスウイルス 7 型（HHV-7），肺炎マイコプラズマなどの関与が報告されている．

【臨床症状】
- 感冒様の前駆症状の数日〜2 週間後に，腹部や背中などに直径 2〜5 cm で卵円形の淡い紅色の皮疹が 1〜2 個出現する（初発疹：ヘラルド パッチ）．
- その 1〜2 週間後，躯幹や上腕，大腿などに直径 1〜2 cm の楕円形で表面に鱗屑が付着した皮疹（散布疹）が多発してくるが，互いに融合することはない（**口絵 64**）．
- それぞれの皮疹の中央部は淡い黄色となって，わずかに痒みを伴うことがある．
- 背部では皮膚割線（ランゲル Langer 割線）に沿って多発し，クリスマスツリーの配列のように分布する．好発年齢は 10〜40 歳で，男女ともにみられるが，比較的冬期に発症す

表 2-7 環状紅斑

疾患	病因	好発部位	数	直径	隆起
I．感染症などに伴う環状紅斑					
多形滲出性紅斑	感染症，薬剤 膠原病，悪性腫瘍	四肢伸側 顔面	多発	10 cm>	++
慢性遊走性紅斑	ボレリア（スピロヘータ）感染 マダニ刺咬（ライム Lyme 病）	刺咬部 四肢中枢側	単発	10 cm< （大）	+
遠心性丘疹性環状紅斑	細菌感染アレルギー	体幹	単発	10 cm< （大）	+
II．膠原病に伴う環状紅斑					
自己免疫性環状紅斑	シェーグレン症候群 亜急性皮膚エリテマトーデス	顔面，四肢 体幹上部	多発	10 cm<	+
リウマチ性輪郭性紅斑	β溶血性連鎖球菌 （リウマチ熱）	体幹 四肢	多発	10 cm< （大）	−〜+
III．悪性腫瘍に伴う環状紅斑					
遠心性環状紅斑 　（ダリエー）	不明（悪性腫瘍 病巣感染，炎症性疾患）	体幹，臀部	多発	10 cm< （大）	++
匐行性迂回状紅斑	悪性腫瘍 （肺，食道，子宮，乳，胃）	体幹 四肢	多発	10 cm< （大）	+
壊死性遊走性紅斑	グルカゴノーマ （膵臓のグルカゴン産生腫瘍）	顔面 陰股部	多発	10 cm< （大）	+
IV．その他の環状紅斑					
血管神経性環状紅斑	自律神経障害，気候 月経，過労，便秘	四肢	多発	10 cm>	−
家族性環状紅斑	常染色体優性遺伝	肩，大腿 臀部	多発	10 cm< （大）	+

る傾向がある．
- 手掌や足底，頭部，顔面，頸部に皮疹が出現することは少ない．

【診断】
- 血液検査で特異的な所見はない．典型的な初発疹と，それに続く散布疹がきわめて特徴的であるので，皮疹の臨床経過によって診断は容易である．

【治療】
- 症状に応じて抗ヒスタミン薬や消炎鎮痛薬の内服，副腎皮質ホルモン外用薬（マイルドクラス）や非ステロイド外用薬，サリチル酸ワセリンなどの塗布による対症療法を行う．
- UVB 照射や PUVA 療法などの紫外線療法が奏功する場合がある．

【予後】
- 放置しても 3〜12 週で自然に軽快する．
- 再発することは少なく，瘢痕などの後遺症は全く残らない．
- 3 カ月以上の長期間にわたって皮疹が続く場合は類乾癬などの疾患を考慮する．

幅	形態	瘙痒	鱗屑	水疱	発症	経過・予後
10 mm>	虹彩状 浮腫性	−〜+	−	−〜+	春季 思春期, 青壮年期	4週間以内に軽快
10 mm>	青色浮腫 浸潤性	+	−	−〜+	4〜10月 北海道, 東日本山岳地域	4週間以内に軽快 神経や心臓, 関節障害を引き起こす可能性がある
20 mm< (太い)	丘疹状 漿液性	++	−	−〜+	夏季 男性40〜60歳	約3週間で自然消失 夏季に好発
10 mm>	馬蹄型 半環状	−〜+	−〜+	−〜+	中年以降 (抗SS-A/Ro抗体+, 抗SS-B/La抗体+)	長期間, 再発を繰り返す
10 mm>	融合 急速に拡大	−	−〜+	−	小児期	2〜3日で消失 再発を繰り返す
10 mm>	連圏状 浸潤性	−	−	−		2〜3週間で消失 何年間も再発を繰り返す
10 mm>	木目状 波紋状	++	−〜+	−〜+	高齢者	悪性腫瘍治療で消失 再発を繰り返す
10 mm>	弓状 地図状	−〜+	−〜+	−〜+ (膿疱)		びらん, 痂皮が付着する 再発を繰り返す
2 mm> (細い)	蛇行状 半環状	−	−	−	夏季 女性20〜30歳	数日で消失 再発を繰り返す
10 mm>	迂回状 地図状	++	−	−	小児期, 思春期	4〜5日で消失 長期間, 再発を繰り返す

【生活指導, 予防法】

- 皮疹が拡大する急性期には皮膚に刺激を与えるような衣類や石鹸などの使用は控え, 風呂の温度もやや低くするように注意する.

D. 環状紅斑

- 環状紅斑を病因別に分類して, 好発部位, 紅斑の数や直径, 隆起の程度, 環状部の幅と形態, 瘙痒・鱗屑・水疱の有無, 発症の時期や好発年齢, 経過と予後に関して**表 2-7** に示した.
- 感染症などに伴う環状紅斑〔多形滲出性紅斑, 慢性遊走性紅斑, 遠心性丘疹状環状紅斑(**口絵 65**)〕, 膠原病に伴う環状紅斑(自己免疫性環状紅斑, リウマチ性輪郭性紅斑), 悪性腫瘍に伴う環状紅斑(遠心性環状紅斑, 葡行性迂回状環状紅斑, 壊死性遊走性紅斑), その他の環状紅斑(血管神経性環状紅斑, 家族性環状紅斑) などについて解説した.

<金内日出男>

7 肉芽腫症

A. 環状肉芽腫

【疾患の概念】
- 原因は不明．
- 女性に多い．
- 特に体の広範囲に発症する汎発型では糖尿病との合併頻度が高い．

【臨床症状】
- 主に環状の，皮膚色から淡紅色の隆起性皮疹．
- 好発部位は手足，四肢だがまれに体幹，頸部，顔面にも生ずる（**口絵 66**）．
- 皮疹は多発することが多い．
- 大きさは種々であるが大きいものではときに径 10～20 cm に及ぶ．
- 環状以外に皮下型，汎発型，紅斑型，穿孔型などの非定型的皮疹も出現する．

【診断・病型】
- 病理組織学的に真皮内に類上皮細胞が柵状に配列する肉芽腫を特徴とする．

【治療】
- 副腎皮質ホルモン薬の外用または局注．時にトラニラスト内服が有効なことがある．
- 病変部の組織検査の後，急速に消褪することもある．

【予後】
- 瘢痕を残さず治癒する．

【生活指導あるいは予防法】
- 患者，特に小児では不安を緩和することも重要．
- 糖尿病の合併例ではそのコントロール．

B. サルコイドーシス

【疾患の概念】
- 皮膚の他，全身臓器（リンパ節，肺，肝，腎，心臓，眼，中枢神経系など）に肉芽腫を形成する原因不明の疾患．
- 20 歳代と 40～50 歳代の女性に多い．

【臨床症状】
- 皮膚病変として以下の型がある．

1）**皮膚サルコイドーシス**
　　結節型：鼻周囲を中心として顔面に好発．さまざまな大きさの紅色隆起性結節．
　　局面型（**口絵 67**）：前額部などに好発．境界鮮明な，辺縁隆起性の中央が萎縮した皮疹．
　　　　　　　　　　　遠心性に拡大．
　　びまん浸潤型：鼻，頬，耳，指趾に好発．びまん性腫脹．
　　皮下型：四肢に好発．表面皮膚は正常の皮下結節．
2）**瘢痕浸潤**：鱗屑を伴った紅斑から結節状に隆起する皮疹までさまざまな臨床像をとる．
3）**結節性紅斑**：鶏卵大までの熱感，疼痛を伴う皮下結節である．
- 全身症状として多種の病変があるが，訴えとして羞明，霧視が多い．肺，心病変は自覚症状に乏しいため注意が必要である．

【診断・病型】
- 皮膚病変が存在する場合は病理組織学的検索．非乾酪性類上皮細胞肉芽腫を認める．
- 血液検査で血清アンギオテンシン変換酵素，血清リゾチーム，血清γグロブリンの上昇
- 胸部 X 線で両側肺門部リンパ節腫脹
- 心電図異常
- ツベルクリン反応陰性，など．

【治療】
- 自然治癒もあり得る．肺，心，眼，中枢神経障害があればそれらの治療．
- 皮膚病変に対しては副腎皮質ホルモン薬内服，外用療法．

【予後】
- 肺，心，眼障害が予後を大きく左右するが，多くは予後良好で皮膚症状は自然消褪もある．

【生活指導あるいは予防法】
- 上述の重要臓器に障害がないかを定期的にチェックすることが必要．

C. 顔面播種状粟粒性狼瘡

【疾患の概念】
- 顔面，特に眼囲，頬部，口囲に好発する常色〜紅色の 1〜3 mm 大の丘疹．
- 20〜40 歳代に好発．
- 原因は不明．かつては結核との関連も唱えられたが，最近では酒皶の丘疹型と考えられている．

【臨床症状】
- 顔面の左右対称に常色〜紅色の米粒大以下の丘疹が多発する．自覚症状は特にない（**口絵 68**）．
- 時に膿疱を混じる．

【診断・病型】
- 病理組織学的検索で，典型例では中心乾酪壊死を伴った類上皮細胞肉芽腫が存在．
- サルコイドーシスとの鑑別が時に問題になるときがあり，その場合は胸部 X 線や血液検査の結果を参考にする．

【治療】
- テトラサイクリン系抗生物質内服
- 副腎皮質ホルモン薬，ダプソン，メトロニダゾール内服等が有効なこともある．

【予後】
- 慢性に経過するものの，多くは1〜2年で小陥凹を残し自然治癒する．

【生活指導あるいは予防法】
- 規則正しい生活，1日3〜4回の洗顔．
- 暑熱・日光照射を避ける．

D．異物肉芽腫

【疾患の概念】
- 注射，外傷・手術など外的刺激既往のある部位での丘疹，結節，硬結などの皮膚症状．

【臨床症状】
- 丘疹，結節，硬結，潰瘍など多彩（口絵69）．

【診断・病型】
- 病理組織学的検索では異物を中心に反応性肉芽腫が形成され，組織球，異物巨細胞を主体とする．

【治療】
- 外科的切除

【予後】
- 予後良好

【生活指導あるいは予防法】
- 小外傷を繰り返す危険のある職業，スポーツではその予防．

〈貴志知生〉

8 膠原病

A．全身性エリテマトーデス systemic lupus erythematosus（SLE）

【疾患の概念】
- 発症原因は未だ不明である．遺伝的素因に加え，環境因子が重要である．
- 末梢血中に抗核抗体（自己抗体の一種）が出現する．これらが免疫複合体を形成し，全身諸臓器に炎症反応を惹起するという考えがある．
- 20歳代前後の女性に好発する（男女比1:10）．
- 副腎皮質ホルモン薬による加療により近年予後は著しく改善された．しかし，時に加療が遅れて致命的になることもあり，早期診断，早期治療が重要である．
- 皮膚症状は多彩であり，診断，疾患活動性の把握に重要である．

【臨床症状】
1）皮膚・粘膜病変
- 頬部紅斑（口絵70）：頬部にみられる淡紫紅色調の紅斑．小型の紅斑が増数し融合することもあるが，鼻唇溝を越えない傾向がある．診断的価値が高く，以前は蝶形紅斑とよばれた．
- 円板状皮疹（口絵71）：表面に鱗屑を付す境界明瞭な紅斑．顔面，耳介などに好発する．
- 凍瘡様ルーペス（口絵72）：いわゆる「しもやけ」に類似した皮疹．
- 深在性エリテマトーデス（口絵73）：病変は真皮深層から皮下組織に及ぶ硬化病変．
- いわゆる増悪時の急性紅斑（口絵74）：滲出性紅斑や多形紅斑．潰瘍や紫斑を伴った場合，中枢神経症状の合併が多く，注意が必要である．
- 紫斑：血小板減少，クリオグロブリン血症，血管炎などによる．
- 潰瘍：抗リン脂質抗体症候群（後述）を合併する場合がある．
- atrophie blanche様皮疹：指背に好発．血管の狭窄性変化を反映する．
- 脱毛（口絵75）：びまん性と限局性の2種類がある．びまん性脱毛は可逆性であるが，限局性は円板状皮疹による瘢痕性脱毛であり，永久脱毛斑となる．
- 口腔内潰瘍：口腔や鼻咽頭に出現する潰瘍．無痛性のものが多い．
- 光線過敏症：診断は患者の病歴から判断するが，不確実なことが多い．
- その他：リベドー（網状皮斑），水疱，結節などを認めることがある．

2）腎病変（ループス腎炎）
- 半数以上の患者にみられ，予後を大きく左右する．

- 腎生検を行い，病理組織学的に分類（WHO によりⅠ～Ⅵ型に分類）し，それに応じた治療が必要となる．ⅣおよびⅤ型には副腎皮質ホルモン薬またはシクロホスファミドのパルス療法を行う．
- 治療に反応せずに，最終的に透析に至る例もある．

3）関節病変
- 非破壊性関節炎．変形，強直はみられない．
- 関節炎は移動することが多い．

4）精神・神経病変
- 中枢神経，末梢神経いずれも侵される．
- 中枢神経（CNS ループス）：意識障害，痙攣，髄膜炎，うつ状態，統合失調症様状態，脊髄炎など
- 末梢神経：しびれ感，痛みなど

5）心・肺病変
- 漿膜炎（心膜炎，胸膜炎），ループス肺炎，肺胞出血など

6）その他の病変
- リンパ節腫脹
- 腹痛，下血，膀胱炎

【診断】
- アメリカリウマチ協会（1997）の分類基準案を参考にする．経過中，あるいは同時に以下の 11 項目中 4 項目以上を満たせば SLE と分類する．たとえ 4 項目を満たさなくとも，SLE による特異的症状や検査所見が存在すれば，SLE として対処すべきである．

  1）頬部紅斑
  2）円板状エリテマトーデス
  3）日光過敏症
  4）口腔内潰瘍
  5）関節炎：骨破壊を伴わず，2 カ所以上の末梢関節を侵す．
  6）漿膜炎：a）胸膜炎，b）心外膜炎
  7）腎障害：a）1 日 500 mg あるいは（＋＋＋）の持続性蛋白尿，b）細胞円柱
  8）神経学的異常：a）痙攣発作，b）精神症状（いずれも薬剤性，代謝性異常を除外）
  9）血液学的異常：a）溶血性貧血（網状赤血球症を伴う），b）白血球減少（4,000/mm^3 以下．2 回以上確認），c）リンパ球減少（1,500/mm^3 以下．2 回以上確認），d）血小板減少（100,000/mm^3 以下．薬剤性を除外）
  10）免疫学的異常：a）抗 DNA 抗体陽性，b）抗 Sm 抗体陽性，c）抗リン脂質抗体陽性
  11）抗核抗体

  参考）皮膚科的検査として無疹部皮膚における蛍光抗体直接法病理組織学的所見が重要である．IgG や C3 の基底膜部への顆粒状沈着所見は SLE で高頻度に陽性となり，診断に役立つ（ループスバンドテスト）．

【治療】

①副腎皮質ホルモン薬投与

②①が無効な場合，シクロホスファミド，アザチオプリン，シクロスポリン，ミゾリビンなどの免疫抑制薬投与

③急性増悪時には，副腎皮質ホルモン薬やシクロホスファミドのパルス療法，血漿交換療法など

【予後】

- 寛解導入が成功すれば慢性に経過する．
- 主な死因は感染症，腎不全，中枢神経障害である．
- 治療中の重篤な合併症に注意が必要（感染症，高血圧，糖尿病，骨粗鬆症，緑内障など）．

【生活指導あるいは予防法】

- 何よりも増悪因子を避けることが重要である．

 日光：サンスクリーン剤の外用．入院時は直射日光の当たりやすいベッドも避ける．
 ストレス：精神的ケア．
 感染：人込みを避けるなどの指導が必要．
 食事：特にループス腎炎がある患者．
 服薬指導：時として患者は内服薬を自己調節していることがある．

B．皮膚エリテマトーデス cutaneous lupus erythematosus（CLE）

【疾患の概念】

- 主として皮膚症状のみであるが，時に軽微な全身症状を伴うことがある．
- 自己抗体は陰性のことが多い．
- 時に SLE に移行する症例がみられるので注意が必要．

【臨床症状・病型】

以下のさまざまなタイプの皮疹が出現する．

- 円板状エリテマトーデス discoid lupus erythematosus（DLE）（口絵 71）：表面に鱗屑を付す境界明瞭な紅斑．頭頸部に好発する．
- 播種状円板状エリテマトーデス（wide-spread DLE）：DLE が全身に多発する．
- 深在性エリテマトーデス lupus erythematosus profundus（LEP）（口絵 73）：皮下の硬結性病変．時に表面に DLE を伴うことがある．
- 凍瘡様ループス（CL）（口絵 72）：皮疹はいわゆるしもやけに類似．
- 亜急性皮膚エリテマトーデス subacute cutaneous lupus erythematosus（SCLE）：環状型と落屑性丘疹型の 2 型がある．
- 結節性皮膚ループスムチン症 nodular cutaneous lupus mucinosis（NCLM）：白色調を呈する丘疹．
- 線状皮膚エリテマトーデス linear cutaneous lupus erythematosus（LCLE）（口絵 76）：小児に好発する．

【診断】

- 典型的な皮疹を呈する場合，診断は比較的容易．しかし，原則として病理組織学所見（蛍光抗体直接法を含む）と併せて診断すべきである．

【治療】

①副腎皮質ホルモン薬外用
②ジアフェニルジアミノスルホン（商品名：レクチゾール）内服：副作用に注意が必要
③副腎皮質ホルモン薬内服

【予後】

- 皮膚症状のみであれば予後は良好．
- 整容的見地から，早期診断，早期治療が重要．
- 全身性エリテマトーデスへの移行に注意が必要．

【生活指導あるいは予防法】

- 遮光指導を徹底する．適切なサンスクリーン剤の選択などを助言し，励行を促す．
- DLE は寒冷刺激で増悪するので，寒冷回避を指導する．

C．全身性強皮症　systemic sclerosis（SSc）

【疾患の概念】

- 結合組織におけるコラーゲンの異常沈着による硬化性線維化，および血管の狭窄による末梢循環障害により症状が形成される．
- 末梢血中に自己抗体（抗核抗体）が出現する．すなわち免疫学的異常も存在する．
- 病変は皮膚のみに留まらず，肺，心臓，消化管，腎臓など，多臓器が傷害される．
- 30～50 歳代の女性に好発（男女比 1：10）．
- 慢性に経過する疾患で，本症の症状は多彩である．患者の QOL を著しく損なうものが多い．
- 症状に応じた対症療法が重要である．

【臨床症状】

1）皮膚病変

- 皮膚の浮腫性腫脹：病初期に認められる．
- 皮膚硬化（口絵 77）：文字通り皮膚が硬くなり，つまみ上げが困難になる．
- 指尖部陥凹性瘢痕（口絵 78）：診断的価値あり．
- 爪上皮延長および爪上皮出血：末梢循環障害の高度な例にみられる．
- 舌小帯短縮（口絵 79）
- レイノー Raynaud 現象：寒冷刺激等で，皮膚の色調が，白色→紫色→紅色→常色と変化する．
- 仮面様顔貌（口絵 80）：皮膚の浮腫や硬化のため，表情に乏しいようにみえる．
- 手指短縮：末節骨の吸収による．
- その他：毛細血管拡張，色素沈着および色素脱失，石灰沈着など．

2）肺病変
- 肺線維症：下肺野を中心に肺線維症がみられ，多くは緩徐に進行する．咳嗽，労作時呼吸困難などがみられ，他覚所見としてベルクロ Velcro ラ音を聴取する．
- 肺高血圧症：肺内の肺動脈末梢血管の狭窄による．最終的には在宅酸素療法などに至ることがあり，患者のQOLを著しく損なう．

3）消化器病変
- 逆流性食道炎：食道下部の蠕動運動低下による．高頻度（70%前後）にみられる．
- 消化不良症候群：腸内細菌の異常増殖による脂肪の吸収阻害による．
- 原発性胆汁性肝硬変：抗セントロメア抗体陽性例に多い．
- 偽性イレウス：腸管の線維化による蠕動運動低下．

4）心臓病変
- 不整脈：心伝導障害
- 心外膜炎

5）腎臓病変
- 強皮症腎：悪性高血圧により，急速進行性腎不全を呈する．血中尿素窒素の増加，蛋白尿が認められ，時に予後不良である．

6）関節病変
- 多関節痛，関節拘縮

【診断・病型】

1）病型
- 皮膚硬化の範囲が肘または膝関節より中枢側に及ぶか否かにより次の2型に分ける．
 びまん皮膚硬化型（dcSSc: diffuse cutaneous SSc）：硬化が肘または膝関節より中枢側に及ぶ．
 肢端皮膚硬化型（lcSSc: limited cutaneous SSc）：硬化が肘または膝関節より中枢側に及ばない．
- びまん皮膚硬化型は腎病変，間質性肺炎，肺線維症，消化器病変など臓器病変を伴いやすい．

2）診断
- アメリカリウマチ協会の分類予備基準を参考にする．大基準の1項目，あるいは小基準の2項目以上を認めるとき，全身性強皮症と分類できる．

 ＜大基準＞
 　近位皮膚硬化（中手あるいは中足関節より近位に及ぶ皮膚硬化）
 ＜小基準＞
 　1）手指あるいは足趾に限局する皮膚硬化
 　2）手指尖端の陥凹性瘢痕，あるいは指腹の萎縮
 　3）両側性肺底部の線維症

【治療】
1）基礎治療薬
①D-ペニシラミン，ブシラミン（有効でないとする報告もある）
②免疫抑制薬：シクロホスファミド（主に肺病変に対して使用される）
③副腎皮質ホルモン薬：活動期の例に適応となる．
2）対症療法
血管病変に対し
①プロスタグランジン製剤：ベラプロストなど
②抗血小板薬：塩酸サルポグレラートなど
③カルシウム拮抗薬：ニフェジピンなど
上部消化管病変に対し
①プロトンポンプインヒビター：オメプラゾールなど
②H_2遮断薬：シメチジン，ファモチジンなど
腎病変に対し
①アンギオテンシン変換酵素阻害薬：カプトプリルなど

【予後】
- 患者の90％以上は慢性に経過し，生命予後は比較的良好．
- 感染症，肺線維症，強皮症腎の発生，進行に注意する．

【生活指導あるいは予防法】
本症は薬物療法とともに，生活指導が重要である．
- 寒冷刺激を避ける：冬季は手袋，マフラー，厚手の靴下の着用や携帯用カイロの使用をすすめる．また夏季においても，クーラーの冷気に直接当たらぬよう指導し，できれば薄手の上着の携帯をすすめる．炊事の際は手袋の使用や，お湯の使用をすすめる．
- 禁煙指導も重要．
- 感染：うがいの励行，人込みを避けるなどの指導が必要である．
- ストレス：精神的ケア．時に高年齢の患者では不眠を訴えるが，カウンセリングのみで軽快する場合も多い．
- 消化器症状：脂肪，アルコール，カフェインの摂取を避けるようにし，食事自体も少量ずつ数回に分けて摂取させるようにする．また，逆流性食道炎を悪化させぬように，就寝前2時間の飲食を禁止する．睡眠時は上体をわずかに上げた状態での就寝を指導する．
- 関節症状：温熱療法や軽い運動等を考慮する．
- 腎症状：定期的に血圧を測定するとともに，尿量等についても変化がないかチェックする．

D．限局性強皮症

【疾患の概念】
- 原則として皮膚の一部分のみに硬化性病変が認められ，全身症状や内臓病変は伴わない．
- 自己抗体は陰性のことが多いが，時に抗核抗体やリウマトイド因子などが陽性となる．

【臨床症状・病型】

以下のさまざまなタイプの皮疹が出現する．
- 斑状型（モルフェア）（口絵81）：類円形の硬化局面を紅斑（ライラックリング）が囲む．
- 汎発型モルフェア：モルフェアが多発（原則として4カ所以上）．
- 線状型：小児の四肢に好発する．患肢の発育，機能障害，筋肉ないし骨病変を伴うことがある．
- 剣創状強皮症（口絵82）：頭部の脱毛を伴う硬化局面．時に脳波異常を伴う．

【診断】
- 臨床症状に加え，病理組織学所見から診断する．

【治療】
① 副腎皮質ホルモン薬外用または内服
② 線状型，剣創状強皮症は時に外科的加療を考慮

【予後】
- 予後は良好．しかし，頭部に発症した場合，脱毛斑となるので早期に治療を開始することが望ましい．

【生活指導あるいは予防法】
- 皮疹の新生の有無をチェックする．

E．皮膚筋炎/多発性筋炎　dermatomyositis/polymyositis（DM/PM）

【疾患の概念】
- 全身の横紋筋（骨格筋，心筋）に炎症が起こり，筋力低下をきたす疾患．
- 皮膚症状があるものを皮膚筋炎，ないものを多発性筋炎とよぶ．
- 末梢血中に自己抗体（抗核抗体）が出現することから，発症には自己免疫異常が関与するとする考えもある．
- 発症は10歳代（男女比1：1）と40歳代（男女比1：2〜3）の2峰性ピークを示す．
- 成人例に伴う間質性肺炎は致命的になることがあり，早期発見，早期治療が重要．
- 成人例では内臓悪性腫瘍を合併することが多い（40歳以上で30〜40％前後）．
- 小児例では全身性血管炎を合併することがあるが，悪性腫瘍の合併は稀である．
- 皮膚筋炎の皮膚症状は疾患特異性の高いものが多く，診断にきわめて重要である．

【臨床症状】

1）皮膚・粘膜病変
- ヘリオトロープ疹（口絵83）：両上眼瞼周囲の淡紫紅色調の浮腫性紅斑
- ゴットロン Gottron 徴候（口絵84）：指関節もしくは指背面の角化性紅斑
- 多形皮膚（ポイキロデルマ）：晩期にみられる色素沈着，色素脱失，毛細血管拡張からなる局面
- 爪囲紅斑（口絵85）
- 爪上皮出血
- 爪囲さかむけ様角化

- 掻破性皮膚炎（口絵 86）：老人性湿疹と誤診されやすい．
- 皮膚潰瘍：肘，膝などの関節突出部に好発．予後不良例にみられるとする意見がある．
- その他：網状皮斑，顔面紅斑，石灰沈着（小児例の特徴）などを認めることがある．

2）肺病変（間質性肺炎）

- たとえ無症状であっても，胸部 CT や動脈血ガス分析などを定期的にチェックする必要がある．
- 筋症状と間質性肺炎の重症度は必ずしも一致しないことがあり，注意が必要である．
- 慢性に経過することが多い．副腎皮質ホルモン薬に反応するタイプから，諸治療に抵抗性に急速に悪化するびまん性肺胞傷害の間質性肺炎をきたし，救命し得ない例もある．

3）消化器病変

- 嚥下障害が起こり誤嚥性肺炎をきたすことがある．

4）悪性腫瘍

- 悪性腫瘍の合併は中年以降の男性例に多いとされているが，本症患者では必ず精査すべきである．
- 女性例では卵巣腫瘍の合併頻度が高い傾向にあるが，一般には日本人に頻度の高い内臓悪性腫瘍が多い．
- 本症に遅れて悪性腫瘍が発見される場合があり，経過観察も重要である．

【診断・病型】

1）病型

1）多発性筋炎
2）皮膚筋炎
3）悪性腫瘍を伴う皮膚筋炎・多発性筋炎
4）小児皮膚筋炎・多発性筋炎
5）他の膠原病との重複症候群

2）診断

- ボーハン Bohan の診断基準による．皮膚筋炎は皮膚症状に加えて 3 項目以上，多発性筋炎は皮膚症状以外の 4 項目を満たさなければならない．

1）対称性近位筋の筋力低下
2）筋炎の組織学的証明
3）筋原性酵素の上昇（CK and/or アルドラーゼ）
4）筋電図で筋原性変化
5）皮膚症状（ヘリオトロープ疹，ゴットロン徴候など）

【治療】

① 副腎皮質ホルモン薬投与
② ①が無効な場合，シクロホスファミド，アザチオプリン，シクロスポリンなどの免疫抑制薬投与
③ 急性増悪時には，副腎皮質ホルモン薬やシクロホスファミドのパルス療法や免疫グロブリン大量静注療法など

【予後】

- 多くの症例は慢性に経過するが，時に急性増悪することがある．
- 経過中の間質性肺炎あるいは，悪性腫瘍の発生に注意が必要．
- 小児皮膚筋炎の予後は概ね良好であるが，皮下の石灰沈着が広範囲に起こるとQOLが低下する．

【生活指導あるいは予防法】

- 間質性肺炎や悪性腫瘍の危険因子を患者に充分説明し，検査の必要性を理解してもらうことが重要である．
- 肉体的疲労は本症を悪化させるので充分な休養をとるように指導する．
- 筋症状に関しては，筋原性酵素が正常化したら，リハビリテーションを開始する．
- 感染症を避けるため，手洗いやうがいの励行などを指導する．

F．混合性結合組織病　mixed connective tissue disease（MCTD）

【疾患の概念】

- 全身性エリテマトーデス，多発性筋炎，全身性強皮症の3疾患の症状をいくつかもち合わせているが，それぞれの分類基準ないし診断基準は満たさない．
- 抗RNP抗体が高値陽性である（100％）．

【臨床症状】

- 全身性エリテマトーデス，多発性筋炎，全身性強皮症が重複（下記の診断基準参照）．
- 肺高血圧症の合併には注意が必要である．死因として最も多い．

【診断】

- 厚生労働省（1984年当時，厚生省）の診断基準による．

　Ⅰ．共通所見

　　1．レイノー現象

　　2．指ないし手背の腫脹

　Ⅱ．抗RNP抗体陽性

　Ⅲ．混合所見

　　1．全身性エリテマトーデス様所見

　　　　①多発性関節炎

　　　　②リンパ節腫脹

　　　　③顔面紅斑

　　　　④心膜炎または胸膜炎

　　　　⑤白血球減少（4,000/mm³以下）または血小板減少（100,000/mm³以下）

　　2．強皮症様所見

　　　　⑥手指に限局した皮膚硬化

　　　　⑦肺線維症，肺拘束性障害（%VCが80%以下）または肺拡散能低下（%DL$_{CO}$が70%以下）

　　　　⑧食道蠕動低下または拡張

3．多発性筋炎所見
　⑨筋力低下
　⑩筋原性酵素（CK）の上昇
　⑪筋電図における筋原性変化所見

1）Ⅰのいずれか，もしくは両方，2）Ⅱの所見，3）Ⅲの 1, 2, 3 項のうち，2 項目以上につきそれぞれ 1 所見以上が陽性．1），2），3）すべてを満たすものを混合性結合織病と診断する．

【治療】
①副腎皮質ホルモン薬
②無効の場合，シクロホスファミド，アザチオプリン，シクロスポリンなどの免疫抑制薬投与

【予後】
- 多くの症例は慢性に経過し，予後良好である．肺高血圧症の発症に注意する．

【生活指導あるいは予防法】
- 各々の症状について，その膠原病に準じた生活指導を行う．

G．シェーグレン Sjögren 症候群

【疾患の概念】
- 乾燥性角結膜炎，慢性唾液腺炎を主徴とする原因不明の自己免疫疾患である．
- 他の膠原病を合併していない一次性と，他の膠原病（RA，強皮症など）に合併した二次性とに分ける．
- 40〜50 歳代の女性に好発（男女比 1：14）．
- 尿細管性アシドーシスや悪性リンパ腫を伴うことがある．
- 一次性であっても経過中に他の膠原病が発症してくることがあるので注意深く経過観察する．

【臨床症状】
腺病変
- ドライアイ：涙液分泌低下による結膜炎
- ドライマウス：耳下腺腫脹，唾液分泌低下
- 膵炎（膵臓も外分泌腺の 1 つである）

腺外病変
1）皮膚・粘膜病変
- 環状紅斑（口絵 87）：顔面に好発する，比較的大型の環状紅斑．辺縁がわずかに隆起し，DLE とは異なり表皮の変化に乏しい．
- 紫斑：高ガンマグロブリン血症に伴って下腿にみられることが多い．
- 滲出性紅斑：発熱を伴うことが多い．
- ドライスキン
- 口角炎

- 舌変化：舌乳頭が萎縮して，赤く平坦化する．
- その他：レイノー症状，網状紅斑，色素沈着などを認めることがある．

2）腎病変
- 尿細管性アシドーシス：多飲，多尿，低カリウム血症による筋脱力症状，イレウス，易疲労感．

3）肺病変
- 間質性肺炎，肺線維症

4）関節病変
- 多発性関節炎

5）消化器病変
- 原発性胆汁性肝硬変
- 自己免疫性肝炎

6）網内系器官病変
- 全身性リンパ節腫脹
- 悪性リンパ腫

7）その他の病変
- 慢性甲状腺炎，甲状腺腫，中枢神経障害

【診断】
- 厚生労働省（1999 年当時，厚生省）の診断基準による．以下の 4 項目のうち，いずれか 2 項目以上を満たせばシェーグレン症候群と診断する．

　Ⅰ．生検病理組織検査で次のいずれかの陽性所見を認めること
　　1．口唇腺組織で 4 mm² あたり，導管周囲に 50 個以上のリンパ球浸潤を認める．
　　2．涙腺組織で 4 mm² あたり，導管周囲に 50 個以上のリンパ球浸潤を認める．

　Ⅱ．口腔検査で次のいずれかの陽性所見を認めること
　　1．唾液腺造影で，ステージ 1（直径 1 mm 未満の小点状陰影）以上の異常所見
　　2．唾液分泌量低下（ガム試験で 10 分間で 10 ml 以下）があり，かつ唾液腺シンチグラフィーにて機能低下

　Ⅲ．眼科的検査で次のいずれかの陽性所見を認めること
　　1．シルマー Schirmer 試験で 5 分間で 5 mm 以下で，かつローズベンガル試験でスコア 3 以上
　　2．シルマー試験で 5 分間で 5 mm 以下で，かつ蛍光色素試験で陽性

　Ⅳ．血清学的検査で次のいずれかの陽性所見を認めること
　　1．抗 Ro/SS-A 抗体陽性
　　2．抗 La/SS-B 抗体陽性

【治療】
①眼症状：ヒアルロン酸ナトリウム点眼薬，人工涙液
②口腔乾燥症状：セビメリン内服，人工唾液使用
③軽度の腺外症状：非ステロイド系抗炎症薬内服

④高度の腺外症状：副腎皮質ホルモン薬や免疫抑制薬投与

【予後】
- 一次性シェーグレン症候群の多くは予後良好である．
- 多くの症例は慢性に経過するが，他の膠原病の合併の有無に注意する．

【生活指導あるいは予防法】
- 眼の乾燥により結膜に傷がつきやすくなるので，点眼薬の使用を指導する．
- 口腔内乾燥症状によりう歯ができやすくなるので，口腔内ケアの励行を指導する．
- 食事の際は水分の多いものをとらせるなどの工夫が必要である．
- 抗コリン剤の使用には充分注意する（→乾燥症状の悪化）．

H．抗リン脂質抗体症候群

【疾患の概念】
- 習慣性流産や動・静脈血栓症の原因となる自己免疫疾患．
- 原発性と他の膠原病に合併して認められる続発性のものに分ける．
- 特に全身性エリテマトーデス患者では本症の合併の有無を積極的に検査すべきである．

【臨床症状】
1）皮膚病変：さまざまなレベルの血管に血栓が形成されるため，皮膚症状も多彩である．
- 紫斑
- 網状皮斑（口絵88）
- 皮下結節
- 皮膚潰瘍・壊死
- その他：下腿浮腫（深部静脈血栓による），爪床出血などを認めることがある．

2）神経病変
- 脳梗塞，一過性脳虚血発作，片頭痛，横断性脊髄炎様症状

3）心・肺病変
- 心筋梗塞，心弁膜炎，肺梗塞，肺高血圧

4）腎臓病変
- 腎動静脈血栓，腎性高血圧

5）消化器病変
- 腸間膜動脈血栓症

6）生殖器系病変
- 習慣性流産：胎盤での血栓形成による．

【診断】
- 第8回国際抗リン脂質抗体シンポジウムの新診断基準(1998)による．以下のうち，臨床基準を1つ以上満たし，かつ検査基準を1つ以上満たすものを抗リン脂質抗体症候群とする．
  〈臨床基準〉
  Ⅰ．血栓症：画像診断またはドプラー検査または組織学的に証明されたもの
  Ⅱ．妊娠合併症

①妊娠10週以降の他に原因のない正常形態胎児の死亡，または

②重症子癇前症，子癇または胎盤機能不全による妊娠34週以前の形態学的異常のない胎児の1回以上の早産，または

③妊娠10週以前の3回以上続けての他に原因のない流産

〈検査基準〉

Ⅰ. 標準化されたELISA法による$β_2$-GPI依存性抗カルジオリピン抗体の測定法において中力価以上のIgGまたはIgMクラスの抗カルジオリピン抗体が，6週以上離れた機会に2回以上検出される．

Ⅱ. 国際血栓止血学会の指針に沿って測定した血漿中のループスアンチコアグラントが，6週以上離れた機会に2回以上検出される．

〈測定法〉

①リン脂質依存性凝固時間が延長していること（活性化トロンボプラスチン時間，カオリン凝固時間，希釈ラッセル蛇毒時間，希釈プロトロンビン時間など）．

②正常乏血小板血漿との混合試験で延長した凝固時間が補正されない．

③過剰のリン脂質の添加により凝固時間が補正または短縮される．

④他の凝固異常が除外できる．

【治療】

①抗血小板療法：少量アスピリン経口投与，塩酸チクロピジン，シロスタゾールなど

②抗凝固療法：ワーファリン（重症例）

【予後】

- 続発性の場合は，合併している膠原病にも左右される．
- 比較的軽い治療で慢性の経過をとる症例も多いが，当然のことながら侵された臓器によっては致命的な転帰をとる場合がある．動脈系では脳梗塞，静脈系では深部静脈血栓症が最も多い．

【生活指導あるいは予防法】

- 妊娠時には注意が必要である．一般に本症であっても流産の既往がなければ治療の必要はないが，流産の既往がある患者では，アスピリン，ヘパリンを使用する．
- 妊婦にワーファリンは禁忌である（催奇形性のため）．

I. 成人発症スティル Still 病

【疾患の概念】

- 若年性関節リウマチの全身型が成人に発症したもの．関節リウマチとは臨床像も異なり，独立疾患として取り扱われる．
- 発熱，皮疹，関節症状が3徴候．
- 10〜30歳代の女性に好発（男女比1：2）．

【臨床症状】

1）皮膚病変

- リウマトイド疹（**口絵89**）：径1〜2cm程度の淡紅色紅斑（サーモンピンク）．発熱に伴っ

て出現し，解熱時に消失することが多い．
- その他：丘疹，蕁麻疹様紅斑，色素沈着などを呈することがある．

2）関節病変
- 関節炎：関節痛，腫脹，熱感，変形

3）心・肺病変
- 心筋梗塞，心内膜炎，肺梗塞，肺高血圧

4）その他の病変
- 発熱：不明熱の原因として重要
- リンパ節腫脹
- 胸膜炎
- 薬剤アレルギー：肝障害，皮疹
- 血液学的変化：血清フェリチン値高度上昇（←診断的価値あり）

【診断】
- 厚生省成人スチル病研究班の分類基準（1992）による．以下のうち，2項目以上の大項目を含む総項目数5項目以上で成人スチル病と分類できる．ただし除外項目を除く．

〈大項目〉
1）発熱（39℃以上，1週間持続）
2）関節痛（2週間以上持続）
3）定型的皮疹
4）80％以上の好中球増加を含む白血球増加（10,000/mm^{3}以上）

〈小項目〉
1）咽頭痛
2）リンパ節腫脹あるいは脾腫
3）肝機能異常
4）リウマトイド因子陰性および抗核抗体陰性

〈除外項目〉
1）感染症（とくに敗血症，伝染性単核球症）
2）悪性腫瘍（特に悪性リンパ腫）
3）膠原病（特に結節性多発動脈炎，悪性関節リウマチ）

【治療】
①副腎皮質ホルモン薬投与
②抗リウマチ薬内服：金製剤やブシラミンなど
③①，②が無効な場合，免疫抑制薬投与

【予後】
- 予後は比較的良好である．

【生活指導あるいは予防法】
- 皮膚症状は本症の活動性の指標となるので，患者本人にも観察を促す．
- 薬剤アレルギーが起こりやすいので，医療機関受診の場合などは服薬手帳を持参させるな

どの注意を促す．

J．ベーチェット　Behçet 病

【疾患の概念】
- 本症は原因不明の多臓器侵襲性の炎症性疾患であり，膠原病類縁疾患として位置付けられる．
- 再発性口腔アフタ，皮膚症状，眼症状，外陰部潰瘍が4主徴としてあげられる．比較的長期にわたり増悪・寛解を繰り返すが，加齢とともに症状は軽快することが多い．
- 30歳代に好発．HLA-B51保有者が多い．

【臨床症状】
1）皮膚粘膜病変
- 口腔粘膜の再発性アフタ（口絵90）：円形ないし楕円形の有痛性潰瘍．本症では必発といえる．
- 結節性紅斑（口絵91）：下腿伸側に好発．圧痛を伴う．
- 血栓性静脈炎：主として四肢の皮下に索状のしこりとして触れる．
- 毛包炎様皮疹（ニキビ様皮疹）：時に注射針穿刺部に膿疱が出現し，診断の手がかりとなる．（→針反応検査）．
- 外陰部潰瘍（口絵92）：有痛性．男性では陰嚢，女性では陰唇に好発する．

2）眼病変
- 再発性前房蓄膿性虹彩毛様体炎：可逆性病変．発生頻度は高くない（約3割）．
- 網膜ぶどう膜炎：不可逆性病変．男性例に多い．失明することもある．

3）関節病変
- 関節炎：大関節を侵すことが多いが，変形や硬直性変化を伴うことはまれである．

4）消化器病変（消化管ベーチェット病）
- 多発性潰瘍：回盲部に好発する．時に穿孔をきたす．

5）中枢神経病変（神経ベーチェット病）
- 中枢神経性運動麻痺と精神症状で初発することが多い．髄液検査で蛋白増量，細胞増多がみられ，病勢を反映する．

6）その他の病変
- 血管病変：時に大血管やその分枝を侵すことがある（静脈が侵されやすい）．
- 副睾丸炎

【診断】
- 厚生省ベーチェット病研究班の診断基準（1987）による．
  〈主症状〉
  1）口腔粘膜の再発性アフタ性潰瘍
  2）皮膚症状
    ①結節性紅斑
    ②皮下の血栓性静脈炎

③毛囊炎様皮疹，痤瘡様皮疹
　3）眼症状
　　　①虹彩毛様体炎
　　　②網膜ぶどう膜炎（網脈絡膜炎）
　　　③以下の症状があれば①②に準じる：①②を経過したと思われる虹彩後癒着，水晶体上色素沈着，網脈絡膜萎縮，視神経萎縮，併発白内障，続発緑内障，眼球癆
　4）外陰部潰瘍
〈副症状〉
　1）変形や硬直を伴わない関節炎
　2）副睾丸炎
　3）回盲部潰瘍で代表される消化器病変
　4）血管病変
　5）中等度以上の中枢神経病変
〈病型診断の基準〉
　1）完全型：経過中に4主症状が出現したもの
　2）不全型
　　　①経過中に3主症状あるいは2主症状と2副症状が出現したもの
　　　②経過中に定型的眼症状とその他の1主症状，あるいは2副症状が出現したもの
　3）疑い：主症状の一部が出没するが，不全型の条件を満たさないもの．および定型的な副症状が反復あるいは増悪するもの
　4）特殊病型
　　　①腸管（型）ベーチェット病
　　　②血管（型）ベーチェット病
　　　③神経（型）ベーチェット病
〈参考となる検査所見〉
　1）皮膚の針反応
　2）炎症反応
　　　①赤血球沈降速度の亢進
　　　②血清CRPの陽性化
　　　③末梢血白血球の増加
　3）HLA-B51（B5）の陽性

【治療】
①コルヒチン投与
②無効な場合，シクロスポリン（特に眼病変に対して）や副腎皮質ホルモン薬内服．
③口腔内アフタ性潰瘍には副腎皮質ホルモン薬を外用するが，無効なことが多い．
④外陰部潰瘍には皮膚潰瘍治療用外用薬や抗生物質含有軟膏など．

【予後】
・予後は比較的良好であるものの，寛解・増悪期が繰り返し続くため，患者のQOLが低下

する．

【生活指導あるいは予防法】
- 眼病変や中枢神経症状など，後遺症を残す可能性があるものに関しては，その徴候が現れたときに速やかに対処が必要となるため，注意して観察する．
- 口腔内アフタが多発している場合には，栄養が偏らないように充分注意する．
- 増悪因子（特にストレス）を避けるため，日常生活においても規則正しい生活を送るように指導する．

K．関節リウマチ

【疾患の概念】
- 本症は多発性関節炎を主徴とする原因不明の慢性非化膿性炎症性疾患である．
- 発症早期の症例では他の膠原病との鑑別が困難な例もみられる．
- 30〜50歳代の女性に好発（男女比1：4）．

【臨床症状】
1）皮膚病変
- リウマトイド結節：前腕伸側に好発するドーム状に隆起する硬い皮下結節．2割程度の患者にみられる．
- リウマチ性血管炎を示唆する所見：皮膚潰瘍，紫斑，水疱，網状紅斑など．

2）関節病変
- 関節炎：手関節，中手指節関節，近位指節関節に関節痛，腫脹が認められる．朝方に強い手指のこわばり（morning stiffness）．遠位指節関節を侵すことは少ない．

3）その他の病変：心筋炎，心嚢炎や間質性肺炎，肺線維症，滲出性胸膜炎など．

【診断】
- アメリカリウマチ協会の関節リウマチ分類基準による（1987）．以下の項目のうち少なくとも4項目について該当する場合を関節リウマチと診断する．ただし1）〜4）は少なくとも6週間以上継続していなければならない．
  1）朝のこわばり
  2）3カ所以上の関節炎
  3）手関節炎
  4）対称性関節炎
  5）リウマトイド結節
  6）血清リウマトイド因子高値
  7）X線像異常所見

【治療】
①抗リウマチ薬：メトトレキセート，ブシラミン，金製剤
②非ステロイド抗炎症薬（NSAID）
③副腎皮質ホルモン薬

【予後】
- 生命予後は比較的良好であるものの，関節症状が進行した場合は日常生活の活動性が制限され，QOLが低下する．

【生活指導あるいは予防法】
- 内服療法に関しては，副作用が生ずる薬剤も多いので充分に説明する必要がある．
- 過労を避け，栄養のバランスのとれた食事を心がける．
- 関節症状が進行し，関節可動域が制限される患者に関しては，リハビリテーションをはじめ，温熱療法などを積極的に施行する．
- 変形の高度な例では外科的治療を考慮する．

L．その他の膠原病

その他の膠原病に関しては，認められる皮膚症状を表2-8に示す．

表2-8　その他の膠原病

疾患名	皮膚症状
結節性多発性動脈炎	・網状皮斑 ・紫斑 ・皮下結節 ・皮膚潰瘍
蕁麻疹様血管炎	・膨疹（ただし24時間以上持続する傾向にある） ・紫斑
新生児エリテマトーデス	・環状紅斑
リウマチ熱	・環状紅斑 ・丘疹状紅斑
好酸球増多症候群	・紅色丘疹，紅色結節 ・紫斑 ・水疱，血疱 ・膨疹様浮腫性紅斑
好酸球性筋膜炎	・浮腫 ・浮腫性紅斑 ・皮膚硬化

〈安部正敏〉

9 角化症

A．乾癬　psoriasis

【疾患の概念】
- 炎症性角化症の代表疾患で，慢性の経過をたどり難治性である．
- 遺伝的素因に種々の環境因子が加わって発症すると推定されている．
- わが国の家族内発症は稀である．
- 男女比は約2：1である．

【臨床症状】
- 境界の明瞭な大小さまざまの紅斑が多数生じ，その紅斑上に銀白色の厚い鱗屑が付着する．
- 肘頭，膝蓋，腰仙骨部，被髪頭部など機械的刺激を受ける部位に好発する．
- 痒みを伴うことがある．
- 掻破による刺激によって乾癬の病変が生じる（ケブネル　Köbner 現象：無疹部皮膚に種々の刺激が加わると，その部に皮疹が出現する現象）．
- 病変部の鱗屑をはがすと小さな出血点がみられる（アウスピッツ　Auspitz 現象）．
- 爪に小さな点状陥凹がみられることがある．

【診断・病型】
- 特徴的な臨床像と経過より，診断は比較的容易である．
- 病態は，表皮細胞の増殖亢進とターンオーバー時間の短縮．角化異常と炎症所見である．
- 尋常性乾癬，滴状乾癬，乾癬性紅皮症，関節症性乾癬，膿疱性乾癬の5型に分類される．
- 尋常性乾癬　psoriasis vulgaris が圧倒的に多い（**口絵** 93, 94）．
- 滴状乾癬　psoriasis guttata：爪甲大の乾癬病巣が全身性に多発する．幼年児に好発する．上気道感染をきっかけに急性に全身播種性に拡がる（**口絵** 95）．
- 乾癬性紅皮症　psoriatic erythroderma：皮疹が全身に広がって潮紅と落屑が著しく，紅皮症化したもの（**口絵** 96）．
- 関節症性乾癬　psoriasis arthropathica：関節障害を伴う（**口絵** 97）．関節症状は非対称性で，遠位指関節が多い．リウマチ反応陰性．
- 汎発性膿疱性乾癬　generalized pustular psoriasis：発熱，全身倦怠感，関節痛などの全身症状とともに全身の皮膚が潮紅し，そこに無菌性小膿疱が多発する（**口絵** 98）．

【治療】
- 外用薬は，副腎皮質ホルモン薬やビタミンD_3．
- 内服薬は，免疫抑制薬のシクロスポリン，ビタミンA誘導体のエトレチナート，メトトレ

キサート．
- 光線療法は，PUVA療法があり，光毒性物質の 8-methoxypsoralen（8-MOP）と長波長紫外線（UVA）を組み合わせたものである．最近では，narrow band UVB（中波長紫外線）も用いられる．

【予後】
- 症状は慢性に経過し，難治性である．
- 生命予後は良好である．しかし，汎発性膿疱性乾癬では死亡例の報告がある．

【生活指導あるいは予防法】
- 根治は難しく，再発がみられるので，忍耐強い長期の治療が必要であることを患者によく説明する．
- 伝染性がないことを説明する．
- 機械的刺激を避けるようにする．
- 規則正しく，ストレスの少ない生活をする．
- バランスのよい食事，適度な日光浴を勧める．

B．扁平苔癬　lichen planus

【疾患の概念】
- 原因の多くは不明だが，一部では薬剤，C型肝炎ウイルス感染の関与が指摘されている．
- 炎症反応と基底細胞の障害を伴う炎症性角化異常症である．

【臨床症状】
- 紫紅色，多角形の扁平隆起性丘疹で，手背，四肢に好発する（口絵 99）．
- 痒みを伴うことが多い．
- 表面に細かい灰白色線条が網目状にみられる．
- 通常，慢性に経過する．
- ケブネル現象が陽性である．
- 口腔粘膜，特に頬粘膜では，網状に配列する乳白色線条を呈する（ウィッカム　Wickham 線条）．

【診断】
- 病理組織学的に，基底層の液状変性，真皮上層の密な帯状リンパ球浸潤がみられる．

【治療】
- 副腎皮質ホルモン薬の外用．

【予後】
- 数カ月～数年で治癒するが，色素沈着や色素脱失を残すことが多い．
- 自然治癒もみられる．

C．毛孔性苔癬　lichen pilaris

【疾患の概念】
- 原因は不明．

- 家族内発症が認められ，常染色体優性遺伝．
- 上腕，大腿の伸側，殿部に好発する毛孔一致性の角化性丘疹．

【臨床症状】
- 小児期から発症し，思春期に著明になる．
- 四肢，とくに上腕，大腿の伸側，殿部に粟粒大までの毛孔一致性の角化性丘疹が多発する（口絵 100）．
- ときに潮紅，褐色調を伴う．
- 自覚症状は通常ない．
- 肥満者に多い．

【診断】
- 臨床症状より診断は比較的容易．

【治療】
- 尿素軟膏，サリチル酸ワセリン外用．

【予後】
- 多くは加齢とともに軽快する．

【生活指導】
- 思春期を過ぎると軽快することを説明．

D．魚鱗癬 ichthyosis

【疾患の概念】
- 角質層の剝脱機構に異常が生じ，皮膚表面に淡褐色で魚のウロコを思わせる鱗屑を生じる．
- 遺伝性の疾患である．
- 遺伝様式や組織所見からいくつかの病型に分けられる．

【病型，臨床症状】

1）尋常性魚鱗癬 ichthyosis vulgaris
- 最も多いもので，常染色体優性遺伝を示す．
- 生後数カ月で発症し，思春期頃までに徐々に進行する．
- 左右対称性に現れる皮膚の乾燥と鱗屑を特徴とする（口絵 101）．
- 四肢伸側に強く，関節窩などの屈側部はあまり侵されない．
- 表皮に顆粒層を欠くことが一つの特徴である．
- 夏期に軽快し，冬期に悪化する．

2）伴性遺伝性魚鱗癬 X-linked ichthyosis
- 伴性劣性遺伝で，男性に発症する．ステロイドスルファターゼ活性の低下ないし消失．
- 生後まもなく発症する．
- 大型で黒色調の鱗屑を生じ，病変は広範囲かつ高度である．
- 腋窩，肘窩，膝窩など関節屈側部にも病変を生じる．
- 表皮の顆粒層は正常である．

3）先天性魚鱗癬様紅皮症　congenital ichthyosiform erythroderma

- 生下時から全身のびまん性潮紅と鱗屑がみられる稀な遺伝性疾患である．
- 水疱型と非水疱型がある．
- 水疱型はケラチン K1，K10 遺伝子の異常により発症し，常染色体優性遺伝を示す．出生時に水疱が生じ，びらんをつくり，後にほぼ全身の敷石状の角質増殖が主症状となる．表皮に顆粒変性がみられる．
- 非水疱型は多くが常染色体優性遺伝を示し，一部はトランスグルタミナーゼ 1 遺伝子の異常により発症する．葉状魚鱗癬ともよばれる．しばしば，全身皮膚が光沢のある薄い膜で被われたコロジオン児として出生する．全身に白色小葉状の鱗屑，紅皮症がみられる．眼瞼や口唇の外反を伴うことがある．

【治療】
- 尿素含有軟膏の外用．
- エトレチナート内服も有効である．ただし，小児への投与は原則として禁忌である．

【生活指導】
- 長期間根気よく治療を継続しなければならないことを説明する．
- 生活環境が低湿化しないようにする．
- 脱脂力の弱い低刺激性石鹸を使用する．

E．遺伝性掌蹠角化症　hereditary palmoplantar keratoderma

【疾患の概念】
- 手掌・足蹠の過角化（角質増生）を主症状とし，ときに発赤，亀裂，疼痛を伴う遺伝性疾患．
- 単一疾患ではなく，臨床型により遺伝形式も異なる．

【診断・病型・臨床症状】

1）ウンナ-トスト　Unna-Thost 型
- 常染色体優性遺伝．
- ケラチン K1 遺伝子の異常．
- 掌蹠に限局したびまん性角質増殖，軽度の潮紅を伴う（口絵 102，103）．
- しばしば掌蹠の多汗を伴う．

2）フェルネル　Vörner 型
- 常染色体優性遺伝．
- ケラチン K9 遺伝子の異常．
- 臨床像は，ウンナ-トスト型と区別できない．
- 病理組織で顆粒変性を示す．

3）メレダ　Meleda 病
- 常染色体劣性遺伝．
- SLURP-1 遺伝子の異常．
- 潮紅を伴った角質肥厚が掌蹠に限局せず手足背，四肢に拡大する．

- 知能低下を伴うこともある．
- 高年齢に至るまで進行性である．

4）グライツェル Greither 型
- 常染色体優性遺伝．
- 原因遺伝子不明．
- メレダ病に似る．
- より病変が高度で手足背にもおよび，肘頭膝蓋にも角化局面を生じる．
- 小児期には進行性だが，中年までに進行はとまる．

5）パピヨン-ルフェバ Papillon-Lefevre 症候群
- 常染色体劣性遺伝．
- カテプシン C 遺伝子の異常．
- メレダ病に似る．
- 早期の歯周症の併発を認め，4〜5 歳ごろまでに歯牙が脱落する．
- 歯周症は再燃し，永久歯も脱落する．
- 皮疹は掌蹠のみならず，手足背，肘，膝に及ぶ．
- 多汗と悪臭がある．

【治療】
- 尿素軟膏外用
- エトレチナート内服

＜櫻根幹久＞

10 水疱症

- 先天性水疱症（遺伝子異常による）と自己免疫性水疱症（後天性）とに分けられる．
- 異常（変異）遺伝子が作る蛋白や自己抗原となる蛋白は細胞接着に関係するものが多い．これら蛋白の機能，局在が臨床像，組織像，治療，予後に関係する．
- 水疱のできる深さにより，表皮内水疱，表皮下水疱に分けられる（図2-7）．

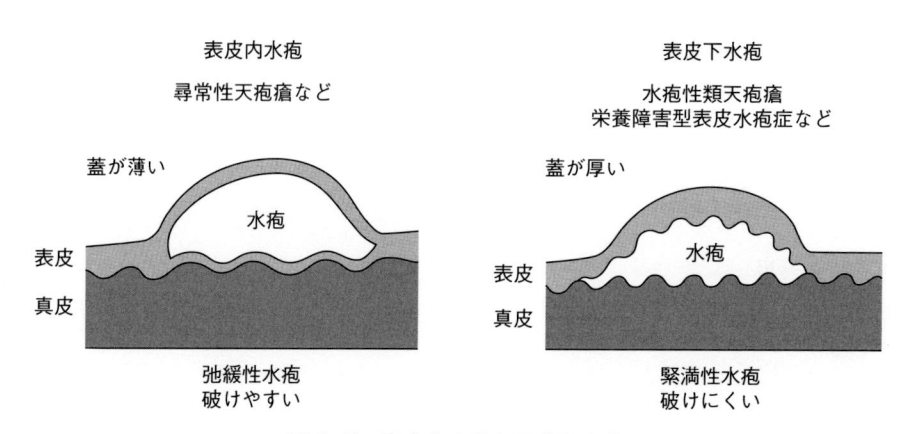

表皮内水疱
尋常性天疱瘡など
蓋が薄い
水疱
表皮
真皮
弛緩性水疱
破けやすい

表皮下水疱
水疱性類天疱瘡
栄養障害型表皮水疱症など
蓋が厚い
水疱
表皮
真皮
緊満性水疱
破けにくい

図2-7 表皮内水疱と表皮下水疱

- 治療時に皮膚に直接テープを貼ると，貼ったところがまた水疱になるので気をつける（リント布で貼り付ける，包帯，胸帯，腹帯で巻いて固定する）．
- 自己免疫性水疱症の治療では，副腎皮質ホルモン薬，免疫抑制薬などを全身投与することが多い．それぞれの薬の副作用に対する対策が必要である（たとえば副腎皮質ホルモン薬では食事制限，骨粗鬆症予防のための運動，血圧測定，眼科受診など，シクロスポリンではうがい，歯周囲炎治療，血圧測定など）．
- また，副腎皮質ホルモン薬は急に内服をやめると全身状態が悪くなることもあるので，きちんとした服薬を促す．
- 副腎皮質ホルモン薬外用も頻用される．その際，プロピオン酸クロベタゾール（デルモベート）を大量に外用すると副腎機能不全が起きやすい．

I 自己免疫性水疱症

A. 水疱性類天疱瘡 bullous pemphigoid

【疾患の概念】
- 表皮細胞と基底膜との間の接着分子（BPAG1 および BPAG2）に対する自己抗体により表皮の下に水疱を作る（表皮下水疱）自己免疫疾患である．
- ほとんどの患者は 50～60 歳を超えてから発症する．
- 悪性腫瘍の合併が多いといわれたこともあるが，現在ではほぼ否定されている．

【臨床症状】
- 皮膚，口腔粘膜に水疱，びらんの出没を繰り返す．痒みのある滲出性紅斑を掻破しているうちに緊満性水疱，びらんが出現し，拡大増悪してきて水疱性類天疱瘡の存在に気づかれることが多い（口絵 104a）．
- 一部の症例では口腔粘膜病変のみを呈し，本症の存在に気づかれないこともある．

【診断】
- 皮膚病理組織により表皮下水疱であること，蛍光抗体直接法で基底膜部に免疫グロブリン（IgG）と補体（C3）の線状沈着があること，患者血清中に自己抗体（抗 BPAG1 および BPAG2 抗体）が検出されることにより診断を確定する（口絵 104b）．

【治療】
- 重症度（高齢者が多いので），合併症の有無，生活状況により治療を決定する．たとえば，糖尿病の管理ができない人に，外来通院で副腎皮質ホルモン薬内服を開始するのは危険である．一人暮らしの老人に，背中に軟膏を塗るように説明しても無理である．ソーシャルワーカーと交渉することが必要な場合もある．
- 軽ければストロングクラス以上の副腎皮質ホルモン薬含有軟膏外用，テトラサイクリン（ミノマイシンなど），ジアフェニルスルホン（レクチゾール）内服を行う．
- 中等症以上では，入院の上，副作用チェックを行いながらプレドニゾロン内服を考慮する．少量から中等量（～0.5 mg/kg）で充分なことが多い．
- さらに難治の場合は大量副腎皮質ホルモン薬内服，点滴，免疫抑制薬併用，血漿交換療法などを考慮することになる．
- 高血圧，糖尿病，高脂血症，悪性腫瘍などの合併症の管理が悪いと，類天疱瘡も悪化しやすいので，きちんと管理する．

【予後】
- 経過中に自然の軽快，増悪がある．内服薬が必要なくなることもある．

【生活指導】
- 掻破により悪化するので，できるだけ掻かないようにする．
- 痒みを悪化させる食べ物（さば，辛子の多く入った食品，里芋など），生活習慣（高温の湯での入浴，垢すりタオルの使用など）に注意する．
- 一部の薬品（降圧薬：ACE 阻害薬など）により悪化することがあるので注意する．

B. 天疱瘡　pemphigus

- 天疱瘡は尋常性と増殖性，および紅斑性と落葉状の2大病型に分けられる．

1. 尋常性天疱瘡　pemphigus vulgaris

【疾患の概念】
- 表皮細胞間の接着分子（デスモグレイン3）に対する自己抗体により表皮内に水疱をつくる（表皮内水疱）自己免疫疾患である．
- 通常，口腔粘膜に初発し，かつ必発である．そのため，初期には歯科，耳鼻科で難治性口内炎として治療されることが多い．
- 50歳代に比較的多いが，小児から高齢者まで発症する．
- 特定疾患の1つであり，都道府県への申請により医療費の補助が受けられる．

【臨床症状】
- 口内びらん，咽頭痛で発症することが多い（**口絵 105a**）．
- 口腔内病変が悪化すると摂食不能になることもある．
- 体幹，四肢の刺激を受ける部位に，破けやすい弛緩性水疱が多発する．

【診断】
- 皮膚病理組織により基底層直上の表皮内水疱であること，蛍光抗体直接法で全層にわたって表皮細胞間に免疫グロブリン（IgG）と補体（C3）の沈着があること，患者血清中に自己抗体が検出されることにより，診断を確定する（**口絵 105b**）．
- 血清抗体価の変動がある程度病勢を反映する．

【治療】
- 摂食不良が高度な時には輸液管理が必要になる．
- 軽症例ではストロングクラス以上の副腎皮質ホルモン含有軟膏の外用，ジアフェニルスルホン（レクチゾール）内服，金製剤内服または筋注を行う．
- 通常，入院の上プレドニゾロン0.5〜1 mg/kgの内服を開始する．
- 難治の場合は副腎皮質ホルモン薬のパルス療法，免疫抑制薬併用，血漿交換療法などを考慮する．
- 口腔内病変に対してはうがい，副腎皮質ホルモン含有外用剤，抗真菌薬外用を行う．

【予後】
- 現在，生命予後に影響することはほとんどないが，副腎皮質ホルモン薬の全身投与が可能になる以前の時代は致死性疾患だった．
- 経過中に自然軽快，増悪がある．
- 夏期に虫さされ，あせもが引き金になり水疱が再燃することがある．

【生活指導】
- 歯周囲炎があると歯肉病変が治りにくくなるので，歯科治療も積極的にすすめる（歯科治療後は，歯肉病変は一時的に悪化する）．
- 一部の薬品（降圧薬：ACE阻害薬など）により悪化することがあるので注意する．

2. 落葉状天疱瘡　pemphigus foliaceus

【疾患の概念】
- 表皮細胞間の接着分子（デスモグレイン 1）に対する自己抗体により表皮内に水疱をつくる（表皮内水疱）自己免疫疾患である．
- 顔面，体幹にびらん，水疱をつくるが，口腔粘膜はほとんど侵されない．
- 特定疾患の 1 つであり，都道府県への申請により医療費の補助が受けられる．

【臨床症状】
- 水疱蓋がごく薄いため，水疱はすぐ破け浅いびらんになる．水疱が明らかでなく，鱗屑を付した紅斑にしかみえないこともある（**口絵 106**）．
- 顔面，体幹が好発部位であり，顔面では特に脂漏部位（頬部から鼻唇溝にかけて）がびらんとなりやすい．痒みを伴うことが多い．
- 口腔粘膜はほとんど侵されない．

【診断】
- 皮膚病理組織では顆粒層レベルの表皮内水疱であること，蛍光抗体直接法で表皮上層の細胞間に免疫グロブリン（IgG）と補体（C3）の沈着があること，患者血清中に自己抗体が検出されることにより，診断を確定する．
- 血清抗体価の変動がある程度病勢を反映する．

【治療】
- 軽症例ではストロングクラス以上の副腎皮質ホルモン含有軟膏の外用，ジアフェニルスルホン（レクチゾール）内服，金製剤内服あるいは筋注を行う．
- 顔面の病変には弱めの副腎皮質ホルモン薬外用ないし脂漏性皮膚炎の外用（ケトコナゾール）を行う．
- 通常は，入院の上プレドニゾロン～0.5 mg/kg の内服を開始する．
- 難治の場合は免疫抑制薬併用などを考慮する．

【予後】
- 現在，生命予後に影響することはほとんどない．副腎皮質ホルモン薬の全身投与が可能になる以前の時代は死亡率約 60％の疾患だった．
- 自然経過としての軽快，増悪がある．全身状態があまり悪化しないため，尋常性天疱瘡より管理が容易だが，副腎皮質ホルモン薬の内服を中止することは尋常性天疱瘡より困難である．

【生活指導】
- 一部の薬品（D-ペニシラミンなど）が本症を誘発することがある．

II　先天性表皮水疱症

A．単純型表皮水疱症　epidermolysis bullosa simplex

【疾患の概念】
- 表皮基底細胞の線維性骨格蛋白（ケラチン 5，ケラチン 14）またはプレクチン（接着分子）

の遺伝子変異により，表皮内水疱が形成される常染色体優性遺伝疾患である．
- プレクチン異常による場合は，遅発型の筋ジストロフィーを合併する．

【臨床症状】
- 生下時ないし生後1～2週以内に，皮膚に外力が加わる部位，特に四肢に表皮内水疱を形成する（口絵107）．
- 夏期に悪化しやすい．
- 表皮内水疱ではあるが，水疱のできる位置が深めのため緊満性水疱にみえる．

【診断】
- 皮膚病理組織により表皮内水疱であること，水疱のできる位置が基底細胞層であることを光顕ないし電顕的に確認する．
- 遺伝子解析により診断することも可能である．

【治療】
- 水疱ができたら内容液を抜き，抗生物質含有軟膏を外用する．

【予後】
- 通常，成長するつれて水疱ができにくくなる．
- 瘢痕を残さず表皮化する．細菌感染を併発すると潰瘍化し，瘢痕治癒する．

【生活指導】
- 外力の加わりやすい部位に包帯を巻くなど，外力を軽減するようにする．

B．栄養障害型表皮水疱症

【疾患の概念】
- 基底膜と真皮を繋留する基底膜部の線維であるⅦ型コラーゲンの遺伝子変異による常染色体優性または劣性遺伝疾患である．
- 生下時ないし生後1～2週以内に，皮膚に外力が加わる部位に表皮下水疱を形成する．
- 高齢になるまで気づかれない軽症型もある．

【臨床症状】
- 全身に水疱形成を繰り返す（口絵108）．上皮化した部位には瘢痕を残す．
- 手足の指趾は，水疱形成を繰り返すうちに癒着することが多い．
- 30歳代以降に，瘢痕化した部位に癌が発生することが多い．
- 食道，喉頭咽頭が癒着するため，摂食障害，低栄養，逆流性食道炎，誤嚥性肺炎を起こしやすい．

【診断】
- 皮膚病理組織により表皮下水疱であること，繋留線維が減少していることを電顕的に確認する．
- 遺伝子解析により診断することも可能である．
- 一部の施設では出生前診断も可能である．

【治療】
- 水疱ができたら内容液を抜き，潰瘍治療薬などの外用を行う．

- 癌化したら，早期に切除する．
- 逆流性食道炎にはプロトンポンプ阻害薬が有効である．

【予後】
- 癌ないし低栄養，逆流性食道炎，誤嚥性肺炎のため予後不良である．

【生活指導】
- 外力の加わる部位に包帯を巻くなど，外力を軽減するようにする．

C．その他の水疱症

臨床症状を**表 2-9** に示す．

表 2-9

自己免疫性水疱症	
増殖性天疱瘡	表皮内水疱，尋常性天疱瘡に類似，病変の一部が隆起する．
紅斑性天疱瘡	表皮内水疱，落葉状天疱瘡に類似，顔面の病変が目立つ．
paraneoplastic pemphigus	悪性リンパ腫，白血病に合併する．口腔病変が非常に強い．
瘢痕性類天疱瘡	表皮下水疱，類天疱瘡に類似，粘膜病変が強い．瘢痕を残す．
妊娠性疱疹	表皮下水疱，妊娠中に発症する．類天疱瘡に類似．
後天性表皮水疱症	表皮下水疱，類天疱瘡に類似，瘢痕を残す．
linear IgA bullous dermatosis	表皮下水疱，膿疱化しやすい．膿疱症の項に詳述する．
デューリング Duhring 疱疹状皮膚炎	痒みの強い表皮下（真皮内）小水疱が多発，日本ではきわめてまれ．
先天性表皮水疱症	
接合部型表皮水疱症	生下時より表皮下水疱が多発．多くは致死型．
ヘイリー–ヘイリー Hailey-Hailey 病	常染色体優性遺伝，主に腋窩，陰股部に，特に夏期，びらんを繰り返す．
ダリエー Darier 病	常染色体優性遺伝，体幹四肢に，特に夏期，独特のにおいのする角化性病変をつくる．

〈藤原　浩〉

11 膿疱症

- 無菌性膿疱が長期にわたり出没する疾患が膿疱症として総称されている．なお，線状IgA水疱症は水疱症に分類されることが多いが，膿疱が多発することが多いのでこの項で述べる．膿疱性乾癬についてはⅡ-9．角化症の項を参照されたい（103頁）．

A．掌蹠膿疱症　pustulosis palmaris et plantaris

【疾患の概念】
- 手掌，足底に小水疱，膿疱が出没を繰り返す．
- 扁桃炎，歯周囲炎などの慢性感染病巣や喫煙が原因，悪化要因となる．
- 手足以外に尋常性乾癬様の皮疹，関節病変を呈することもある．

【臨床症状】
- 手掌の近位側，足底の穹隆部（土踏まず）を主体に直径数mm以下の小水疱，膿疱が出没を繰り返す（口絵109）．
- 通常，両側手掌，足底が侵されるが，片側性または手掌のみ，足底のみが侵されることもある．
- 体幹，四肢に尋常性乾癬に酷似した紅斑，隆起性局面を作ることもある（掌蹠外皮疹）．
- 胸鎖関節，指関節などに疼痛，腫脹をきたす症例もある．
- 青年期から壮年期の発症が多く，女性にやや多い．
- 季節的変動など，周期性をもって出没することも多い．

【診断】
- 通常，特徴的な臨床像から診断する．
- 手掌，足底の病変が軽度の場合，異汗性湿疹，接触皮膚炎との鑑別が困難なこともある．
- 水疱，膿疱は無菌性だが，二次的に細菌，真菌（白癬菌など）の感染をきたしていることもある．
- 生検組織では，乾癬の組織像を示す．
- 原因検索として耳鼻科，歯科での感染病巣の検索を行う．
- まれには金属アレルギーが原因のこともあり，パッチテストを行う．
- 関節症の検査としてはX線撮影も行うが，骨シンチの方が鋭敏である．

【治療】
- 感染病巣が疑われるときはその治療を優先する．
- もし喫煙習慣があるときは，禁煙指導を行う．
- 外用療法として活性型ビタミンD_3または副腎皮質ホルモン含有軟膏が使用される．

- 痒みに対する抗ヒスタミン薬以外には内服療法は行わないことが多い．
- しかし，ジアフェニルスルホン（レクチゾール），ミノサイクリン，イトラコナゾールなどの内服が有効な症例もある．
- 紫外線療法（PUVA, UVB）も有効である．
- 症状がひどいときには，副腎皮質ホルモン薬，シクロスポリン，エトレチナートなどの内服が有効ではあるが，副作用との兼ね合いで使用しないのが原則である．
- 二次感染（白癬菌など）があるときは，その治療も同時に行う．

【予後】
- 年余にわたり出没を繰り返す．
- 自然治癒することもある．
- 関節症から関節破壊に至ることは，乾癬に比較して少ない．

【生活指導】
- もし喫煙習慣があるときは，禁煙指導を行う．
- 口腔内の清潔を保つ（うがい，歯磨き）．

B．線状 IgA 水疱症　linear IgA bullous dermatosis

【疾患の概念】
- 表皮細胞と基底膜との間の接着分子（BPAG2 ないし BPAG2 にきわめて近い分子）に対する自己抗体により眼瞼と口腔内粘膜下，および表皮下に水疱，膿疱をつくる（表皮下水疱）自己免疫疾患である．
- 自己抗体が IgA 分画にある．
- 40 歳代の発症が多く，やや女性に多い．

【臨床症状】
- 痒みのある湿疹様紅斑を掻破しているうちに，水疱，膿疱，びらんが出現し，線状 IgA 水疱症と気づかれることが多い（口絵 110）．
- 本来，水疱症であるが，初期には水疱がはっきりせず，びらん，膿疱にみえることも多い．
- 顔面，口腔粘膜に出現しやすい．
- 口腔粘膜病変が強い場合，摂食障害の原因になる．

【診断】
- 皮膚病理組織により表皮下水疱であること，基底膜部に免疫グロブリン（IgA）と補体（C3）が線状に沈着（蛍光抗体直接法）していることにより，診断を確定する．
- 組織学的に好中球浸潤が強く，膿疱化することが多い．基本的には無菌性膿疱である．
- 患者血清を用いた蛍光抗体間接法が陽性になることもある．

【治療】
- 摂食不良が強いときは輸液管理が必要になる．
- 通常ストロングクラス以上の副腎皮質ホルモン含有軟膏の外用，テトラサイクリン（ミノマイシンなど），ジアフェニルスルホン（レクチゾール）の内服．ただし，プロピオン酸クロベタゾール（デルモベート軟膏）を大量に外用すると副腎機能不全が起きやすいので，

使い方には注意を要する．
- 難治の場合は，入院の上プレドニゾロン〜0.5 mg/kg の内服を開始する．副腎皮質ホルモン薬の副作用対策が必要である．
- 口腔内病変に対してはうがい，副腎皮質ホルモン外用剤，抗真菌薬外用を行う．デキサメタゾン内服液をうがい液として用いることもあるが，一部は副腎皮質ホルモンとして吸収されることを念頭に置く必要がある．

【予後】
- 生命予後に影響することはほとんどない．
- 経過中に自然軽快，増悪がある．内服薬が必要なくなることもある．

【生活指導】
- 掻破により悪化するので，できるだけ掻かないようにする．
- 痒みを悪化させる食べ物（さば，辛子の多く入った食品，里芋など），生活習慣（高温の湯での入浴，垢すりタオルの使用など）を避ける．
- 治療薬，特に副腎皮質ホルモン薬は急に内服をやめると全身状態が悪くなることもあるので，きちんとした服薬を促す．
- それぞれの薬の副作用に対する対策をとる（たとえば副腎皮質ホルモン薬では食事制限，骨粗鬆症予防のための運動，血圧測定，眼科受診など）．

C．角層下膿疱症　subcorneal pustular dermatosis

【疾患の概念】
- 体幹，四肢に生じた無菌性小膿疱が出没を繰り返す．
- 40 歳代の発症が多く，やや女性に多い．

【臨床症状】
- 体幹，四肢，特に腋窩，股部などに，破れやすく，すぐに痂皮化する直径数 mm 前後の小膿疱が出没する．わずかに色素沈着を残して消褪する（口絵 111）．
- 痒みはあっても軽度のことが多い．
- 季節変動がある．

【診断】
- 膿疱内容は細菌培養で無菌性であり，皮膚病理組織により角層下膿疱であることを証明する．組織学的に好中球浸潤が強い．
- 蛍光抗体直接法で表皮細胞間に IgA が陽性の症例もある（近年，IgA 天疱瘡という独立した疾患とされ始めている）．

【治療】
- 扁桃炎，歯周囲炎などの慢性感染病巣がある場合はその治療を行う．
- 外用療法として活性型ビタミン D_3 含有軟膏，副腎皮質ホルモン含有軟膏が使用される．
- 痒みに対する抗ヒスタミン薬以外には内服療法は行わないことが多い．
- エトレチナート，ジアフェニルスルホン（レクチゾール），ミノサイクリンなどの内服が有効な症例もある．

- 紫外線療法（PUVA，UVB）も有効である．

【予後】
- 年余にわたり出没を繰り返す．
- 自然治癒することもある．

D．疱疹状膿痂疹　impetigo herpetiformis

【疾患の概念】
- 妊娠，産褥期の女性に膿疱性乾癬様の紅斑，膿疱が多発する．膿疱性乾癬の亜型と考えられる．

【臨床症状】
- 妊娠，産褥期，特に妊娠後期に膿疱性乾癬様の紅斑，膿疱が出没する（口絵 112）．
- 乾癬と同様に痒みはあることもないこともある．
- 発熱，関節痛，悪心，嘔吐，リンパ節腫脹を伴うこともある．
- 低カルシウム血症を伴うこともある．
- 乾癬の既往歴のある症例もある．

【診断】
- 膿疱内容は細菌培養で無菌性である．皮膚病理組織により，海綿状膿疱を含む乾癬様の表皮の増殖を証明する．

【治療】
- 妊娠中の場合，できれば催奇形性のない薬剤で治療する．
- 外用療法として副腎皮質ホルモン含有軟膏が使用される．
- 痒みに対して抗ヒスタミン薬（マレイン酸クロルフェニラミンなど）を使用する．
- 中等量のプレドニゾロンを使用することが多い．
- 上記に反応しない場合，シクロスポリンが有効である．ただし，基本的に催奇形性のない薬ではあるが，確立した治療法ではない．

【予後】
- 母体は出産後 2〜3 週で自然軽快する．その後，妊娠と関係なく，乾癬が発症する症例もある．

E．好酸球性膿疱性毛包炎　eosinophilic pustular folliculitis

【疾患の概念】
- 1970 年，太藤により提唱された疾患である．顔面，体幹四肢に無菌性膿疱が集簇して発症する．近年，HIV 感染者での報告が多い．

【臨床症状】
- 顔面，体幹四肢に直径 1〜2 mm の無菌性膿疱が紅斑上に集簇する．痒みがある（口絵 113）．
- 欧米例では HIV 感染者に多いことが知られている．

【診断】
- 組織学的に好酸球浸潤の強い毛包炎であることを確認する．

【治療】
- 副腎皮質ホルモン含有軟膏外用，インドメタシン，ミノサイクリン，ジアフェニルスルホン（レクチゾール）の内服が有効なことが多い．

【予後】
- 軽快，増悪を繰り返す．

F．その他の膿疱症

- 稽留性化膿性肢端皮膚炎について，類縁疾患である膿疱性乾癬などと合わせ**表 2-10**に示す．

表 2-10

膿疱性乾癬	全身性に紅斑，膿疱が多発する．尋常性乾癬に移行することがある．
稽留性化膿性肢端皮膚炎	四肢末端（指趾）に限局して膿疱が多発する．
掌蹠膿疱症	四肢末端（手足）に限局して膿疱が多発する．病巣感染が原因のことも多い．
疱疹状膿痂疹	妊娠，産褥期に全身性に紅斑，膿疱が多発する．尋常性乾癬に移行することがある．

いずれの疾患も組織像，皮膚外症状（全身，関節症状など）は膿疱性乾癬とほぼ同一である．

〈藤原　浩〉

12 皮膚真菌症

A．白癬　tinea

【疾患の概念】
- 皮膚糸状菌とよばれる真菌が，体表面の角質に寄生することによって生じる皮膚病変である．真菌は，一般にカビとよばれる微生物である．
- 菌が表層に存在する病型（浅在性白癬）は一般にもよく知られているが，菌が毛包内または真皮内に存在する病型（深在性白癬）では臨床的にいくつかの問題点がある．
- 21世紀初頭の現代においても，いまだ特定の菌種による国内での流行がみられる．

【臨床症状・病型】（表2-11）

1）頭部白癬　tinea capitis
- 皮膚糸状菌が頭髪に寄生することにより，毛髪が破壊されてもろくなり，毛は頭皮付近で切れ，また残毛も軽く引っ張るだけで抜ける．そのため不完全な脱毛斑を形成する．
- 切れた毛が毛包の出口付近で引っかかり，形成された毛髪塊が多数の黒点となってみられることがあり，診断的価値が高い（black dot ring worm）．
- 頭部白癬は，後述するケルスス禿瘡とは臨床的に区別される．

2）体部白癬　tinea corporis（口絵114）
- 軟毛（うぶ毛）のある体表面に生じた白癬である．頭・鼠径部・手掌・足底などに生じたものは含めない．
- 多くは環状ないし円弧状の鱗屑を付した紅斑を形成し，辺縁が堤防状に隆起する．痒みを伴うことが多い．皮疹の拡大に伴い，紅斑の内部は自然に治癒していく（中心治癒傾向）．
- 近年，ネコから特定の菌種がヒトに感染し，小円形病変が多発するものが国内で流行した．ごく最近も別菌種により，格闘技などの身体的接触を介して青少年層に流行する非定型的な体部白癬が問題となった．

3）股部白癬　tinea cruris
- 陰股部に生じた白癬である．皮疹の形態は基本的に体部白癬のそれと同様である．
- 陰嚢に生じることはほとんどない．
- 近年では女子にも少なからずみられる．
- いわゆる「いんきん」．

4）手白癬　tinea manuum
- 臨床像は後述する足白癬のそれとほぼ同様である．足

表2-11　白癬の病型

浅在性白癬（俗称）
頭部白癬（しらくも）
体部白癬（たむし）
股部白癬（いんきんたむし）
手白癬
足白癬（みずむし）
爪白癬
深在性白癬
ケルスス禿瘡
白癬性毛瘡

白癬に比して頻度は少ない．
- 手は，足と異なり湿潤した環境に置かれることが少ない．そのため，手白癬発症の背景に，細胞性免疫が低下する，糖尿病などの基礎疾患が存在することがある．

5）足白癬 tinea pedis

趾間型（口絵 115）
- 趾間部に鱗屑・発赤・びらん・浸軟を形成する．
- 夏期に悪化しやすい．
- 趾間部がぴったり閉じた形の足を持つ人に生じやすい．

小水疱型（汗疱型）（口絵 116）
- 足底・足縁に小水疱が限局性に多発（集簇）して痒みが強い．
- 夏期に悪化しやすい．

角質増殖型（口絵 117）
- 足底が広く角化し，落屑・ひび割れを生じやすい．
- 痒みはない．そのため患者は足白癬と思わず，放置している例が多い．
- 生体からの免疫反応を受けにくい型であり，難治である．糖尿病など，細胞性免疫の低下が背景に存在することがある．
- 後述する爪白癬を合併する例が多い．
- 季節的変動がない．

6）爪白癬 tinea unguium（口絵 118）
- 足または手の爪甲が先端から白濁・肥厚し，もろくなる．
- 自覚症状はなく，放置している例が多い．

7）ケルスス禿瘡 kerion celsi（口絵 119）
- 通常，頭部白癬の型で始まるが，さらに毛包壁が破壊されるに至り（深在性白癬），膿瘍形成・排膿を生じ，おでき状の外観を呈する．
- 予後の項に述べるような臨床的問題がある．

【診断】
1) **直接鏡検法**（口絵 120）：鱗屑・毛・爪などを少量採取し，試薬で封入後，顕微鏡で直接観察する．
2) **分離培養法**：起因菌が少ないと予測される場合や菌種同定のために行う．主にサブロー培地（Sabouraud dextrose agar）を用いる．

【治療】
1) **外用療法**
- 軽症例では外用療法単独で治療する．近年，ラノコナゾールなどの優れた外用抗真菌薬が多数開発された．爪白癬は外用剤のみでは完治しがたい．ケルスス禿瘡には内服療法を併用するのが原則である．

2) **内服療法**
- 重症例・爪白癬・ケルスス禿瘡の治療に単独または外用療法と併用する．
①テルビナフィン：併用禁忌は知られていないが，肝障害に注意が必要である．

②イトラコナゾール：副作用は少ないが，併用禁忌薬剤がある．
　③グリセオフルビン：最も古くから使われるが，まれに薬剤性ループスの原因となる．
【予後】
- 頭部白癬は湿疹と誤診されやすい．副腎皮質ホルモン外用剤を誤用すると悪化し，ときにケルスス禿瘡に移行する．
- ケルスス禿瘡は，適切に治療しないと瘢痕化して永久脱毛を形成することがある．
- 爪白癬の内服治療には数カ月以上を要することが多く，根気が必要である．

【生活指導あるいは予防法】
- 起因菌との接触を避ける．菌は脱衣場の床・足拭きマットなどから大量に検出される．
- 菌が皮膚に付着しても，感染成立まで1日程度かかる．皮膚を清潔に保つことでかなり予防できる．
- 皮膚糸状菌は高温多湿を好むため，患部を湿潤させないことが大切である．

B．皮膚カンジダ症　cutaneous candidiasis

【疾患の概念】
- 腸管内常在酵母菌であるカンジダ *Candida albicans* が体表面・粘膜に寄生して生じる．
- 抗生物質の投与に伴う菌交代現象や，宿主（患者）の免疫力の低下が契機となって発症する「日和見感染症」の代表的なものである．

【臨床症状・病型】
1）カンジダ性間擦疹　intertriginous candidiasis（口絵121）
- カンジダ症は，体表面では基本的に間擦疹*の形をとる．紅斑落屑性局面であり，周囲に丘疹・膿疱を伴うことが多い（衛星病変）．白癬と異なり中心治癒傾向はない．
  *間擦疹とは，頸部周囲・腋窩・乳房下・腹部の皺・鼠径部・指趾間部などの間擦部位に生じた皮膚病変である．多くの場合，湿潤・不衛生などが誘因となる．

2）カンジダ性指間（趾間）びらん症　erosio interdigitalis blastomycetica
- 水仕事の多い人の，もっぱら第3指間（中指と環指の間）に好発する．

3）カンジダ性爪囲爪炎　paronychia et onychia blastomycetica
- 主として手指の爪囲の発赤・腫脹，爪根部の変形・破壊を生じる．

4）口腔カンジダ症　oral candidiasis
- 口腔粘膜に発赤・びらんを生じ，白苔を付着する．新生児にみられるものは放置しても自然消褪するが，成人に発症した場合は臨床的問題が大きい．すなわち，基礎疾患の存在または副腎皮質ホルモン薬や抗腫瘍薬投与に伴う免疫不全状態，抗生物質投与に伴う菌交代現象を強く示唆するものである．

5）乳児寄生菌性紅斑　erythema blastomyceticum infantile（口絵122）
- 乳児のおむつ部に生じたカンジダ症である．基本的に間擦疹であり，衛星病変を伴うことが多い．おむつ皮膚炎（おむつかぶれ）との鑑別がきわめて重要である．

【診断】
- 白癬と同様，直接鏡検法・分離培養法により菌を検出する．

【治療】
- 軽症例は外用抗真菌薬，重症・難治例は内服抗真菌薬．白癬と同様の薬剤を用いるが，カンジダには無効な薬剤（グリセオフルビンなど）を選ばないよう注意する．

【予後】
- カンジダ性爪囲爪炎は爪白癬と同様，治療に数カ月以上を要することが多い．
- 成人の口腔カンジダ症は全身状態を反映する．背景因子に充分注意する．
- 乳児寄生菌性紅斑を「おむつかぶれ」と誤診すると悪化・複雑化する．

【生活指導あるいは予防法】
- カンジダは腸管内常在菌（誰もがもっている）である．通常，他者への感染はない．
- カンジダ性間擦疹は介護を必要とする人に発症しやすい．皮膚を清潔に保つことに勝る予防はない．
- 各病型とも，湿潤を避け，清潔に心がける．

C．癜風　pityriasis versicolor（口絵 123）

【疾患の概念】
- 皮膚常在真菌である癜風菌 *Malassezia furfur* による皮膚病変である．
- 多汗がある健常人にしばしばみられる．

【臨床症状】
- 頸部・前胸部・上背部・上腕部に好発する．春から夏にかけて発症しやすい．
- きわめて細かい鱗屑を付す小円形斑が散在・融合する．痒みはないことが多い．
- 発疹が淡褐色の場合（黒色癜風）と白色調である場合（白色癜風）がある．

【診断】（口絵 124）
- 直接鏡検法により，無数の菌要素が検出される．青く染色すると観察しやすい．

【治療】
- 軽症例は外用抗真菌薬，病変が広汎な場合は内服抗真菌薬も併用する．白癬に有効な抗真菌薬のほとんどが癜風にも有効である．

【予後】
- 健常人にみられることが多い．多汗・高温・多湿が誘因となる．
- 治療によく反応するが，白色癜風の色素異常（白色斑）は長く残る場合がある．

【生活指導あるいは予防法】
- 癜風菌は皮膚常在菌であり，他者への感染はない．
- 汗の処理をまめに行い，高温・多湿の環境を避ける．

D．スポロトリコーシス　sporotricosis

【疾患の概念】
- 外傷を契機として，菌が真皮以下の深部に感染する深在性真菌症であり，起因菌は *Sporothrix schenkii* である．
- 比較的まれだが，臨床像にきわだった特徴があり，見逃してはならない疾患である．

【臨床症状・病型】（口絵 125）
1）**皮膚リンパ管型**：指・手の外傷部位に好発する．原発巣は肉芽腫状または皮膚潰瘍あるいは皮下結節だが，のちに同様の病変がリンパ管に沿い，体幹に向かって飛び石状に多発する．
2）**限局性皮膚型（固定型）**：小児の顔面に好発する．原発巣と周囲の衛星病変のみで，リンパ行性に多発しない．
3）**播種型**：病変が広汎に多発する．免疫不全者にみられるまれな病型である．

【診断】
- 皮膚生検により病変部を採取し，病理学的に真菌要素を確認し，分離培養で菌種を特定する．
- 起因菌は土壌・腐った植物などに生息（腐生）するため，これらとの接触歴を確認する．
- スポロトリキン反応．

【治療】
1）**内服療法**：ヨウ化カリウムが奏効することがある．種々の内服抗真菌薬も用いられる．
2）**温熱治療**：本菌は温熱に弱い．使い捨てカイロなどを病変部に当てておく温熱治療も有効である．

【予後】
- 健常な免疫があれば適切な治療により治癒する．したがって，正確な診断が求められる．
- 免疫不全者ではしばしば予後不良である．

【生活指導あるいは予防法】
- 治療には通常数カ月程度を要する．不完全な治療による再発例も多く知られているため，服薬・温熱治療などについての指導を徹底する．

＜貝瀬　明＞

13 ウイルス性皮膚疾患

A. 疣贅 verruca, wart

【疾患の概念】
- ヒト乳頭腫ウイルス human papilloma virus（HPV）感染症のうち，皮膚や粘膜に生じる良性腫瘍である．
- HPV はその DNA 配列より約 90 の型が知られており，臨床症状はある程度 HPV の型と相関する．
- 原因 HPV の型の違いにより尋常性疣贅，青年性扁平疣贅，尖圭コンジロームなどの病型がある．
- 疣贅以外では，子宮頸癌，ボーエン Bowen 様丘疹症，外陰部および手指のボーエン病，足底表皮囊腫などの一部が HPV 感染症によると考えられている．

1. 尋常性疣贅（ゆうぜい） verruca vulgaris, common wart

【臨床症状】
- 境界明瞭な円形，表面疣（ゆう）状の角化性小結節．ときに融合して大型の局面を形成することがある（口絵 126，127）．
- 手足や膝などに好発する．小児に多い．

【診断】
- 通常，臨床的に診断可能である．小児の足底に生じるのはほとんどが疣贅である．
- 削ると点状に出血することよりベンチ（たこ），鶏眼（ウオノメ）と鑑別できる．
- 時に老人性疣贅，ケラトアカントーマ，有棘細胞癌などとの鑑別のため組織学的検索が必要な場合もある．

【治療】

1）液体窒素による凍結療法
- 液体窒素を含ませた綿棒を，疣贅が白くなるのを目安に圧抵し，5～6 回繰り返す（口絵 128）．
- 取り残しの疣贅が再生しないうちに治療を繰り返す．通常，2 週間隔で行う．

2）20％グルタルアルデヒド（ステリハイド）
- グルタルアルデヒドを綿棒などで 1 日 1～2 回疣贅に塗布し，褐色となって腐食した部位を削りとっていく．
- 疼痛のため，凍結療法が行えない小児例や多発例などで行うことがある．
- 本剤は本来消毒薬であり保険適応はないので，使用前に患者ないし患児の親に使用方法お

およ び注意点を充分に説明する.
3）ブレオマイシン局注
- 難治例に試みることがある.

【生活指導あるいは予防法】
- 自分で削ったり, 鶏眼として治療したりしないようにする.
- 少しでも残ると再発するので, 完治するまで通院するよう話す.

2. 青年性扁平疣贅　verruca plana juvenilis, flat wart
【臨床症状】
- 顔面や前腕, 手背などに多発する正常皮膚色から淡褐色の多角形扁平小結節である.
- 掻破による自家接種により線状に配列することもある（口絵 129）.
- しばしば自然消褪する. 前駆症状として, 痒みを伴う発赤, 落屑などの炎症症状がみられる.

【治療】
①液体窒素による凍結療法
②ヨクイニン内服

【生活指導あるいは予防法】
- HPV は小外傷を契機として感染するので, 手足の荒れや皮膚の乾燥に対してのスキンケアを行う.
- ひげ剃り時の外傷に注意する.
- 難治だが, いつかは自然治癒することを理解させる.
- 「有効な治療をしている」と思わせる暗示療法も有効とされている.

3. 尖圭コンジローム　condyloma acuminatum, genital wart
【臨床症状】
- 成人の陰茎冠状溝, 包皮, 大小陰唇, 肛囲に好発する（口絵 130）.
- 性器への HPV 感染症で, 多くは性交あるいはその類似行為によって接触感染する.
- 表面は顆粒状, 乳頭状, 鶏冠状の小結節が集簇多発する. 通常角化傾向はない.

【治療】
①液体窒素による凍結療法
②炭酸ガスレーザー, 電気焼灼法
③ヨクイニン内服

【生活指導および予防法】
- 感染予防や性交相手を含めた治療の必要性を理解してもらう.

4. ボーエン様丘疹症　Bowenoid papulosis
【臨床症状】
- 外陰部に多発する黒褐色調の色素斑ないしは扁平小結節である（口絵 131）.

- 子宮頸癌，陰茎癌などとの関連がみられる．

【診断】
- 組織学的に診断する．
- 表皮内の異型細胞，配列の乱れなど，組織学的には悪性化像を呈する．

【予後】
- 自然消褪，あるいは治療に反応して治癒する．まれに悪性化することがある．

【治療】
- 尖圭コンジロームと同じ．

5．疣贅状表皮発育異常症　epidermodysplasia verruciformis, Lewandowsky-Lutz

【臨床症状】
- 若年期より顔面や体幹に癜風ないし扁平疣贅様皮疹が多発する．

【治療】
- 常染色体劣性遺伝と考えられており，有効な治療はない．原因は不明．

【予後】
- 加齢とともに日光露出部に皮膚癌が発生する．

【生活指導および予防法】
- 遮光に注意する．

B．伝染性軟属腫　molluscum contagiosum

【疾患の概念】
- 軟属腫ウイルスが表皮細胞に感染することにより生じる．
- 表面が光沢を帯びることから「水いぼ」とよばれる．

【臨床症状】
- 体幹，腋窩，肘窩など擦過機会の多い部位，肛門部などに生じやすい．
- 数mm大までの正常皮膚色あるいは淡紅色の丘疹で中心臍窩を有する（口絵132）．
- 小児以下に好発する．

【診断】
- 小児の典型例では臨床的診断は容易である．
- 病変をピンセットなどでつまむと特徴的な白色の粥状物が圧出される．

【治療】

1）摘出
- 最も一般的な治療法である．
- 鑷子などで内容物をつまみとり，局所に抗生物質含有軟膏やイソジン消毒を行う．
- 疼痛を伴うことを説明する．
- 疼痛を軽減するために施行前に局所麻酔薬を含むテープを貼ることもある．

2）外用療法
- 40％硝酸銀溶液やペースト剤，グルタールアルデヒド，モノクロロ酢酸外用なども行われ

る.

【予後】
- 自然に消失するとされるが，接触により感染するためプール利用者などでは早期に治療するほうが良い．

【生活指導あるいは予防法】
- 接触感染するので小児同士の入浴時などの直接感染に注意する．
- アトピー性皮膚炎などバリア機能障害があると感染しやすいのでスキンケアが必要である．
- スイミングスクールなどにおいて，ビート板やタオルなどの貸し借りによる間接接触感染もあるので注意する．

C．単純疱疹　herpes simplex

【疾患の概念】
- 単純ヘルペスウイルス　herpes simplex virus（HSV）の感染による．
- Ⅰ型とⅡ型に分けられ，口唇ヘルペスはⅠ型，性器ヘルペスはⅡ型が多いとされるが，最近では必ずしもあてはまらない．
- 臨床病型には，口唇ヘルペス，性器ヘルペス，ヘルペス性瘭疽，ヘルペス性歯肉口内炎，カポジ水痘様発疹症などがある．
- 初感染と回帰発症があり，初感染では一般に発熱などの全身症状を伴う．

【臨床症状】
- ヘルペス性歯肉口内炎：口内にびらんが多発する．通常初感染であり，疼痛が強く発熱などを伴うことがある（口絵 133）．飲水，摂食不可能な患児は入院加療する．
- 口唇ヘルペスでは粟粒大ほどの小水疱が集簇し，びらん，痂皮を伴う（口絵 134）．再発性が多い．
- 性器ヘルペス：大陰唇，包皮，陰嚢などに浅いびらん，水疱が多発する．初感染では疼痛，発熱を伴うことがある．
- ヘルペス性瘭疽：爪周囲の発赤と小水疱を伴う．
- カポジ水痘様発疹症（口絵 135）：アトピー性皮膚炎など，角層バリア機能に異常のある基礎疾患をもつ患者に好発する．HSV が経皮感染し，広範囲に紅色丘疹，小水疱が多発する．

【診断】
- 水疱蓋を塗抹し，ギムザ染色によりウイルス性多発巨細胞を確認する（ツァンクテスト Tzank test）（口絵 136）．

【治療】
- 軽症例では抗ウイルス薬の外用．
- 中等症例では抗ウイルス薬の内服，重症例では点滴静注．

【生活指導あるいは予防法】
- 接触感染であること，一度感染したら神経節の神経細胞に終生潜伏して回帰発症すること

- を説明する．
- 口唇ヘルペスは過労，紫外線暴露，ストレスなどが再発（回帰発症）の誘因となることを指導する．
- 性器ヘルペスは性交渉で感染するので，表皮化するまでは性交を禁止する．

D．帯状疱疹　herpes zoster

【疾患の概念】
- 水痘帯状疱疹ウイルス　varicella zoster virus（VZV）による感染症．
- 初感染で水痘を発症したのち，神経節の神経外套細胞に潜伏したウイルスが免疫低下などをきっかけに再活性化され，その知覚神経の支配領域の皮膚に病変をもたらす．

【臨床症状】
- 集簇した小水疱，紅斑が，通常片側性に末梢神経支配領域に沿って帯状に配列する（口絵137）．
- 疼痛を伴う．疼痛は皮疹に先行する．
- ときに全身に散布する汎発疹を生じることがある．
- 三叉神経第1枝領域の帯状疱疹では眼合併症を生じることがあり，注意を要する（口絵138）．
- 耳介部の帯状疱疹ではときに顔面神経麻痺，内耳障害を伴う．これを，ラムゼイ・ハント Ramsay Hunt 症候群とよぶ．

【診断】
- 多くは臨床的に診断が可能．
- ツァンクテストでウイルス性多核巨細胞を確認する．

【治療】
- 軽症例では抗ウイルス薬の外用．
- 中等症例では抗ウイルス薬の内服，重症例では点滴静注．
- 帯状疱疹後神経痛　postherpetic neuralgia（PHN）の予防が重要であるが，確立された治療法はない．早期に抗ウイルス剤治療を行っても PHN が予防できるという確証はない．
- 急性期の疼痛に対しては非ステロイド系抗炎症薬投与，神経ブロックなどを行う．
- PHN に対しては抗うつ薬，抗痙攣薬，神経ブロックなどを行う．高齢者では遷延・難治化することが多い．

【予後】
- 多くは予後良好だが，ときに PHN による疼痛や知覚異常などが長期に残る．

【生活指導あるいは予防法】
- 急性期は安静を保ち，ストレスや過労を避ける．
- 皮疹が乾燥するまでは水痘の既往のない幼児などとの接触を避ける．
- 疼痛はある程度継続する可能性があることを予め説明する．

E. 水痘　varicella, chicken pox

【疾患の概念】
- 水痘帯状疱疹ウイルス（VZV）の初感染による．
- 飛沫あるいは接触感染する．極めて伝染力が強く不顕性感染は少ない．

【臨床症状】
- 潜伏期は14〜21日．
- 小児では全身症状は軽く，成人では発熱，頭痛，咽頭痛などを伴う．
- 発疹は口腔粘膜と全身皮膚にみられ，小紅斑→小水疱→膿疱→痂皮化の経過をたどる（口絵139）．

【診断】
- 罹患病日が進み，特異的皮疹が出現すれば診断は容易である．
- ツァンクテストによるウイルス性多核巨細胞の確認．
- 水痘帯状疱疹ウイルスIgM抗体価上昇．ペア血清でIgG抗体価の上昇．

【治療】
- 軽症例：外用や止痒薬内服による対症療法を行う．
- 中等症や重症例では抗ウイルス薬の内服，点滴静注を行う．
- カチリ外用．

【予後】
- 一般に予後は良好だが，成人では重症化する傾向がある．
- まれに脳炎，髄膜炎，肺炎などを合併する．

【生活指導あるいは予防法】
- 安静を保つ．痂皮化するまでは伝染力があるので登園登校は禁止する．
- 患者との接触72時間以内の生ワクチン接種で約80%は発症予防可能である．
- 周産期の感染は新生児水痘を発症する可能性があり，注意を要する．

F. 麻疹　measles

【疾患の概念】
- 麻疹ウイルスの飛沫感染による．
- 95%が顕性感染する．

【臨床症状】
- 潜伏期は10〜14日．
- 初発症状として発熱，鼻汁，咳嗽，結膜充血などのカタル症状が出現する．
- カタル期が3〜4日続いたあと，一時解熱するとともに口腔粘膜に小さな白斑が出現する（コプリック　Koplik斑：口絵140）．
- 再び咳嗽が激しくなるとともに高熱となり，全身に紅斑ないし紅色丘疹が出現する（口絵141）．
- 発疹は約1週間で色素沈着を残して消褪する．

【診断】
- 重篤感の強い高熱，咳嗽と皮疹，コプリック斑が診断に有力な所見である．
- 急性期の麻疹ウイルス IgM 抗体の出現，ペア血清での IgG 抗体価の有意な上昇．

【治療】
- 輸液，解熱薬投与などの対症療法，二次感染予防のための抗菌・抗生薬投与などを行う．
- 重症例ではガンマグロブリン投与．
- 麻疹患者との接触 6 日以内であれば発症予防のためにガンマグロブリン投与が有効である．

【予後】
- 一般に良好だが，合併症として脳炎，肺炎，心筋炎などをきたすことがある．

【生活指導あるいは予防法】
- 有熱期間が長く，食欲もかなり減退するため水分，栄養補給に充分注意を払う．
- 感染力が非常に強いため，隔離，安静が必要である．
- 解熱後 3 日間まで登園登校停止である．

G．風疹　German measles, rubella

【疾患の概念】
- 風疹ウイルスの飛沫感染により発症する．俗称「三日ばしか」．

【臨床症状】
- 潜伏期は 14～21 日．
- 発熱とともに皮疹が出現する．表在性リンパ節（特に耳後部）の腫脹．
- 発疹は粟粒大の紅斑，丘疹で 3～5 日で消褪する．
- 口蓋に点状出血斑や眼球粘膜充血を認める．
- 時に関節痛を伴い，小児では血小板減少性紫斑病をきたすことがある．

【診断】
- ペア血清による血清抗体価の有意な上昇を確認することによる．
- 他のウイルス性疾患，薬疹などとの鑑別が難しいことがある．

【治療】
- 対症療法である．

【生活指導あるいは予防法】
- 隔離，安静が必要であり，解熱するまで登園登校禁止である．
- 妊娠初期の妊婦が風疹に罹患すると胎児が感染して先天性風疹症候群*を起こす．
- 中学生女子には予防接種法に基づきワクチンの定期接種を行う．

> *先天性風疹症候群：眼球異常（白内障，緑内障，網膜症，小眼症），難聴，心奇形，中枢神経障害（精神発達遅延，脳性麻痺，小頭症など）の永久障害を残す．

H. 伝染性紅斑　erythema infectiosum

【疾患の概念】
- ヒトパルボウイルス B19（HPV-B19）の感染による．俗称「りんご病」．
- 小児と成人では異なった臨床症状を呈する．

【臨床症状】
- 小児では顔面に平手打ち様とよばれる紅斑がみられる（口絵 142）．次いで四肢および体幹に網状ないしレース状の紅斑が出現し，数日〜2 週間程度で軽快する．
- 小児では軽度の感冒様症状を伴うことがあるが，一般に全身症状は良好である．
- 成人では顔面の皮疹は明らかでないことが多く，前腕から手背，体幹，四肢に小丘疹，紅斑が播種する（口絵 143）．
- 成人では発熱，四肢の浮腫，関節炎，肝障害などを伴うことがある．関節痛，浮腫は長期化することがある．

【診断】
- 発症初期のヒトパルボウイルス B19 IgM 抗体陽性．
- PCR 法で HPV-B19 ウイルス DNA を証明．
- 他のウイルス性疾患，薬疹，膠原病などと鑑別が難しいことがある．

【治療】
- 関節痛に対する非ステロイド系抗炎症薬，痒みに対する抗アレルギー薬などの対症療法．

【予後】
- 良好である．
- 妊娠初期あるいは中期に感染すると胎児水腫，胎児死亡をきたすことがある．
- 溶血性貧血の患者では一過性に高度の貧血を生じることがある．

【生活指導あるいは予防法】
- 周囲に妊婦，血液疾患，免疫不全者がいる場合には接触しないようにする．
- 皮疹出現 1 週間前にはすでにウイルスを排出しており，伝染力を有するので予防はできない．皮疹出現時にはすでに感染力が衰えているとされる．

I. 突発性発疹　erythema subitum

【疾患の概念】
- ヒトヘルペスウイルス 6　human herpes virus 6（HHV6）あるいは HHV7 の感染による．

【臨床症状】
- 6 カ月から 2 歳未満の乳児に好発する．
- 突然高熱となり，3〜4 日持続し急激に解熱し，解熱とともに発疹が生じる．
- 発疹は体幹を中心とした小丘疹で始まり四肢に拡大し，1〜2 日で消失する．

【診断】
- 臨床的に診断する．
- ペア血清による抗体価の上昇，末梢血単核球からのウイルス分離．

【治療】
- 通常は対症療法．

【予後】
- 良好．まれに脳炎，髄膜炎，肝炎などの合併がある．

J．手足口病　hand-foot-mouth-disease

【疾患の概念】
- コクサッキーウイルスA16，A10，A5，エンテロウイルス71などの感染による．

【臨床症状】
- 伝染力が強く，乳幼児に集団発生する．
- 手足（特に手掌，足底）に紅暈を伴う円形〜楕円形の小水疱が散在する（**口絵144**）．
- 口腔内，舌などに小水疱，アフタなどが多発する．
- 潜伏期は2〜7日で，発熱，口内痛，食欲不振で始まることが多い．
- 全身倦怠感，発熱，消化器症状などを伴うことがある．

【診断】
- 特異的な皮疹であり，臨床的に診断は容易である．
- ときにヘルパンギーナ，ヘルペス性口内炎，水痘などとの鑑別が必要．

【治療】
- 通常全身状態は良好であり，発熱や口内痛に対する対症療法を行う．
- 痛みのため飲水ができない場合には補液を行う．

【予後】
- 良好．
- まれに髄膜炎や心筋炎を合併．

【生活指導および予防法】
- 高熱，頭痛，嘔吐等の全身症状がでたら受診するよう説明する．
- ウイルスの排出は症状回復後も咽頭，糞便から数週間続くので隔離の意味はなく，登園登校停止の必要もない．

K．ジアノッティ病およびジアノッティ症候群
　　　Gianotti disease, Gianotti syndrome

【疾患の概念】
- ジアノッティ病は，乳幼児期に主に家族からのB型肝炎ウイルス（hepatitis B virus：HBV）の水平感染が原因で起こる．
- B型肝炎以外のウイルス感染で類似の症状を示したものをGianotti症候群とよぶ．
- 近年はB型肝炎ウイルスによるジアノッティ病はまれとなり，EBウイルスを原因とするジアノッティ症候群が半数以上を占めている．
- その他の原因ウイルスとしてサイトメガロウイルス，アデノウイルス，コクサッキーウイルスなどがある．

【臨床症状】
- 顔面，手足を含む四肢伸側や臀部に紅色丘疹が不規則に多発する（口絵 145, 146）．
- ときに発熱，上気道炎症状などの前駆症状を呈する．
- 皮疹は2〜7週間で自然消褪する．

【診断】
- 特徴的な皮疹より診断可能である．
- HBs抗原，肝機能を検査し，ジアノッティ病かジアノッティ症候群かを鑑別する．

【治療】
- ジアノッティ病では急性B型肝炎に準じた治療を行う．
- ジアノッティ症候群では痒みなどに対する対症療法でよい．

【予後】
- ジアノッティ症候群は予後良好．
- ジアノッティ病では肝機能の推移，キャリア化の有無を長期間経過観察する必要がある．

【生活指導および予防法】
- ジアノッティ病では家族の未感染者がいればB型ワクチン接種を行う．

＜永井弥生＞

14 皮膚細菌感染症

A．膿皮症　pyoderma

【疾患の概念】
- 皮膚には常在細菌と通過細菌が存在するが,皮膚の一般細菌感染症は,主に通過細菌によって引き起こされ膿皮症とよぶ.
- 主な原因菌は黄色ブドウ球菌とA群連鎖球菌である.
- 表皮ブドウ球菌などの常在菌も生体側の状態あるいは条件によって皮膚変化が生じ,病変を引き起こす.
- 感染経路は毛孔,汗孔などから侵入,または角質から直接貫通性に侵入し,定着・増殖する.

【臨床症状・病型】（表 2-12）

1）急性膿皮症
- 毛包炎　folliculitis（口絵 147）: 毛孔に一致した帽針頭大の膿疱で紅暈を伴う．軽度の疼痛がある．排膿後軽快する．
- せつ（癤）: 毛包炎で始まり急速に増大して尖型の紅色硬結性腫脹となる．自発痛・圧痛を伴い頂部に膿栓が生じ,次第に軟化し膿瘍となり排膿し始め,壊死となった"芯"が排出

表 2-12　皮膚細菌感染症の分類

Ⅰ．一般細菌感染症
　Ⅰ-1．急性膿皮症
　　①毛包性膿皮症: 毛包炎, せつ, よう
　　②汗孔性膿皮症: 化膿性汗腺炎, 乳児多発性汗腺膿瘍
　　③角質直接貫通性膿皮症: 水疱性伝染性膿痂疹, 痂皮性伝染性膿痂疹, ブドウ球菌性熱傷様皮膚症候群（SSSS）, 丹毒, 蜂巣炎, 壊死性筋膜炎
　Ⅰ-2．慢性膿皮症: 殿部慢性膿皮症, 頭部乳頭状皮膚炎
Ⅱ．特殊な感染症: 尋常性痤瘡, 紅色陰癬, 点状角質融解症
Ⅲ．抗酸菌感染症
　Ⅱ-1．皮膚結核
　　①真性皮膚結核: 尋常性狼瘡, 皮膚腺病, 皮膚疣状結核
　　②結核疹: バザン硬結性紅斑, 陰茎結核疹, 腺病性苔癬
　Ⅱ-2．非結核性抗酸菌症（非定型抗酸菌症）
　　①ミコバクテリウム マリヌム皮膚感染症
　　②迅育菌皮膚感染症
　　③ミコバクテリウム アビウム皮膚感染症
　Ⅱ-3．ハンセン病

されて治癒に向かう．
- **よう（癰）carbuncle（口絵 148）**：項，肩，大腿などの皮膚の緊張の強い部位に好発する．深在性の硬結に始まり次第に増大し鶏卵大ときに手拳大の発赤腫脹となる．膿瘍化するとともに複数の毛孔に一致して膿点を生じ排膿する．発熱，白血球増多などを伴う．
- **水疱性伝染性膿痂疹 impetigo bullosa（口絵 149）**：俗に"とびひ"とよばれる．乳幼児から学童期の小児に，夏期に好発する．小水疱が生じ，次第に大型化し，膿疱・びらんを形成する．辺縁に水疱を新生し遠心性に拡大する．
- **ブドウ球菌性熱傷様皮膚症候群 staphylococcal scalded skin syndrome（SSSS）（口絵 150）**：咽頭や鼻腔内の病巣で増殖した黄色ブドウ球菌の産生する表皮剝奪性毒素が血中を介して全身の皮膚の剝離を起こす．新生児，または 1～3 歳の小児に発症する．口囲，鼻腔入口部，眼囲などから発赤がはじまり，数日で紅斑全身に拡大し，広範囲にシート状に剝離し，びらんとなり，Ⅱ度の熱傷様となる．膜様に落屑して，3～4 週で瘢痕を残さず治癒する．不機嫌，食欲不振などの軽度の全身症状を伴う．

2）慢性膿皮症
- **殿部慢性膿皮症（口絵 151）**：多くは毛包の閉塞病変が先行し，感染症状が加わり発症する．腰・殿部から大腿後面上部に多発性に膿瘍が生じ，皮下で交通する．瘻孔，膿瘍，肉芽を形成し，圧迫により各瘻孔から排膿する．肛門周囲膿瘍，痔瘻などから生じることもある．黄色ブドウ球菌に加え，大腸菌などの混合感染による．

【診断】
- 特有の臨床像と膿疱形成をみたら細菌感染症を疑う．
- 病巣部の膿疱，膿瘍，びらん部などより細菌培養を行い原因菌を同定することにより診断が確定する．

【治療】
- 一般に分離培養された原因菌の薬剤感受性を検査し，感受性のある抗菌薬の選択的投与が原則である．
- 表在性の限局性膿皮症は消毒，抗菌薬の外用または内服を行う．
- 深在性の膿皮症で波動を触れるものは適切な時期に切開，排膿などの局所処置を行い，有効な抗菌薬の全身投与（内服または点滴）を行う．
- SSSS は有効な抗菌薬の全身投与とともに熱傷に準じた全身管理（水分・電解質・栄養）を行う．

【予後】
- 適切な抗菌薬の投与により軽快するが，深在性病変，基礎疾患の有無などにより再発を繰り返すことがある．

【生活指導あるいは予防法】
- 感染病変を早期に発見し，一定期間きちんと治療する．
- 感染部を必要に応じてガーゼ・包帯保護を行い，他部位への伝染・伝播を予防する．

B. 尋常性痤瘡　acne vulgaris

【疾患の概念】
- 脂腺性毛包の慢性炎症性疾患．俗に"にきび"とよばれる．
- 毛包漏斗部の角化異常，皮脂分泌の亢進，アクネ桿菌も病態に関与する．毛包の閉塞により皮脂や角質が貯留し，面皰（めんぽう）comedo が形成される．

【臨床症状・病型】
- **尋常性痤瘡**（口絵152）：思春期の男女の顔面，胸部，背部に好発する．
  初期疹は面皰で，さらに炎症症状が加わった丘疹，膿疱が混在する．個々の皮疹は，しばしば小瘢痕や色素沈着を残し消褪するが，次々に新生を繰り返す．
- **集簇性痤瘡**（口絵153）：胸部，背部に好発する．炎症症状が強く繰り返すことにより，深部膿瘍，硬結，小瘢痕，ケロイドなどの多彩な皮疹を形成する．

【診断】
- 思春期の男女の顔面，胸部，背部に好発する毛孔一致性の面皰，丘疹，膿疱がみられれば，診断は容易である．

【治療】
- 面皰に対しては，面皰圧出器による面皰内容の圧出．イオウ・カンフルローションなどの外用．ケミカルピーリングなど．
- 丘疹・膿疱が多発する場合は抗菌薬の内服と抗菌薬の外用を併用する．
- 硬結・嚢腫に対しては，上記の治療に加えて外科的療法を併用する．

【予後】
- 尋常性痤瘡は思春期以降は次第に自然軽快する．
- 集簇性痤瘡は難治性で治療に抵抗し，経過が遷延する．

【生活指導あるいは予防法】
- 適度な洗顔により余分な皮脂を取り除き，毛孔を塞いでいる角栓や汚れを取り除くことが必要である．
- 油脂性の強い化粧品，頭髪の刺激も悪化因子となる．
- 規則正しいバランスのとれた食生活，中性脂肪の少ない食事，便通などにも心がける．

C. 皮膚非結核性抗酸菌症（非定型抗酸菌症）　nontuberculous mycobacteriosis of the skin

【疾患の概念】
- 非結核性抗酸菌（NTM）による皮膚の感染症．一般には日和見感染症に近い感染症．
- 皮膚の小外傷を介して菌が侵入しその部位に発症する．
- 趣味あるいは職業で魚を扱う人に多くみられ，熱帯魚槽，塩水プール，野鳥，土壌，水，風呂水などから感染する．
- 現在10数種の菌種が知られているが，*M. marinum*（ミコバクテリウム　マリヌム）感染症が最も多い（64％）．速育菌感染症，*M. avium*（ミコバクテリウム　アビウム）感染症がこ

れに続く.

【臨床症状・病型】

　M. marinum 感染症（口絵 154）：外傷を受けやすい手や手指の背面，関節突出部に好発する．皮疹は発赤，腫脹性局面ないし丘疹から始まり，膿瘍，潰瘍となり化膿性・肉芽腫性病変を形成する．皮疹は無症状のことが多い．

【診断】
- 趣味あるいは職業で魚を扱う人に生じた，抗菌薬に抵抗性の皮膚潰瘍や肉芽腫性病変の場合は本症を疑う．
- 確定診断は菌の分離・同定による．DNA 診断も可能である．

【治療】
- テトラサイクリン系，マクロライド系，ニューキノロン系抗菌剤などの全身投与．
- 局所温熱療法も有効であり，薬剤と併用する．

【予後】
- HIV 感染症などの合併がなければ良好．

【生活指導あるいは予防法】
- 傷のある手で浴槽，熱帯魚槽などの掃除をしない（手袋などの着用）．

D. 皮膚結核　tuberculosis cutis

【疾患の概念】
- ヒト型およびウシ型結核菌により生ずる皮膚病変の総称．
- 病変部に結核菌の存在が明らかな真性皮膚結核と，結核菌ないしその代謝産物に対するアレルギー反応である結核疹に分類される．

【臨床症状・病型】

1）真性皮膚結核
- 尋常性狼瘡　lupus vulgaris（口絵 155）：肺結核などにより結核菌に対して免疫を獲得している人が，原病巣からの結核菌の血行性転移により慢性の皮膚病巣を生じる．帯黄赤褐色，粟粒大丘疹が徐々に融合，拡大して結節，潰瘍になる．顔面に好発する．
- 皮膚腺病　scrofuloderma（口絵 156, 157）：リンパ節，骨，筋肉などの結核病巣から連続性に皮膚に波及して病巣を形成するか，冷膿瘍（熱感を欠く）を介して皮膚に病巣をつくる．皮下の結節・膿瘍で始まり，次第に軟化して瘻孔を形成し排膿する．頸部に好発する．
- 皮膚疣状結核　tuberculosis verrucosa cutis（口絵 158）：結核菌に対して免疫を獲得している人が，外部から新たな結核菌を接種され，その部に発症したもの．四肢末端などに好発し，早期より疣状病変を形成する．

2）結核疹
- バザン　Bazin 硬結性紅斑（口絵 159）：結節性紅斑に類似した皮下の結節で，自覚症状は軽度．

【診断】
- 結核患者，あるいは既往歴のある人に生じた病変で，特有の臨床像を呈し，皮膚生検で結

核結節を認めたら皮膚結核を疑う．
- 確定診断は結核菌の分離・同定による．DNA 診断も可能である．
- ツベルクリン反応陽性．

【治療】
- 抗結核薬の全身投与．イソニアジド，リファンピシン，エタンブトール，ピラジナミドなどの 2～4 剤の多剤併用療法．

【予後】
- 重篤な内臓結核がなく，菌が抗菌薬に耐性を示さない限りそれほど悪くはない．

【生活指導あるいは予防法】
- 診断がついたら結核予防法により届出の義務がある．
- 抗結核薬を長期間内服する必要があるので，きちんとした内服と通院の指導を行う．
- 過労を避け，バランスの良い食事と栄養を摂る．

＜坂本ふみ子＞

15 STD

- 性行為または類似の行為により感染する疾患を sexually transmitted disease (STD) とよぶ．

A．梅毒

【疾患の概念】
- 梅毒トレポネーマ *Treponema pallidum* の感染による性感染症である．
- 性行為または類似の行為によって皮膚，粘膜の微小な傷口から感染し，局所に病変を形成した後，血行性，リンパ行性に全身に広がる（後天梅毒）．
- 胎盤を介して胎児に感染する場合がある（先天梅毒）．
- ごくまれに献血によらない新鮮血輸血による非性交感染がある（後天梅毒）．

【臨床症状・病型】
1）後天梅毒（図 2-8）
 第1期梅毒（感染後 3 カ月まで）
- 初期硬結：感染約 3 週後，梅毒トレポネーマの侵入部位に生じる軟骨様硬の硬結．
- 硬性下疳（こうせいげかん）：初期硬結が潰瘍化したもの（口絵 160）．
- 無痛性横痃（おうね）：両側鼠径部など所属リンパ節の無痛性腫脹．

 第2期梅毒（感染後 3 カ月頃から約 3 年間）
- バラ疹：第 2 期で最も早い時期にみられる爪甲大までの淡紅色斑で躯幹を中心に多発す

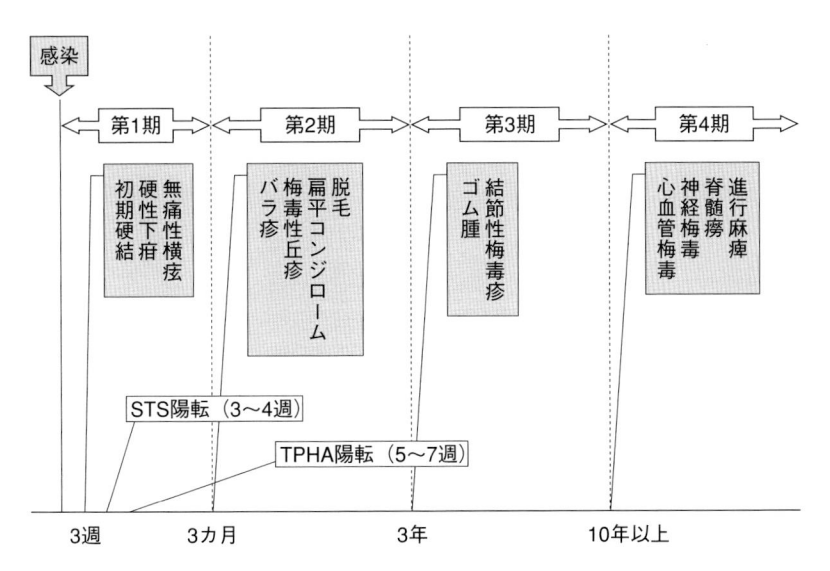

図 2-8　後天梅毒の臨床経過

る（口絵 161）．
- 梅毒性乾癬（かんせん）：手掌・足底に生じる厚い鱗屑を伴う浸潤のある斑で乾癬に類似する（口絵 162）．
- 扁平コンジローム：外陰部や肛囲などに好発する湿潤した疣（ゆう）状局面で，梅毒トレポネーマが多数存在する．
- その他の症状：膿疱性梅毒，梅毒性白斑，梅毒性爪炎，梅毒性脱毛，梅毒性アンギーナ．

第 3 期梅毒（感染後 3 年以上）
- 結節性梅毒：浸潤の強い指頭大の結節で集簇性に生じ，徐々に潰瘍化する．
- ゴム腫：赤銅色，ゴム様の堅さの皮下結節で一部潰瘍化し，瘢痕治癒しながら腎型に拡大する．

第 4 期梅毒（感染後 10 年以上）
- 心血管梅毒：梅毒性大動脈炎や大動脈瘤
- 神経梅毒：進行性麻痺，脊髄癆

2）先天梅毒

早期先天梅毒：生後数年以内に発症

＜皮膚病変＞
- 口囲・陰部・掌蹠（しょうせき）の扁平浸潤局面
- 手足の落屑
- 口囲の放射状瘢痕（パロー Parrot 溝）
- 間擦部や四肢遠位の水疱・びらん

＜その他＞
- 骨軟骨炎などによるパローの仮性麻痺（疼痛による随意運動の抑制）
- 鼻カタル
- 肝脾腫

晩期先天梅毒：学童期以降に発症
- ゴム腫
- 進行麻痺
- ハッチンソン Hutchinson 3 徴候：ハッチンソン歯，実質性角膜炎，内耳性難聴
- 骨の形成異常：前頭骨の突出，上顎骨の短縮，高口蓋，鞍鼻（口絵 163）など

【診断】
- 梅毒の臨床症状
- 梅毒血清反応陽性（表 2-13）
- 梅毒疹からの梅毒トレポネーマの直接検出
- TPHA-IgM 抗体または FTA-ABS-IgM 抗体陽性（先天梅毒）

【治療】
① ペニシリンが第一選択薬
② マクロライド系，テトラサイクリン系，セフェム系なども有効
③ 神経梅毒や先天梅毒の治療には，原則として薬剤の点滴静注

表 2-13 梅毒スクリーニング検査の結果の解釈

STS	TPHA	結果の解釈
−	−	1. 非梅毒 2. 感染直後（数週間後再検査） 3. 初期梅毒の治癒後
+	−	1. 生物学的偽陽性*（FTA-ABS による確認） 2. 梅毒感染初期（数週間後再検査，FTA-ABS による確認）
+	+	1. 梅毒 2. 梅毒治療後の抗体保有者 3. 生物学的偽陽性*（IgM-TP による確認）
−	+	1. 梅毒治癒後 2. 生物学的偽陽性*（TPHA の偽陽性；ごくまれ）

*生物学的偽陽性 biological false positive（BFP）を起こす疾患
　STS（+），TPHA（−）：ウイルス性肝炎，伝染性単核球症，ハンセン病，鼠径リンパ肉芽腫，再帰熱，鼠咬症，マラリア，発疹チフス，SLE，関節リウマチ，癌，多発性骨髄腫，妊娠，老齢など
　STS（−），TPHA（+）：歯槽膿漏，伝染性単核球症など

参考）
- 治療開始日に使用薬剤に関係なく，梅毒トレポネーマの破壊による発熱・悪寒や発疹の増悪がみられることがある（ヤーリッシュ-ヘルクスハイマー Jarisch-Herxheimer 現象）．
- 梅毒の治療効果は STS 法の抗体価を指標とする（TPHA は低下しにくい）．

【予後】
- 治療によって梅毒疹は数週間以内で消褪．
- 神経梅毒による脳神経，脊髄の障害は不可逆的．

【生活指導あるいは予防法】
- safer sex の実践
- HIV 感染症をはじめとする他の STD の検査（HIV 感染との合併は特に注意!!）
- セックスパートナーの感染の有無を確認

B．性器ヘルペス

【疾患の概念】
- 単純ヘルペスウイルス herpes simplex virus（HSV）の感染により，性器の皮膚や粘膜に有痛性の水疱や潰瘍が出現する．
- HSV は HSV-1 と HSV-2 に分類される．
- 接触感染（初感染）または感染後に潜伏していたウイルスが再活性化（再帰感染）して発症する．

【病型】
1）**初感染**：HSV-1 または 2 に初めて感染した場合．
- 初感染者の約 7 割は HSV-1 による．
- HSV-1 の初感染は HSV-2 に比較して重症化しやすい．
- HSV-1 にすでに罹患しているものが HSV-2 に感染した場合は軽症である．

2）**再帰感染**：腰・仙髄神経節に潜伏感染している HSV が種々のストレスを契機に再活性化し，再発を繰り返す．
- 誘因暴露後，約 3 日で初発部位の近傍に発症する．
- 再発頻度は HSV-1 が年に約 1 回，HSV-2 が年に数回程度である．

【臨床症状】
1）**初感染**
- 2〜7 日の潜伏期を経て突然発症する．
- 発症 1〜2 日：局所の痒みや紅斑が出現し，水疱化とともに疼痛が生じる．
- 発症 3〜5 日：水疱が破れてびらん・潰瘍を形成し，融合して地図状となることが多い（**口絵 164，165**）．
- 感染後 1〜数週：痂皮化して自然治癒に向かう．
- 発熱，リンパ節腫脹や倦怠感などの全身症状をしばしば伴う．
- 無菌性髄膜炎を併発することがある．

2）**再帰感染**
- 発症の数日前より局所や下肢の痛み，しびれ感などの前駆症状が現れる．
- 症状は初感染と同様であるが，比較的軽い場合が多い．

【診断】
- 陰部ヘルペスの臨床像
- ギムザ染色によるウイルス性多核巨細胞の確認：ツァンク Tzanck 試験（**口絵 136 参照**）
- HSV 抗原の検出
- HSV DNA の検出
- HSV の分離培養

【治療】
①抗ウイルス薬の全身投与
②疼痛が強い場合には非ステロイド系抗炎症薬内服
③軽症例では抗ウイルス薬含有軟膏の外用

参考）
- 再帰感染の場合，症状の軽減と治癒までの期間を短縮させる目的で，前駆症状の発現時に抗ウイルス薬を内服させることもある．
- 頻回に再発する場合は，抗ウイルス薬を長期に継続して内服する抑制療法が試みられることもある．

【予後】
- 初感染で 2〜4 週，再帰感染では 1 週間前後で治癒する．

- 細胞性免疫の低下した患者では重症化，難治化する．
- 初感染のうち HSV-1 の約 2 割，HSV-2 の約 8 割が再発する．

【生活指導あるいは予防法】
- safer sex の実践（無症候性のウイルス排泄者から唾液や精液を介して感染する可能性あり）
- HIV 感染症をはじめとする他の STD の検査
- セックスパートナーの感染の有無を確認

C．尖圭コンジローム

【疾患の概念】
- ヒト乳頭腫ウイルス human papilloma virus（HPV）の感染により，外陰部の皮膚や粘膜に発症する疣贅（ゆうぜい）状病変．
- 発癌のリスクは低い．
- 粘膜型の HPV（特に 6 型，11 型）感染による病変を指す場合が多い．
- 性行為または類似の行為によって皮膚や粘膜の上皮損傷部位に接触感染する．

【臨床症状】
- 外陰部にみられる乳頭状，鶏冠状の淡紅色または褐色調の腫瘍（口絵 166）
- 潜伏期間は約 3 カ月．
- 多発することが多い．
- 二次感染を伴うと浸軟（しんなん）して悪臭を発する．
- 粘膜では扁平な病変を形成することがある．
- 一般に自覚症状はないが，時に瘙痒感，性交時の疼痛を伴う．

【診断】
- 臨床像から診断可能
- 病理組織診断（特にボーエン Bowen 様丘疹症との鑑別）
- 組織標本中に HPV 抗原を証明（免疫組織化学法）
- PCR による HPV の DNA 型分類

【治療】
①液体窒素による凍結療法（口絵 167）
②電気焼灼
③炭酸ガスレーザー
④巨大なものは外科的切除

【予後】
- 再発が多い．
- 粘膜悪性型の HPV（16・18 型）が検出された場合は子宮頸癌，外陰癌，外陰部ボーエン病などの発生原因となるため，注意深い経過観察が必要である．

【生活指導あるいは予防法】
- safer sex の実践

- HIV 感染症をはじめとする他の STD の検査
- セックスパートナーの感染の有無を確認

D．HIV 感染症

【疾患の概念】
- ヒト免疫不全ウイルス human immunodeficiency virus（HIV）感染による性感染症．
- $CD4^+T$ リンパ球の減少により細胞性免疫不全となる．
- 細胞性免疫不全が進行すると二次感染症，カポジ肉腫などの悪性腫瘍，認知症（痴呆），HIV 消耗性症候群などが出現する（後天性免疫不全症候群 acquired immunodeficiency syndrome：AIDS）．
- HIV の主な感染経路は，(1) 性交渉，(2) HIV 汚染血液や血液製剤を介するもの（注射器の回しうちや針刺し事故も含まれる），(3) 母子感染である．

【病型】
急性期，無症候期，症候期を経て最終的に AIDS を発症する．

【臨床症状】
急性期
- 感染後 2〜4 週でインフルエンザ様の症状をきたす．
- 急性症状を呈する患者の約 75% で紅斑・丘疹などの皮疹を生ずる．

無症候期
- リンパ節腫大の持続のみ．

症候期
- 細胞性免疫は徐々に低下し，$CD4^+$リンパ球数が 200 個/μl 未満になった頃より，体重減少，発熱，下痢，皮疹などの AIDS 関連症状がみられる．
- 皮膚症状として重症な口腔カンジダ症（**口絵 168**），帯状疱疹（**口絵 169**）などがある．

AIDS
- AIDS 期には，各種皮膚感染症やカポジ肉腫（**口絵 170**）などの悪性腫瘍を合併する（**表 2-14**）．

参考）
- 梅毒，尖圭コンジローム，性器ヘルペスやケジラミなど他の性感染症や A，B，C，D や G 型肝炎の存在は，本症を疑うきっかけとなる．
- HIV 感染者では比較的早期から皮膚の痒みを訴える．
- 抗 HIV 薬による薬疹が高頻度にみられる．

【診断】
- HIV 抗体検査：Western Blot 法，蛍光抗体法
- HIV 抗原検出：ウイルス分離，核酸診断法（PCR 法）等
- AIDS：エイズ指標疾患の 1 つ以上が明らかに認められる場合に診断

【治療】
①抗 HIV 薬：高活性抗レトロウイルス療法 highly active anti-retroviral therapy（HAART），

表 2-14　AIDS 指標疾患（厚生省エイズ動向委員会，1999）

A．真菌症
　1．カンジダ症（食道，気管，気管支，肺）
　2．クリプトコッカス症（肺以外）
　3．コクシジオイデス症
　　　①全身に播種したもの
　　　②肺，頸部，肺門リンパ節以外の部位に起こったもの
　4．ヒストプラズマ症
　　　①全身に播種したもの
　　　②肺，頸部，肺門リンパ節以外の部位に起こったもの
　5．カリニ肺炎　（注）原虫という説もある．
B．原虫症
　6．トキソプラズマ脳症（生後 1 カ月以後）
　7．クリプトスポリジウム症（1 カ月以上続く下痢を伴ったもの）
　8．イソスポラ症（1 カ月以上続く下痢を伴ったもの）
C．細菌感染症
　9．化膿性細菌感染症（13 歳未満で，ヘモフィルス，連鎖球菌等の化膿性細菌により
　　　以下のいずれかが 2 年以内に，二つ以上多発あるいは繰り返して起こったもの）
　　　①敗血症　　　②肺炎　　　③髄膜炎
　　　④骨関節炎　　⑤中耳・皮膚粘膜以外の部位や深在臓器の膿瘍
　10．サルモネラ菌血症（再発を繰り返すもので，チフス菌によるものを除く）
　11．活動性結核（肺結核または肺外結核）*
　12．非定型抗酸菌症
　　　①全身に播種したもの
　　　②肺，皮膚，頸部，肺門リンパ節以外の部位に起こったもの
D．ウイルス感染症
　13．サイトメガロウイルス感染症（生後 1 カ月以後で，肝，脾，リンパ節以外）
　14．単純ヘルペスウイルス感染症
　　　①1 カ月以上持続する粘膜，皮膚の潰瘍を呈するもの
　　　②生後 1 カ月以降で気管支炎，肺炎，食道炎を併発するもの
　15．進行性多巣性白質脳症
E．腫瘍
　16．カポジ肉腫
　17．原発性脳リンパ腫
　18．非ホジキンリンパ腫
　　　LSG 分類により
　　　　　①大細胞型，免疫芽球型　　　②バーキット　Burkitt 型
　19．浸潤性子宮頸癌*
F．その他
　20．反復性肺炎
　21．リンパ性間質性肺炎/肺リンパ過形成：LIP/PLH complex（13 歳未満）
　22．HIV 脳症〔認知症（痴呆）または亜急性脳炎〕
　23．HIV 消耗性症候群（全身衰弱またはスリム病）

*C11 活動性結核のうち肺結核および E19 浸潤性子宮頸癌については，HIV による免疫不
　全を示唆する症状または所見がみられる場合に限る．

表 2-15

疾患名	疾患の概念	臨床症状
軟性下疳	軟性下疳菌（*Haemophilus ducreyi*）による感染症．陰部に有痛性の潰瘍を形成する．	・潰瘍底部は軟らかく梅毒による硬性下疳と区別される． ・嫌気性菌などの二次感染により，尿道瘻，腟直腸瘻などを生じる．
淋病	淋菌（*Neisseria gonorrhoeae*）による感染症．尿道炎や子宮頸管炎として発症する．	・排尿痛と外尿道口からの排膿，尿道口周囲の発赤 ・淋菌の血行性散布による関節炎や関節周囲の紫斑・小水疱・膿疱 disseminated gonococcal infection（DGI）
非淋菌性尿道炎	淋菌以外による尿道炎．クラミジア *Chlamydia trachomatis* 感染症の頻度が高い．	・クラミジアによる尿道炎では尿道の不快感・軽い痛みと漿液性あるいは粘液性の分泌物をみる． ・女性ではクラミジアによる子宮頸管炎から卵管炎を起こし不妊症の原因となる．
鼠径リンパ肉芽腫	クラミジアによる感染症．陰部に無痛性の潰瘍を形成する．	・一過性で無痛性の小水疱を形成しのちに潰瘍となる． ・鼠径部リンパ節の有痛性腫脹と瘻孔形成 ・女性では外陰部が腫脹し象皮病様の外観となる（estiomene）．
尿道・腟トリコモナス	腟トリコモナス *Trichomonas vaginalis* による感染症．腟炎や子宮頸管炎，尿道炎を起こす．	・外陰部の瘙痒感や灼熱感 ・白帯下の増加 ・男性では前立腺炎の原因となる．
ケジラミ症	ケジラミ *Pthirus pubis* の寄生による感染症．陰毛に寄生し瘙痒を生じる．	・陰毛部に強い瘙痒 ・小児の頭や睫毛に寄生することもある． ・下腹部や大腿部に青灰色の斑を生じることがある（maculae caeruleae）．
疥癬	疥癬虫 *Sarcoptes scabiei* の皮膚寄生による感染症．瘙痒や皮疹を生じる．	・激しい瘙痒 ・瘙痒は夜間に強く，不眠の原因となる． ・腹部，胸部，四肢近位のなどに屈側に紅色小丘疹，外陰，腋窩などに紅色小結節を生じる． ・手の皺襞や指間の皮膚常色の線状疹（疥癬トンネル）
外陰・腟カンジダ症	カンジダ *Candida albicans* の感染症．陰部に発赤，白苔を生じる．	・外陰部の紅斑と白苔 ・ときに瘙痒
陰部伝染性軟属腫	伝染性軟属腫ウイルス molluscum contagiosum virus による感染症．外陰部に小結節を生じる	・中心臍窩のあるドーム状の小結節が外陰部を中心に多発
成人T細胞白血病	ヒトT細胞向性ウイルスI型 human T-cell lymphotropic virus type I（HTLV-I）の感染によるT細胞性白血病/リンパ腫	・全身に分布する紅斑，丘疹，結節，腫瘤，潰瘍 ・紅皮症 ・リンパ節腫脹 ・肝・脾腫 ・高Ca血症

多剤併用療法を行う．
　②日和見感染に対する抗生剤の予防投与
　③合併症・続発症に対する治療

【予後】
- 抗 HIV 薬で血漿 HIV 量の低下に成功した患者の予後は比較的良好である．

【生活指導あるいは予防法】
- safer sex の実践
- セックスパートナーの感染の有無を確認
- 他の STD の検査
- 抗 HIV 薬の内服指示を守ること

E．その他のSTD

この他の STD に関しては，疾患の概念と臨床症状を**表 2-15** に示した．

<遠藤雪恵>

16 寄生性皮膚疾患

A．疥癬　scabies

【疾患の概念】
- ダニの一種である疥癬虫（ヒゼンダニ）による皮膚感染症．
- 疥癬虫がヒトの皮膚角質層に寄生増殖するために起こる．
- ダニは卵から成虫へと脱皮を繰り返し，雌の成虫は皮膚の角層内を移動し産卵する．
- 通常の疥癬と，はるかに多数の疥癬虫が感染するノルウェー疥癬がある．
- 病院，老人ホーム，養護施設等で集団発生しやすい．

【臨床症状】
- 潜伏期間は4～6週である．
- 瘙痒が強く，特に夜間に増強することが多い（雌成虫は夜間に移動し皮表の雄と交尾する）．
- 皮疹は丘疹，小水疱，痂皮，小結節など多彩である（口絵 171）．
- 皮疹の好発部位は腹部，大腿内側，腋窩，乳輪付近，臀部などである．
- 小豆大までの褐色から暗紅色の小結節が陰部，腋窩，臀部などに生じることもある（口絵 172）．
- 疥癬トンネルは角層が浮き上がった線状の皮疹で，先端に小水疱があり，そこに雌の成虫がいる．疥癬トンネルの好発部位は手指，指間である（口絵 173）．
- ノルウェー疥癬では広範囲の角質増殖ないしは痂皮，亀裂をきたし，手掌，足底にも皮疹を認める．不潔生活者，高度栄養障害，高齢者，免疫不全患者などに好発する．

【診断】
- 結節や疥癬トンネルから採取した角質で苛性カリ標本を作製し，虫体（口絵 174a）や虫卵（口絵 174b）を確認する．
- 臨床的に診断が難しいことがあり，虫刺症，湿疹などと誤診されて治療されることがしばしばある．疥癬の診断は，疥癬を疑うことから始まる．

【治療】
1）クロタミトン（オイラックス）
- 入手しやすく小児にも使用できるが，治癒までに1カ月以上かかり，これのみでは治癒しないこともある．

2）安息香酸ベンジル
- ローションあるいはアルコール溶液（12.5～35%）．
- 全身に塗布し24時間後に入浴し洗い落とす．ただし，刺激感があり小児には使用しにくい．

3）γBHC

- ワセリン基剤で作製する（1%）．効果は高いが毒性もあるので過剰投与とならないよう注意する．入浴後塗布し，6時間で洗い落とす．γBHCは医薬品として認可されていないので，医師の責任においてのみ使用が可能である．

4）イベルメクチン（ストロメクトール）経口薬

- 糞線虫の駆虫薬として使用される薬であり，現在のところ疥癬に保険適応はない．インフォームドコンセントを得た上での自費診療となる．
- 普通の疥癬では1ないしは2回（1回200 μg/kg）で充分とされる．2回以上投与する場合には1週間間隔とする．

5）その他

- 瘙痒に対しては抗アレルギー薬などを併用する．
- 外用薬は爪下も含めて全身にくまなく塗るよう指導する．

【生活指導あるいは予防法】

- 基本的に通常の疥癬では直接接触を避けるだけで充分である．
- シーツ，布団，下着などから感染することもあるとされるが，疥癬虫は人から離れると2～3時間で死んでしまう．また，50℃10分の加熱で完全に死滅するので別に洗濯をする，湯につけるなどの処理でよい．
- 罹患者全員が一斉に治療する．
- 潜伏期間が1ヵ月あるため，感染機会のあったものはオイラックス軟膏7日間外用などの予防的治療を行う．
- ノルウェー疥癬では隔離が必要である．

B．ツツガムシ病

【疾患の概念】

- *Orientia tsutsugamushi* が寄生したツツガムシの幼虫の刺咬により感染し，発症する．

【臨床症状】

- 潜伏期は10～14日である．
- 初発症状は39～40℃に及ぶ高熱，頭痛，全身倦怠感，筋肉痛などであり，これらが3～5日持続したのちに皮疹が出現する．
- 皮疹は境界不明瞭な紅斑で，体幹，顔面などを中心に播種する（**口絵175**）．紫斑を混じることもある．
- 肝脾腫，リンパ節腫脹，結膜充血などを伴うこともある．
- 黒色痂皮，水疱，潰瘍などを伴う「刺し口」が存在する（**口絵176**）．診断のキーポイントである．

【診断】

- 本症を想起しないと診断が難しい．
- 臨床経過，皮疹，特徴的な刺し口が診断上必要である．
- 確定診断はペア血清でツツガムシ抗体価の有意な上昇を確認することによる．

- 標準株として Karp 株，Kato 株，Gilliam 株がある．早期診断には PCR 法が有用である．
- 肝機能障害は高率に起こり，CRP 上昇，尿蛋白陽性などの所見もみられる．
- 日本紅斑熱との臨床的鑑別は困難である．

【治療】
- テトラサイクリン系抗生物質が著効する．
- 治療を開始すると通常 1〜2 日で解熱するが，2 週間は継続投与する．

【予後】
- 重篤な合併症として DIC（播種性血管内凝固症候群），間質性肺炎，髄膜炎，脳炎などがある．
- 適切な治療が遅れると致死的となり，予後不良である．

【生活指導および予防法】
- 流行する時期，地域では肌を露出しての野外活動を避ける．
- ワクチンなどの予防法はない．
- ヒトからヒトへの感染はない．

C．シラミ症　pediculosis, sucking louse

【疾患の概念】
- 頭髪に寄生するアタマジラミと陰毛に寄生するケジラミがある．幼虫と成虫ともに吸血する．
- いずれも接触感染で発症する．アタマジラミは保育所，幼稚園，小学校などで集団発生することが多い．
- ケジラミは性行為感染症（STD）の場合が多い．

【臨床症状】

1）アタマジラミ
- 痒みを伴う．
- 体長 2〜4 mm のシラミが寄生し，頭髪に卵を産みつける（口絵 177）．
- 頭髪の根元近くに斜めに付着する卵がみられる．

2）ケジラミ
- 痒みがあり，毛の基部に小さな紅斑がみられる．
- 下着に卵や血液が付着することがある．
- 陰毛に動き回る虫や毛に付着する卵をみつけることができる（口絵 178）．
- 子供に感染すると睫毛や頭髪に寄生することがある．

【診断】
- 虫体や虫卵をみつける．
- 頭髪に筒状に付着する hair cast と間違わないようにする．

【治療】
- フェノトリンパウダーあるいはシャンプー．
- 痒みに対しては抗ヒスタミン薬，抗アレルギー薬など．

【生活指導および予防法】
1）アタマジラミ
- プールではうつらないが，タオルの共用はしない．
- 学校や幼稚園では一斉に駆除する．
- 家族内感染の予防のため，同じ布団で寝るなどの密な接触を避ける．

2）ケジラミ
- STDであることを理解させ，パートナーも同時感染の可能性を説明して治療させる．

〈永井弥生〉

17 ありふれた皮膚良性腫瘍

【疾患の概念】
- 皮膚良性腫瘍は，皮膚を構成するさまざまな要素（表皮，汗腺や毛などの皮膚付属器，結合組織，皮下脂肪織，血管，神経など）のいずれかが限局性に増殖し，色や形態の異常を呈する．
- 局所破壊および転移や無秩序な増殖を起こさないものを良性腫瘍という．

A．脂漏性角化症（老人性疣贅）seborrheic keratosis, verruca senilis

【疾患の概念】
- 20歳代から徐々に出現し，60歳代では80％，80歳代では100％の人にみられる．老人性色素斑とともに高齢者の象徴ともいえるもの．
- 顔面の脂漏部位に多く，体幹部にも好発する．

【臨床症状】
- 正常皮膚色から黒色の境界明瞭な扁平隆起性の丘疹（口絵179）．粘土細工を貼り付けたようなものや黒いボタンを皮膚の上に置いたようなものもある．
- 表面は軽度に疣（ゆう）状のものが多いが，平滑なものや有茎性のものもある．
- 時に，炎症を伴い発赤や痒みを有するものもある（被刺激型脂漏性角化症）．

【診断】
- 炎症を起こしたものや黒色調の強いものは，種々の前癌症や有棘細胞癌，基底細胞癌，悪性黒色腫との鑑別が必要になる．
- 正確な診断には皮膚生検が有用である．

【治療】
- 通常は不要．
- 美容的な観点や，衣類や手に触れて気になる，カミソリがあたり出血を繰り返すなどの理由で治療を希望された場合は，液体窒素圧抵や切除術を行う．

【予後】
- 自然治癒はない．
- これ自体が悪性化することはないが，悪性疾患との充分な鑑別診断が必要．

【生活指導あるいは予防法】
- 紫外線が悪化因子であるので，若年者には今後の紫外線予防を喚起する．
- 高齢者に対しては特になし．

B．粉瘤（表皮囊腫） atheroma, epidermal cyst

【疾患の概念】
- 顔面，耳朶，胸背部などに好発する真皮から皮下にかけての腫瘤（口絵 180）．
- 腫瘤の中央付近に黒い開口部を有することが多い（口絵 181）．
- 初期病変の一つの形態として面皰（めんぽう）様の黒点から始まることがある．
- 正常な表皮様構造の袋に包まれた囊腫である．
- 内容物は，袋の内腔に向かって脱落した角質塊である．

【臨床症状】
- 正常皮膚色～やや黒青色の皮下腫瘤．弾性硬で自覚症状はない．
- 強く圧迫すると，中央付近の黒点から臭気の強い黄白色の内容物（角質塊）が出てくる．
- 皮下で袋が破れると，内容の角質塊が真皮から皮下と接触し，激しい異物反応を起こす．この場合発赤，腫脹，疼痛を生じる（炎症性粉瘤）．

【診断】
- 皮下の弾性硬の腫瘤で鑑別が必要なものは石灰化上皮腫である．
- 石灰化上皮腫は粉瘤より硬く，小児に多い．粉瘤は成人に多い．
- 大型のものは脂肪腫との鑑別が必要．粉瘤は表皮と接着し，下床とは可動性がある．脂肪腫は表皮との連続性はない．

【治療】
- 基本的には囊腫の全摘出が必要．
- 顔面などで手術痕を最小限にとどめたい場合などは「へそ抜き法」を行う．これは，パンチなどで穴をあけ，内容物と囊腫壁を押し出すものだが，しばしば取り残した袋から再発をみる．
- 炎症を起こしているものは，充分に軟化していれば内容を圧出し，炎症が完全に治まってから残存部の摘出術をする．

【予後】
- 原則として悪性化はないが，きわめてまれに癌化することもある．
- 炎症を起こす危険は常にある．

【生活指導あるいは予防法】
- 予防：毛孔を閉塞させないように日頃から皮膚を清潔に保つ．
- 炎症を起こす危険があるので，揉んだり刺激したりしない．

C．石灰化上皮腫 calcifying epithelioma

【疾患の概念】
- 小児～20 歳位までの人に好発する皮下の硬いしこり．あたかも皮下に石ころがあるように触れる場合もある．
- 上肢，顔面，頸部に好発．

【臨床症状】
- 真皮～皮下の硬い腫瘤で表皮との連続性はない．
- 通常，自覚症状はない．
- 時に，炎症を起こす．

【診断】
- 粉瘤との鑑別が必要．

【治療】
- 全摘出．

【予後】
- 自然治癒はなく，悪性化もない．

【生活指導あるいは予防法】
- 特になし．

D．脂肪腫　lipoma

【疾患の概念】
- 皮下脂肪組織の局所的増殖による腫瘤形成である．

【臨床症状】
- 皮下の軟らかい腫瘤で，半球状に突出する場合もある．
- 通常自覚症状はないが，血管増殖を伴っているもの（血管脂肪腫）では圧痛がある．

【診断】
- 粉瘤との鑑別が困難な場合もある．
- 視診，触診で診断困難な場合はエコー，CTなどの検査を行う．

【治療】
- 摘出術．
- 術後出血の危険があるので注意を要する．

【予後】
- 自然治癒はなく，悪性化もないが他疾患との鑑別は必要である．

【生活指導あるいは予防法】
- 特になし．

E．汗管腫　syringoma

【疾患の概念・臨床症状】
- 眼瞼や前胸部，腹部などに多発する正常皮膚色～褐色の小結節（口絵182）．
- 思春期頃から著明になってくる．
- 優性遺伝．女子に多い．
- 自覚症状はない．

【診断】
- 稗粒腫や顔面播種状粟粒性狼瘡との鑑別が必要となる．

【治療】
- 基本的には不要．患者が希望すれば，炭酸ガスレーザーによる焼灼を行う．

【予後】
- 自然治癒はなく，悪性化もない．

【生活指導あるいは予防法】
- 特になし．

F．稗粒腫（はいりゅうしゅ）　milium

【疾患の概念・臨床症状】
- 原発性は主として眼瞼周囲に多発する白〜黄白色の帽針頭大の小結節．
- 続発性は水疱症や熱傷の瘢痕に続発したもの．自然治癒する場合もある．

【診断】
- 原発性は一見して白ニキビ状であるが，症状の変動がない．

【治療】
- 基本的には不要．患者が希望すれば，注射針などで小孔をあけ，内容を圧出する．

【予後】
- 原発性では自然治癒はなく，悪性化もない．

【生活指導あるいは予防法】
- 特になし．

G．軟性線維腫　soft fibroma, fibroma mole

【疾患の概念・臨床症状】
- 半球状ないし有茎性の腫瘤で，ほぼ正常皮膚色でやわらかく，表面にしわが多い．時に手拳大に達し懸垂するものもある．

【診断】
- 外見でほぼ診断可能．

【治療】
- 基本的には不要．衣類にすれるなど不都合があれば切除する．

【予後】
- 自然治癒はなく，悪性化もない．

【生活指導あるいは予防法】
- 特になし．

H．アクロコルドン　acrochordon

【疾患の概念・臨床症状】
- 前頸部や腋窩などに多発する正常皮膚色〜褐色〜黒色の小型の脂漏性角化症様ないし軟性線維腫様の小結節（**口絵 183**）．
- 有茎性のものも多い．

- 年齢とともに増加する．

【診断】
- 外見から診断可能．
- 多発している中に，まれに老人性角化症などの前癌病変や基底細胞癌，有棘細胞癌などがまぎれていることがあるので注意を要する．

【治療】
- 基本的に治療は不要．衣服にすれる，外見が気になるなど患者が希望すれば治療の対象になる．
- 小型で有茎性のものは眼科用の小クーパーで根元から切除．
- 脂漏性角化症様のものは液体窒素圧抵．
- 大きさによっては局所麻酔下で電気メス焼灼や切除術を行う．

【予後】
- 自然治癒はなく，悪性化もない．

【生活指導あるいは予防法】
- 民間療法として根元を糸で縛っておくと脱落するというものがあるが，患者自身に診断と治療を任せるのは危険なので，これをさせてはいけない．

I. 皮膚線維腫　dermatofibroma

【疾患の概念・臨床症状】
- 皮膚表面からあまり隆起しない，小指頭大位までの褐色調の硬いしこり．
- 虫刺されなどの後に何年かして生じてくることがある．

【診断】
- 正確な診断には病理組織診断が必要．
- 表面から隆起してきた場合は，隆起性皮膚線維肉腫などの前癌病変のことがあるので注意しなければならない．

【治療】
- 正確な診断（病理組織診断）の目的もかねて切除する．

【予後】
- 皮膚線維腫に間違いなければ特に問題はない．

【生活指導あるいは予防法】
- 特になし．

J. 肥厚性瘢痕，ケロイド　hypertrophic scar, keloid

【疾患の概念】
- 手術痕，外傷，虫刺されなどに続発して皮膚が硬く隆起したもの（口絵 184）．
- 傷の範囲内での隆起であれば肥厚性瘢痕，傷の範囲を逸脱して隆起するものをケロイドという．両者を含めてケロイドという場合もある．

【臨床症状】
- 外傷後数カ月間は増殖期で，赤みと硬さの増加，隆起をみる．この増殖に伴い痒みや痛みを生じる．
- 好発部位は胸骨部，肩〜上腕伸側．関節部位で屈伸と同じ方向の傷は非常に肥厚性瘢痕化しやすい．
- 自然発症ケロイド（思い当たる誘因のないもの）が胸骨部に好発する．この場合，横方向に長いケロイドが複数生じる．

【診断】
- 手術痕や外傷部が1〜2カ月のうちに徐々に赤く，硬くなれば診断は間違いない．
- 時に皮膚線維腫や隆起性皮膚線維肉腫との鑑別が必要なことがある．

【治療】
- 初期治療が重要．
- 手術痕の肥厚性瘢痕化を防ぐには局所の安静と減張と圧迫のため，傷に対して直角方向にテーピングをする．テーピングの期間は傷の部位，大きさ，張力によるが，通常1〜6カ月行う．
- 瘢痕に対しては，リザベン内服，ステロイド含有テープの貼付，ステロイドの局注を行う．
- 切除する場合もあるが，切除痕からさらにひどい瘢痕を生じる危険もあるので，適応の決定と手術方法の選択には慎重を要する．

【予後】
- 肥厚性瘢痕は完成後，安定期（2〜3年後）に入るとやや赤みや隆起は軽減する．ケロイドが消失することはほとんどない．

【生活指導あるいは予防法】
- 完成した肥厚性瘢痕を縮小させるのは至難の業なので，手術痕の場合はテーピングなどによる予防が重要．
- 局所を安静に保つ．局所の皮膚を繰り返し伸縮させると非常に悪化しやすい．

K．老人性脂腺増殖症　senile sebaceous hyperplasia

【疾患の概念】
- 加齢に伴い皮脂腺が肥大し，皮下に透けてみえるもの．

【臨床症状・診断】
- 顔面に直径3mmくらいまでの黄色調の小結節が散在する．
- 自覚症状なし．

【治療】
- 治療は原則として不要．
- 切除してもよいが，手術瘢痕を考えるとあまり勧められない．

【予後】
- 自然治癒はなく，悪性化もない．

【生活指導あるいは予防法】
- 特になし．

L．老人性血管腫　senile angioma

【疾患の概念・臨床症状・診断】
- 加齢とともに増加する，直径 3 mm 位までのルビー紅色の小結節（口絵 185）．
- 体幹に多いが，全身どこにでも出現しうる．
- 自覚症状なし．
- 口唇に青黒い小腫瘍として生じることもある（venous lake）．

【治療】
- 基本的に治療は不要．
- 患者が希望すれば血管腫用のレーザー照射を行う．

【予後】
- 自然治癒はなく，悪性化もない．

【生活指導あるいは予防法】
- 特になし．

M．血管拡張性肉芽腫（化膿性肉芽腫）　granuloma telangiectaticum

【疾患の概念・臨床症状・診断】
- 豌豆大までの半球状〜有茎性〜茸状に隆起した鮮紅色〜暗赤色の軟らかい腫瘍で，表面は湿潤または痂皮が付着（口絵 186）．
- 触れると簡単に出血し，なかなか止まらない．
- 指，口唇，顔などに好発．

【治療】
- 出血に対して対症的にボスミンガーゼなどで圧迫止血．
- 液体窒素圧抵は有効であるが，治療をきっかけにさらに出血する場合があるので注意が必要である．
- 根治的には切除．

【予後】
- 有茎性になり，根元から自然脱落して治癒する可能性はある．
- しかし，出血を繰り返すものは，切除などの適切な治療を行う．

【生活指導あるいは予防法】
- むやみにいじらないように注意を喚起する．
- 出血した場合は，繰り返し血をふき取るとさらに出血するので，根気よく圧迫止血するように説明しておく．

N. ケラトアカントーマ keratoacanthoma

【疾患の概念】
- 急速に増殖するため，一見悪性腫瘍を思わせるが，良性で自然褪縮もありうる腫瘍．

【臨床症状】
- 顔面に好発し，中央に臍窩（さいか）を有し，噴火口状を呈する（**口絵 187**）．
- 一定の大きさ（2 cm 位）に達すると進行を停止し，数カ月続いてしばしば自然褪縮する．

【診断・治療】
- 有棘細胞癌との鑑別が難しいので，診断も兼ねて早めに切除し，病理組織検査を行う．

【予後】
- 転移せず，自然褪縮もあり予後良好．

【生活指導あるいは予防法】
- 特になし．

O. その他の主な皮膚腫瘍

表 2-16　その他の主な皮膚腫瘍

いわゆる皮膚混合腫瘍 　・鼻，頬，上口唇などの好発 　・比較的硬い腫瘍
グロームス腫瘍 　・爪下部に発生する． 　・青黒く有痛性
被角血管腫 　・直径 3〜5 mm の血管腫で，表面の角質肥厚を伴うもの 　・手足の凍瘡などに併発しやすいもの（ミベリ Mibelli 被角血管腫），陰嚢に多発するもの（陰嚢被角血管腫），生下時より片側下肢に好発するもの（母斑様体部被角血管腫）の 3 型に分類されている．
皮膚良性リンパ腺腫症 　・顔面に好発する直径 1〜3 cm の半球状の腫瘤 　・外傷や虫刺などの刺激によるリンパ球系細胞の増殖により生ずる．
指の粘液嚢腫 　・趾指末節の関節から爪根の間に出現 　・半球状で無色透明な粘液を有する．
爪下外骨腫 　・趾指骨末節の腫瘍が爪下に出現，爪を押し上げたもの 　・第 1 趾に多い． 　・X 線検査で診断は容易

＜丸山友裕＞

18 母斑

【疾患の概念】
- 胎生的素因に基づき，生まれつき，あるいは生涯のさまざまな時期に発現する限局性の皮膚の色や形の異常を母斑という．症状は生涯不変か，きわめて徐々に変化する．俗に「あざ」とよばれるものである．
- 次章で述べる母斑症は遺伝性のものが多いが，母斑は胎生期の体細胞レベルの突然変異による限局性の変化であり，遺伝傾向をもつものは少ない．

A．表皮母斑　epidermal naevus

【疾患の概念】
- 表皮の過形成で，このため皮膚表面がでこぼこしてくる．

【臨床症状・診断】
- 皮膚表面に疣（ゆう）状に隆起し，序列性に配列する母斑（口絵 188）．
- 幼小児期に発症し，徐々に拡大して明瞭となる．

【治療】
- 切除．
- 液体窒素圧抵や電気メスでの削皮術はいずれも効果が一定しない．

【予後】
- ごくまれに思春期以降に本症から二次腫瘍の発生をみる．

【生活指導・予防法】
- 特になし．

B．扁平母斑　naevus spilus（口絵 189）

【疾患の概念】
- 表皮基底層のメラニン沈着の増加による皮膚色の増強．
- 先天性と遅発性（ベッカー　Becker 母斑）がある．

【臨床症状・診断】
- 先天性は茶色～茶褐色の斑であり，いわゆる「茶あざ」（口絵 189a）．大きさ・形・部位は一定しない．
- 先天性では，全身に 6 個以上ある場合にはレックリングハウゼン　Recklinghausen 病を疑う．
- 遅発性（ベッカー母斑）は思春期頃にどちらか一方の肩や胸，背中などに茶色の斑が出現

し，徐々に濃くなる．大型で，多毛を伴うことが多い（口絵 189b）．

【治療】
- 先天性はレーザー照射の適応だが成功率は低く，治療によって悪化するケースもある．あざ隠し用のファンデーションなどの使用をすすめる．
- 遅発性はルビーレーザー，ドライアイス圧抵などが有効．

【予後】
- 自然治癒はなく，悪性化もない．

【生活指導・予防法】
- 特にない．

C．色素性母斑（母斑細胞母斑） melanocytic or naevocytic naevus

【疾患の概念】
- 日常もっともよくみられる黒あざの一種．いわゆる「ほくろ」．小型のものから巨大なものまである（口絵 190a～d）．
- 単純黒子（こくし）は小型の色素斑で，色素性母斑の初期症状と考えられる．

【臨床症状】
- 先天性はやや大型のものが多く小指頭大～手の掌大，時に巨大なもの（獣皮様母斑）まである．
- 通常よくみられるものは遅発性で，2～3歳頃から徐々に姿を現す，直径 1～5 mm 位の黒い色素斑である．

【診断】
- 悪性黒色腫との鑑別が問題になる場合がある．

【治療】
- 美容的な問題などで患者が治療を希望した場合は切除（小型のものではパンチを使用．大型のものは分割切除など）が原則である．切除標本は病理組織検査で本症であることを確認することが望ましい．隆起したものは電気メスで削皮，色の薄いものはレーザー照射などを行うこともある．

【予後】
- 先天性の巨大なもの（獣皮様母斑）は悪性黒色腫の発生母地になりうる．
- 顔面や頭部のものは加齢とともに大型化し，徐々に隆起するとともに色が薄くなり，ついには正常皮膚色になるものもある．顔面では 5 mm～1 cm 位のドーム状の小結節，頭部では軟性線維腫のように表面がしわ状の有茎性腫瘤を呈することもある．

【生活指導・予防法】
- 特にない．

D．太田母斑（眼上顎褐青色母斑）nevus of Ota or naevus fusco-caeruleus ophthalmomaxillaris Ota

【疾患の概念】
- 片側の眼を取り巻くように出現する青〜青褐色の斑（口絵 191）．

【臨床症状】
- 顔面の片側で，眼を中心に上は前額から頭部，下は上顎から鼻翼までを被う青〜青褐色斑．患者によってこの範囲全体に出現する例から一部分だけにとどまる例までさまざまである．色の濃さも個人差がある．
- 生後間もない発症と思春期頃発症する 2 型がある．
- 皮膚のみならず眼，鼓膜，鼻粘膜，口腔内にも色素斑がみられる．
- 時に反対側にも出現しているケースもある．

【診断】
- 青色調が少なく，茶色調が強いケースでは病理組織検査で扁平母斑と鑑別する必要がある．
- 似たような症状が両側性に中年期以降に出現するケースがあるが，これは両側性太田母斑様色素沈着症として，別疾患に分類されている．

【治療】
- レーザー治療が有効で，ほぼ 100％の成功率である．

【予後】
- 基本的に悪性化の心配はないが，眼球メラノーシスからの悪性化報告例がわが国で 2 例ある．

【生活指導・予防法】
- 特にない．

E．蒙古斑 mongolian spot

【疾患の概念】
- 生下時よりみられる，主として臀部の青色斑（口絵 192）．

【臨床症状・診断】
- 青色斑は，実際には背，四肢などにも高頻度認められる（異所性蒙古斑）．

【治療・予後】
- 10 歳くらいまでにほとんど消失する．
- 境界明瞭でくっきりと濃いものは消失しきらず残る場合があるので，レーザー照射の適応となる．

【生活指導・予防法】
- 特にない．

F．脂腺母斑　naevus sebaceus

【疾患の概念】
- 生下時から存在する，主として頭部や顔面に好発する楕円形の斑（口絵 193）．
- Ⅰ期からⅢ期まである．徐々に隆起し，でこぼこになり脱毛斑を形成する．
- Ⅲ期には種々の二次腫瘍を生じ，これが悪性腫瘍（基底細胞上皮癌，有棘細胞癌など）のこともある．

【臨床症状】
- 黄色～赤褐色の円形または楕円形の斑．頭部に生じた場合，円形～楕円形の脱毛斑を生じる．表面は疣状にでこぼこし，年齢とともに著明となる．
- 痛み，痒みなどの自覚症状はない．

【診断・治療】
- 斑の一部に色調の変化や隆起，潰瘍などが生じた場合は二次腫瘍を疑い，組織診断や切除が必要となる．
- 二次腫瘍は悪性の場合もあるので，思春期位までに予防的に切除・縫縮しておくとよい．縫縮により脱毛も目立たなくなる．

【予後】
- 自然治癒はない．
- 二次腫瘍の悪性度によっては重篤な場合もある．

【生活指導あるいは予防法】
- 前述の説明は患者本人にではなく，患者の親にすることが多いので，親の管理下にある思春期位までに治療を終了させておいた方がよいであろう．

G．苺状血管腫　strawberry mark

【疾患の概念】
- 乳児に比較的よくみられる血管腫．
- 生後1週間位で小型の赤い斑が出現し，徐々に融合・増大するが，自然消褪傾向がある．

【臨床症状】
- 一般に生後3～4カ月まで拡大し，極期に達する．
- 完成時の臨床像はあまり隆起しない局面型と腫瘤型とに大別される（口絵 194a, b）．
- いずれも表面は鮮紅色で顆粒状，苺の表面に似ている．
- 一定の静止期を経て一歳過ぎ頃から褪縮が始まる．
- 腫瘤型や陰部に生じたものは表面が自壊し，出血や潰瘍を形成することがある．
- 潰瘍を形成したものは，その部分が瘢痕化する．
- 概ね学童期までに消失するが，腫瘤形成したものは完全に消失しない場合がある（口絵 194c）．

【診断】
- 生後間もなく毛細血管拡張，紅斑などが生じてきたら疑う．

- 初期は単純性血管腫を思わせるものもあるので注意を要する．

【治療】
- 発症初期にレーザー照射を行うと隆起を抑制できる場合もあるので，極期に達する前にレーザー治療の経験のある医師に相談することは有用である．
- レーザー照射は全期間を通して表面の赤みには有効だが，すでに生じた腫瘤を縮小させる効果はほとんどない．
- 腫瘤に対して持続圧迫はある程度有効である．
- 自然消褪傾向があるので，極期に達したものは必ずしも治療を必要としない．
- 生命維持に必要な器官（呼吸，哺乳，視力の保持）に侵襲がある場合は速やかに治療する．
- この場合の治療はステロイド内服，手術療法などである．

【予後】
- 腫瘤形成型では完全に消褪せず，瘢痕（ふくらみ・たるみ）を残すものもある．
- 瘢痕が残れば，最終的には手術などで除去する．

【生活指導・予防法】
- 陰部などでは自壊しやすいので刺激を避け，清潔を保持する．
- 潰瘍化したものは二次感染防止に努める．

H．単純性血管腫　hemangioma simplex

【疾患の概念・臨床症状】
- 生下時より存在する平坦で隆起しない赤い斑．いわゆる「赤あざ」（口絵 195）．
- 苺状血管腫にみられるような大きな症状の変動はない．
- 加齢とともに，徐々に赤黒くなる傾向がある．
- 顔面や頭皮では，思春期以降徐々に病巣が隆起し，多発性に結節状隆起を生じてくる場合がある．
- 口唇などでは徐々に腫脹する．

【診断】
- 顔面半分に及ぶものはスタージ-ウェーバー Sturge-Weber 症候群，四肢で広範囲に及ぶものはクリッペル-ウェーバー Klippel-Weber 症候群を考慮する必要がある．

【治療】
- レーザー照射により軽快する．幼児期に治療した方が有効率は高い．
- 加齢により結節状に隆起したものは切除する．

【予後】
- 自然消褪はなく，悪性化もない．

【生活指導・予防法】
- 特にない．

【単純性血管腫の特殊型について】
- 特殊型としてウンナ Unna 母斑がある（口絵 196）．これは生下時より項部正中にみられるもので新生児の 90％にみられる．学童期までにほぼ消失し，その後再び姿を現す．

- もう一つの特殊型としてサーモンパッチがある．これは新生児の眼瞼や鼻下にみられる淡いもので，2歳頃までに消える．ただし前額正中にV字型にくっきり出たものは自然消失しがたい．

I．カサバッハ-メリット Kasabach-Merritt 症候群

【疾患の概念】
- 乳児における巨大血管腫と血小板減少症の合併．
- 血管腫内で出血が起こり，ここで血小板が多量に消費される結果，血小板減少症が引き起こされる．
- 巨大血管腫の種類は苺状血管腫に近縁である．
- 治療の時期を失するとDIC（血管内播種状凝固症候群）が高度となり生命に関わる．

【臨床症状】
- 皮下硬結を伴う血管腫に内出血を伴うと浮腫状に腫大し，巨大な赤紫調の緊満した腫瘤になる（口絵197）．
- 血小板減少が起こると全身に紫斑を生じ，DICが進行して全身状態が悪化する．

【診断】
- 臨床症状と血小板や凝固因子の検索で診断を確定する．

【治療】
- 副腎皮質ホルモン薬の全身投与．
- 血管腫は放射線感受性が高いので放射線治療も有効である．

【予後】
- DICを防ぎ，血管腫を縮小させることが出来れば予後は良好である．

【生活指導・予防法】
- 予備能のない乳児期に起こりやすいので，特に新生児期〜乳児期初期には注意を要する．
- 巨大血管腫を有する患児に対しては血小板および凝固因子の検査を充分に行う．

J．軟骨母斑 naevus cartilagines

【疾患の概念・臨床症状】
- 生下時より主として耳介の前方にみられる正常皮膚色の小結節（口絵198）．いわゆる「副耳」．
- 頬部に出現することもある．
- 皮膚成分だけの場合と軟骨を含む場合のいずれもある．

【診断】
- 視診で診断は容易．

【治療】
- 小型のものはクーパーで根元を切除．
- 軟骨を含んでいれば，これを除去し縫合する．

【予後】
- 自然治癒はなく，悪性化もない．

【生活指導・予防法】
- 特にない．

K．その他の母斑

表2-17 その他の主な母斑

若年性黒色腫
- 小児の顔面に好発
- 紅〜紅褐色の半球状隆起
- 成長が早い．
- 名前は悪性を連想させるが母斑細胞母斑の一特異型

青色母斑
- 通常豌豆大までの青〜黒色の小結節または斑で，触れるとやや硬い．
- 大型の細胞増殖型は悪性化することもある．

副乳
- 通常，乳腺原基は一対のみ残して消失するが，これが残ったもの
- 腋窩から胸部，腹部にみられるが，特に腋窩付近に多い．
- 妊娠時に腫脹して痛むことがある．

＜丸山友裕＞

19 母斑症

【疾患の概念】
- 皮膚の母斑性の病変だけでなく，内臓・骨などにも病変を生じ，一つのまとまった病像を呈する疾患群を母斑症または全身性母斑症という．遺伝性であることが多く，家族性に発生しやすい．

A．結節性硬化症（ブーヌビュ-プリングル Bourneville-Pringle 母斑症）

【疾患の概念】
- 知能障害，てんかん発作，顔面のいわゆる脂腺腫を3主徴とする．
- その他多彩な内臓病変を伴う．
- 常染色体優性遺伝．

【臨床症状・診断】
1）皮膚症状
- 顔面脂腺腫：鼻唇溝部に多発する半米粒大までの正常皮膚色〜黄色〜やや赤色の結節（口絵 199a）．
- 懸垂性軟属腫：頸部，腋窩，陰股部の有茎性小腫瘤．
- 粒起革様皮：腰や臀部などに好発する結合織母斑で，扁平〜敷石様に隆起した局面を呈する（口絵 199b）．
- 白斑：楕円形の不完全脱色素斑（木の葉形色素脱失斑）．乳幼児期から出現するため早期発見の手がかりとなる（口絵 199c）．
- 爪囲線維腫：米粒大までの小結節が爪郭部から爪甲上に突出してくる（口絵 199d）．

2）皮膚以外の症状
- 中枢神経系：知能障害とてんかんが現れる．X線やCTで大脳皮質と側脳室に石灰化像をみる（結節性脳硬化症）．
- 眼底腫瘍
- 腎臓：種々の腫瘍や嚢腫．CTやMRIで発見されやすい．
- 肺病変：時に肺組織形成不全を伴うことがある．
- その他：心臓，副腎，胃，腸，子宮などに筋腫・線維腫，口腔粘膜に乳頭腫状増殖をみることがある．

【治療】
- 皮膚科的には結節の削皮術や凍結療法，切除など．
- てんかんに対しては抗痙攣薬で発作のコントロール．

【予後】
- 徐々に進行する．
- 結節性脳硬化症や腎障害の程度によるが，死因としては腎機能の廃絶がある．

【生活指導・予防法】
- てんかん発作を薬剤で充分にコントロールする．
- 障害の部位，程度を知り，それに適した生活を送るよう助言する．

B．レックリングハウゼン病，神経線維腫症　von Recklinghausen's disease, neurofibromatosis

【疾患の概念】
- 扁平母斑様の色素斑（カフェオレ斑）と皮膚の神経線維腫を主徴とする（口絵 200）．
- その他，骨，眼，内臓病変を種々の程度に伴う．
- 生命予後は良好．症例によっては生涯進行性のこともある．
- 常染色体優性遺伝．ここに述べる古典型なタイプ 1 と聴神経腫瘍が発生するタイプ 2 など，いくつかの病型がある．

【臨床症状・診断】
1）皮膚症状
- 色素斑：雀卵斑～扁平母斑様の大小のレックリングハウゼン斑が多発し，徐々に増加する．幼小児期に全身に 6 個以上（直径 1.5 cm 以上）あれば本症を疑う．
- 神経線維腫：褐色調の軟らかい腫瘤で，思春期頃より出現し始める．線維腫の数・大きさは症例によりさまざまである．
- その他：貧血母斑，若年性黄色肉芽腫，神経鞘腫，有毛性褐青色斑を伴う神経線維腫など．

2）皮膚以外の症状
- 中枢神経：知能障害はプリングル　Pringle 病ほど高度ではない．痙攣発作はまれ．聴神経腫瘍や脳腫瘍を生じることがある．
- 末梢神経腫瘍：蔓（つる）状神経線維腫として皮下神経に沿って出現．圧痛，放散痛がある．
- 眼病変：虹彩小結節，眼瞼部や眼窩内の神経線維腫，眼窩骨欠損と視神経管の拡大，視神経膠腫など．虹彩小結節は幼児期より存在するため，診断的価値が高い．
- 骨病変：脊椎および胸郭の変形が最も多く，四肢骨や頭蓋骨にも変形や欠損を生じる．
- 内臓病変：神経線維腫はほとんどあらゆる臓器に発生しうるが，しばしば自覚症状を欠く．

【治療】
- 主として整容的な見地から対症療法的に腫瘍切除を行う．神経線維腫は血管を豊富に含むので手術中の出血には注意が必要である．
- カフェオレ斑に対してレーザー照射が有効なこともある．

【予後】
- 生命予後は比較的よい．
- 脳腫瘍などが生命をおびやかすことがあるが，比較的まれ．

【生活指導・予防法】
- 根治療法は，残念ながら現在のところない．

C．ポイツ-ジェガース Peuts-Jeghers 症候群

【疾患の概念】
- 口唇，口腔粘膜，掌蹠の黒色斑と消化管ポリポーシスを伴う症候群（口絵 201）．
- 常染色体優性遺伝．

【臨床症状・診断】
- 色素斑：出生時～幼児期に点々と小斑が出現し，思春期までに増加する．
- 消化管ポリープ：良性・多発性で小腸に最も多い．ポリープは帽針頭大～数 cm に及び，無症状のことが多いが下痢，下血，嘔気などを伴うこともある．

【治療】
- 口唇色素斑にはレーザー照射が有効．

【予後】
- 通常，悪性化はないので予後は良好である．

【生活指導・予防法】
- 口唇や掌蹠に色素斑のある人が消化管症状を訴えたら検査を受けるように勧める．

D．スタージ-ウェーバー Sturge-Weber 症候群

【疾患の概念】
- 顔面の広範な単純性血管腫と脳軟膜の血管腫による神経症状と眼症状を合併する．
- 遺伝形式は不明

【臨床症状】

1）皮膚症状
- 顔面の片側の，正中で境された広範囲の単純性血管腫（口絵 202）．
- 血管腫は年齢とともに赤黒くなる．
- 血管腫による過栄養で患側の顔面全体が正常側に比して徐々に肥大してくる．

2）皮膚以外の症状
- 皮膚だけでなく眼球内にも血管腫を生じるため，眼圧の上昇による緑内障や牛眼を合併する．
- 脳軟膜に血管腫を生じたり頭蓋内石灰化を起こし，てんかん発作，片麻痺，知能障害などをきたすことがある．

【診断・治療】
- 小児期からの眼圧の測定と調整が必要である．
- 抗痙攣剤による充分なてんかんのコントロールも必要である．

- 単純性血管腫に対してはレーザー治療が有効で，早期からの治療が望ましい．

【予後】
- 眼圧のコントロールが不良であれば失明の危険性がある．
- 中枢神経障害の程度によるが，痙攣発作のコントロールが悪いと知能障害が進行する．

【生活指導・予防法】
- 痙攣発作のコントロールが重要であることを理解させる．
- 定期的に眼圧のチェックを受けさせる．

E．クリッペル-ウェーバー Klippel-Weber 症候群

【疾患の概念】
- 四肢脈管系の先天異常と患肢の肥大．

【臨床症状】
- 脈管異常は単純性血管腫が最も多く，他にリンパ管腫，先天性静脈拡張症，被角血管腫，先天性動静脈瘻などがある．

【診断】
- 先天性血管拡張性大理石様皮斑との鑑別が必要となる．本症は広範囲にみられる網目状の細小血管拡張であり，加齢とともに軽快するので治療は不要．
- 動静脈瘻の有無については聴診，血管造影などで確認する．

【治療】
- 異常な血行，過剰な血行によって患肢は過成長すると考えられるので，脈管異常は治療可能であれば，早期に治療すべきである．
- 単純性血管腫についてはレーザー治療が有効なので早期に開始する．

【予後】
- 動静脈瘻が高度の場合は全身の循環系への影響がみられることもあり，最終的に患肢の切断が必要になる例もある．

【生活指導・予防法】
- 特にない．

F．色素血管母斑症 phacomatosis pigmentovascularis

【疾患の概念】
- 単純性血管腫に種々の色素性病変が合併したもので，合併する色素性病変の種類により4型に分類されている（口絵 203a, b）．
- 遺伝性については不明．

【臨床症状】
- 複数の母斑の合併の他，スタージ-ウェーバー症候群やクリッペル-ウェーバー症候群を伴うものがある．このため本症は母斑症に分類されている．

【診断】
- 母斑だけなのか，母斑症としての合併症があるのか見極める必要がある．

【治療】
- それぞれの母斑に対する治療（レーザー治療など）．
- 母斑症としての合併症があればそれに対応する．

【予後】
- 母斑だけであれば，予後は良好．

【生活指導・予防法】
- 特になし．

G．その他の母斑症

表 2-18　その他の主な母斑症

1) アルブライト　Albright 症候群
   - 皮膚色素斑　　・骨の線維性異形成
   - 性的早熟（主に女子）
2) コール-エングマン　Cole-Engmann 症候群（先天性角化異常症）
   - 皮膚網状色素沈着　　・爪甲萎縮菲薄化，短小
   - 口腔粘膜の白板症
3) 汎発性黒子症〔LEOPARD（レオパード）症候群〕
   - 常染色体優性遺伝
   - 出生時よりほぼ全身皮膚に黒子が多発
   - 心電図異常，眼球乖離症，肺動脈弁狭窄症，性器異常，聴覚異常などの合併
4) 神経皮膚黒皮症
   - 巨大母斑細胞母斑（獣皮様母斑）および全身に播種状の小型の母斑
   - 皮膚の他に脳脊髄の軟膜にも母斑細胞ないし類似の細胞が増殖
   - 脳圧亢進症状
   - 悪性黒色腫の発生率も高い．
5) ブロッホ-ザルツバーガー　Bloch-Sulzberger 症候群（色素失調症）
   - 常染色体優性遺伝とされるが，ほとんど女児
   - 出生時から線状，播種状に小水疱，紅斑が発生．これが消失後疣状になり，さらに色素沈着となり，2〜3 歳頃から徐々に褪色する．
   - 骨，歯，眼，中枢神経などに奇形を合併
6) 基底細胞母斑症候群
   - 常染色体優性遺伝　　・多発性母斑性基底細胞腫
   - 掌蹠小陥凹　　・骨格系異常，中枢神経異常などを合併
7) 先天性血管拡張性大理石様皮斑
   - 全身または片側性の網目状模様の細小血管拡張
   - 加齢とともに消失するので治療は不要
   - 時に眼，歯，心臓，筋肉，骨に奇形を合併
8) 青色ゴムまり様母斑症候群
   - 海綿状血管腫が皮膚および消化管に多発
   - 皮膚ではゴム乳首状の外観
   - 消化管出血により鉄欠乏性貧血をきたすことがある．

〈丸山友裕〉

20 見逃してはならない皮膚悪性腫瘍

A．悪性黒色腫　malignant melanoma

【疾患の概念】
- メラノサイト（色素細胞）に由来する悪性腫瘍で，高頻度に転移をきたし悪性度が高い．
- 日本人における悪性黒色腫の罹患率は年間 10 万人に 1 人程度であるが，近年確実に増加傾向にある．
- 日本人の悪性黒色腫は足底が好発部位であり，全体の約 1/4 を占める．

【臨床症状】
1）**早期病変**（口絵 204）：不整形の黒色斑として始まり，徐々に不規則に拡大する．
2）**進行期病変**（口絵 205）：黒色斑上に腫瘤や潰瘍を形成する．
3）**母斑細胞母斑（いわゆるホクロ）との鑑別点**
　①形状が左右非対称（円形，楕円形ではない）
　②辺縁が不整（切れ込みや凹凸がある）
　③色調にムラがある（黒色〜褐色〜紅色など色調が多様で，たとえ同じ色調であっても濃淡にムラがある）．
　④サイズが大きい（長径が 6〜7 mm を超える場合は特に注意が必要）．
4）**爪部黒色腫**：早期病変は爪の色素線条（縦方向の黒い帯）として始まり（口絵 206），進行すると周囲の皮膚にしみ出しや爪の破壊を伴う（口絵 207）．
5）**無色素性黒色腫**：全く色素をもたない黒色腫も存在する．紅色腫瘤が急速に増大する場合は悪性黒色腫との鑑別が必要となる．

【診断】
1）**皮膚生検**：臨床的に悪性黒色腫が強く疑われれば，生検は行わない．止むを得ず行う場合でも，病変内には切り込まない全切除生検が望ましい．
2）**ダーモスコピー**：光源付きの拡大鏡を皮膚表面に押し当てて皮疹の性状を観察する方法で，黒い皮膚腫瘍の鑑別診断に有用．

【治療】
1）**手術療法**
　①原発巣の拡大切除＋所属リンパ節郭清．
　②センチネルリンパ節生検：色素やラジオアイソトープ（RI）を用いてセンチネル（見張り）リンパ節を生検することにより，リンパ節郭清の適応を決定する方法．

2）化学療法：DAV 療法（ダカルバジン，塩酸ニムスチン，ビンクリスチン）が第一選択．術後の補助療法としても用いられる．インターフェロン β 局注も併用されることが多い．

【予後】
- 早期病変であれば 5 年生存率はほぼ 100%．
- 遠隔転移を来たしたⅣ期黒色腫の 5 年生存率は 10% 以下．
- 遠隔転移臓器としては皮膚，肺，肝臓，脳，骨が多い．

【生活指導あるいは予防法】
- 原則として後天性に生じた母斑細胞母斑から黒色腫が生じることはない．
- 巨大型の先天性母斑細胞母斑における黒色腫の発生リスクは約 5%．長期の経過観察を要する．
- 小型〜中型の先天性母斑細胞母斑であっても，稀ではあるが悪性化はみられる（口絵 208）．予防的な切除が望ましい．

B．有棘細胞癌　squamous cell carcinoma

【疾患の概念】
- 表皮細胞に由来する悪性腫瘍で，高齢者に多い．
- 露出部に多く発生し，紫外線との関連が強い．
- 熱傷瘢痕，外傷瘢痕，慢性放射線皮膚炎などを発生母地として生じることがある．

【臨床症状】
- 外方に増殖しカリフラワー状を呈するか，もしくは当初から潰瘍を形成する（口絵 209）．
- 進行すると表面に二次感染を起こし，独特の腐臭を伴う．

【診断】
- 皮膚生検．

【治療】
- 手術療法：拡大切除が基本．単純縫縮できなければ植皮，皮弁で再建する．
- 放射線療法：感受性は高い．
- 化学療法：ペプロマイシンが第一選択．副作用の間質性肺炎に注意する．

【予後】
- リンパ節転移が制御できれば比較的予後は良い．
- 遠隔転移を来たした場合は予後不良である．

C．基底細胞癌　basal cell carcinoma

【疾患の概念】
- 皮膚癌の中では最も多い．
- 80% 以上は顔面に発生し，黒色を呈するため悪性黒色腫との鑑別を要する．
- 原則として転移することはなく，生命予後は良好である．

【臨床症状】
- 黒色の結節ないし潰瘍（口絵 210）．

- 表面に蝋様の光沢を呈する．
- 数年にわたって緩徐に増殖する．

【診断】
- ダーモスコピー：悪性黒色腫や脂漏性角化症との鑑別に非常に有用である．

【治療】
- 手術療法が基本．切除断端の残存の有無に注意する．

D．乳房外パジェット病　extramammary Paget's disease

【疾患の概念】
- 高齢者に多く，外陰，肛門に好発するが，腋窩にも生じる．
- 股部白癬（いわゆるインキンタムシ）との鑑別が必要．

【症状】
- 境界不明瞭な紅斑で，表面にびらんを伴う（**口絵 211**）．
- 脱色素斑も混じる．
- 進行すると腫瘤を形成し，リンパ節転移，遠隔転移をきたす．

【診断】
- マッピング生検：切除範囲の決定のために，皮疹の周辺を複数箇所生検する．

【治療】
- 手術療法：拡大切除が基本であるが，肛門や女性外陰部の症例では排泄機能が温存できるかどうかの見極めが重要である．
- 放射線療法，化学療法には抵抗性である．

【予後】
- 転移を来たした症例は治療抵抗性で予後不良である．

E．ボーエン病　Bowen's disease

【疾患の概念】
- 皮膚の表皮内癌で，高齢者に多い．
- 砒素摂取，ヒト乳頭腫ウイルス感染で生じることがある．

【臨床症状】
- 淡紅褐色の不整形の斑または局面で，辺縁は境界明瞭のことが多い（**口絵 212**）．
- 湿疹の臨床診断で長期にわたって副腎皮質ホルモン含有薬の外用を繰り返されているケースもある．

【治療】
- 手術療法がもっとも確実で有効である．

F．日光角化症　actinic keratosis

【疾患の概念】
- 高齢者の露出部に生じる表皮内癌で，紫外線と密接な関連がある．

- 放置すると約 10% は有棘細胞癌へ移行する．

【臨床症状】
- 表面に角化を伴う紅斑ないし褐色斑（口絵 213）．
- 境界不明瞭で，日光露出部に多発することが多い．

【治療】
- 手術療法が確実ではあるが，高齢等の理由で困難な場合も多い．
- 凍結療法（液体窒素圧抵）．
- 抗癌剤（5-FU 含有軟膏）の外用または ODT．

G．その他の皮膚悪性腫瘍

表 2-19　その他の皮膚悪性腫瘍

血管肉腫	高齢者の頭部，顔面に好発する不整形の紅斑で，一見打撲様の紫斑を混じる． 高頻度に血行転移し，5 年生存率 10% 程度．肺転移から血気胸を併発．
隆起性皮膚線維肉腫	青壮年の体幹に好発するケロイド様の固い褐色調腫瘤．局所再発しやすいため広範切除が必要．

＜竹之内辰也＞

21 悪性リンパ腫・白血病

A．菌状息肉症　mycosis fungoides

【疾患の概念】
- 表皮親和性の末梢 T 細胞由来の皮膚原発悪性リンパ腫である．皮膚原発悪性リンパ腫の中で最も頻度が高い．
- 数年～数十年の自然経過で，紅斑期→扁平浸潤期→腫瘤期→内臓浸潤期に進行する．
- 発生機序は不明である．HTLV-1（human T lymphotropic virus type 1）の関与が疑われたこともあったが，現在は否定されている．

【臨床症状】
- 紅斑期（口絵 214）：体幹および四肢近位側のさまざまな形態を示す紅斑．数年～数十年にわたり軽快増悪を繰り返しながら拡大する．
- 扁平浸潤期（口絵 215）：浸潤性局面を形成．一部は数年で腫瘤期に移行する．
- 腫瘤期（口絵 216）：皮膚腫瘤，潰瘍を形成．
- まれに紅皮症を呈するものがあり，セザリー Sézary 症候群とオーバーラップする．
- 内臓浸潤期：末期にはリンパ節，肝臓，脾臓，肺などの皮膚外臓器に浸潤する．白血化もみられる．

【診断】
- 皮膚生検組織で表皮内～真皮に小型～中型の脳回転状の核をもつ異型リンパ球の浸潤を証明する．表皮内にポートリエ Pautrier 微小膿瘍が認められる．
- 末期には大型細胞への形質転換　transformation がみられることがある．
- 免疫染色では CD4 陽性の末梢 T 細胞の表面形質を示す．
- T 細胞レセプター遺伝子のモノクローナルな再構成が認められる．
- 病期分類のために，皮膚病変および表在リンパ節腫大の評価の他，リンパ節生検，CT などの画像診断，末梢血中の異型リンパ球の評価が必要である．
- 成人 T 細胞白血病/リンパ腫を鑑別するために，抗 HTLV-1 抗体の有無および抗 HTLV-1 抗体陽性時には HTLV-1 プロウイルスの組込みの検索が必須である．

【治療】
- 紅斑期～扁平浸潤期には化学療法は行わない．副腎皮質ホルモン薬の外用，UVB 療法，PUVA 療法などの局所療法やインターフェロン-ガンマ（IFN-γ）の局所または全身投与などを行う．
- 腫瘤期には放射線療法（局所照射または全身皮膚電子線照射）を行う．
- 局所療法に抵抗性の皮膚病変および皮膚外病変に対して化学療法を選択するが，治癒は困

難である.

【予後】
- 限局性の紅斑～局面の予後はきわめて良好である.
- 皮膚病変の進行と予後が相関し，腫瘍期では数カ月～数年とされる.
- 内臓浸潤期に至ると数カ月で死亡することが多い.

【生活指導あるいは予防法】
- 早期には特別な制限は不要である.
- 感染性や遺伝性はないことを説明する.
- 疾患の自然経過を説明し，治療を継続できるように理解を得る.

B．セザリー症候群　Sézary syndrome

【疾患の概念】
- 紅皮症，リンパ節腫大および末梢血中の異型リンパ球（セザリー細胞）を特徴とする皮膚T細胞リンパ腫である.
- 菌状息肉症の白血化を伴う紅皮症型バリアントと考えられるが，予後はより不良である.

【臨床症状】
- 紅皮症（口絵217）を呈し，激しい瘙痒を伴うことが多い.
- 大多数で表在リンパ節の腫大が認められる.
- 脱毛，掌蹠の過角化，爪萎縮などを伴うこともある.

【診断】
- 皮膚生検組織で菌状息肉症と同様の所見を示す紅皮症の存在と，末梢血中の異型リンパ球（セザリー細胞）の増加により診断される.
- 白血化の指標としては，末梢血中のセザリー細胞数が 1,000/mm^3 以上とするのが一般的だが，末梢血リンパ球のフローサイトメトリーで CD4/CD8 比が 10 以上，CD4 陽性 CD7 陰性細胞が 40％以上，T細胞レセプター遺伝子のモノクローナルな再構成の証明，染色体異常なども用いられる.

【治療】
- 菌状息肉症に準じた治療を行う.

【予後】
- 5年生存率は 10～20％とされる.

【生活指導あるいは予防法】
- 搔破により潰瘍を形成しやすいため，注意する.

C．成人T細胞白血病/リンパ腫　adult T-cell leukemia/lymphoma (ATL)

【疾患の概念】
- HTLV-1 の感染によって引き起こされる末梢T細胞由来の白血病/悪性リンパ腫である.
- HTLV-1 感染者には地域差があり，国内では南西日本に多く，全人口の約1％と推定されるが，ほとんどがキャリアーであり，HTLV-1 感染者約 2,000 人あたり年間 1 人が 40 歳以降

表 2-20 ATL の病型

	くすぶり型	慢性型	リンパ腫型	急性型
抗 HTLV-1 抗体	＋	＋	＋	＋
リンパ球数（×10^9/l）	<4	≥4[a]	<4	＊
異常リンパ球	≥5%	＋[b]	≤1%	＋[b]
flower cell	時折	時折	No	＋
LDH	≤1.5N	≤2N	＊	＊
補正カルシウム値（mEq/l）	<5.5	<5.5	＊	＊
組織で確認されたリンパ節腫大	No	＊	＋	＊
腫瘍病変				
皮膚病変	＊＊	＊	＊	＊
肺病変	＊＊	＊	＊	＊
リンパ節	No	＊	Yes	＊
肝腫大	No	＊	＊	＊
脾腫大	No	＊	＊	＊
中枢神経	No	No	＊	＊
骨	No	No	＊	＊
腹水	No	No	＊	＊
胸水	No	No	＊	＊
消化管	No	No	＊	＊

N：正常値上限
　＊ 他の病型で規定される条件以外の制約はないことを示す．
　＊＊ 他の条件を満たせば必須ではない．しかし異常リンパ球が末梢血で 5% 以下の場合，組織で確認される腫瘍病変が必要．
　[a] T リンパ球増加（3.5×10^9/l 以上）を伴う．
　[b] 異常リンパ球が 5% 以下の場合，組織で確認される腫瘍病変が存在すること．

に ATL を発症すると考えられている．
- 約半数に皮膚病変がみられる．

【病型・臨床症状】

病型（表 2-20）

- 白血病型（急性型，慢性型），リンパ腫型，くすぶり型に分類される．
- 慢性型やくすぶり型から急性型やリンパ腫型に急性転化することがある．
- 皮膚病変のみで白血病や他臓器のリンパ腫がない場合，皮膚型として区別することが提唱されている．

全身症状

- 急性型，急性転化時，臓器浸潤時に全身症状がみられる．リンパ節腫大，肝脾腫，高カルシウム血症に伴う食欲不振や意識障害，各臓器浸潤による症状を呈する．
- カリニ肺炎，サイトメガロウイルス感染症，真菌症などの日和見感染症の頻度が高い．

皮膚病変（口絵 218）

- 皮膚病変は約半数にみられる．
- 白血病型では，全身に紅色丘疹が播種状に生じることが多い．

- 皮膚型では，菌状息肉症に類似した紅斑局面～丘疹や腫瘤，小結節など多彩な皮膚病変がみられる．皮膚型を皮膚病変の種類により皮膚紅斑丘疹型と皮膚腫瘤型に分類することが提唱されている．
- リンパ腫/白血病細胞の浸潤による特異疹以外に非特異疹として，細胞性免疫の低下による皮膚感染症（疥癬，白癬，カンジダ症，ウイルス性疣贅，帯状疱疹，単純性疱疹など）および乾皮症，後天性魚鱗癬，掌蹠角化症などがみられる．

【診断】
- 抗 HTLV-1 抗体陽性．ただし，HTLV-1 キャリアーに発生した他の白血病/悪性リンパ腫を鑑別するために，HTLV-1 プロウイルスのモノクローナルな組込みを証明する必要がある．
- 皮膚生検組織は臨床像により異なる．浸潤異型リンパ球は多形性で，表皮内～真皮上層，結節状，indian-file 様，びまん性などの浸潤パターンを示し，表皮内にはポートリエ微小膿瘍が認められることもある．
- 免疫染色では CD4 陽性の末梢 T 細胞の表面形質を示し，大多数で CD25 陽性である．
- T 細胞レセプター遺伝子のモノクローナルな再構成が認められる．
- 病型分類のために，末梢血の評価，血清 LDH 値，血清アルブミン補正カルシウム値，画像診断が必要である．
- 末梢血中の白血病細胞は核の切れ込みの著明な flower cell の形態を示す．

【治療】
- 急性型，リンパ腫型と慢性型の一部では多剤併用化学療法を行う．
- 慢性型，くすぶり型では経過観察のみでよいことが多い．
- 皮膚病変に対しては，菌状息肉症と同様の局所療法や IFN-γ の投与を行う．
- 高カルシウム血症，日和見感染症などの合併症に対する治療も必要である．
- HTLV-1 キャリアーの定期的な経過観察は不要である．

【予後】
- 急性型＞リンパ腫型＞慢性型＞くすぶり型の順に予後不良で，急性型では数週～数カ月とされる．
- 皮膚腫瘤型はリンパ腫型と同程度，皮膚紅斑丘疹型は特異疹のないくすぶり型よりやや予後不良とされる．

【生活指導あるいは予防法】
- HTLV-1 の感染経路は母乳を介した母児間感染，性交渉での感染，輸血による感染の 3 つである．母親が HTLV-1 に感染している場合，授乳を中止することにより児への感染をほぼ防止できる．
- 夫婦間感染により HTLV-1 に感染しても，ATL を発症することはきわめてまれであり，特別な注意は必要ない．
- HTLV-1 感染者の隔離や生活の制限は不要であり，特別な感染対策も必要ない．
- 日和見感染症に注意する．

D. 皮膚原発未分化大細胞型リンパ腫　primary cutaneous anaplastic large cell lymphoma

【疾患の概念】
- CD30 陽性の未分化大型リンパ球様細胞が増殖する皮膚原発悪性リンパ腫である．
- リンパ節原発（全身性）あるいは他の悪性リンパ腫から形質転換によって生じた未分化大細胞型リンパ腫と比較して非常に予後が良い．
- 自然消退傾向を示すことがあり，リンパ腫様丘疹症および境界病変を含めて primary cutaneous CD30-positive T-cell lymphoproliferative disorders と総称される．
- 原因は不明である．

【臨床症状】
- 単発あるいは多発性の結節～腫瘤（口絵 219）．時に潰瘍化する．自然消退傾向を示すことがあるが，再発が多い．
- 所属リンパ節に浸潤することがあるが，他臓器浸潤はまれである．

【診断】
- 皮膚生検組織では真皮全層にホジキン　Hodgkin リンパ腫のリード-ステルンベルグ　Reed-Sternberg 細胞に類似した異型な核と豊富な胞体をもつ未分化大型細胞の浸潤が認められる．
- リンパ節原発（全身性）の未分化大細胞型リンパ腫および菌状息肉症や ATL など他の悪性リンパ腫との鑑別が重要である．先行する他の悪性リンパ腫がなく，皮膚以外に病変がないことを確認する．
- 免疫染色では CD30 陽性で，CD4 陽性の末梢 T 細胞の表面形質を示すものが多いが，T 細胞表面形質を欠く null-cell 型もある．
- 大多数で T 細胞レセプター遺伝子のモノクローナルな再構成が認められる．
- 全身性の未分化大細胞型リンパ腫の一部にみられる 2;5 染色体転座は認められない．

【治療】
- 限局性のものに対しては，切除または電子線照射を行う．IFN-γ の投与が有効なこともある．
- 皮膚外臓器浸潤に対してのみ多剤併用化学療法を選択する．

【予後】
- 5 年生存率は 90% とされる．

【生活指導あるいは予防法】
- 自然消退傾向を示す場合，あるいは治療により消退した場合でも再発が多いため，長期間の経過観察が必要なことを説明する．

E. リンパ腫様丘疹症　lymphomatoid papulosis

【疾患の概念】
- 多発性の丘疹が新生と消退を繰り返し，組織像は悪性リンパ腫を思わせるのにも関わらず，病変は皮膚に限局し，長期間にわたり慢性再発性に経過する疾患である．

- 皮膚原発未分化大細胞型リンパ腫および境界病変を含めて primary cutaneous CD30-positive T-cell lymphoproliferative disorders と総称される．

【臨床症状】
- 丘疹〜小結節が体幹〜四肢に多発し，個疹は壊死→潰瘍化した後，数週間で軽度の瘢痕を残して治癒するが，新生丘疹も混在するため，多彩な臨床像を呈する（**口絵 220**）．数年〜数十年にわたり自然消褪と再発を繰り返す．

【診断】
- 臨床像と組織像の両者から診断する．
- 皮膚生検組織ではリード-ステルンベルグ細胞に類似した細胞が主体なもの（A 型）と菌状息肉症に類似した脳回転状の核をもつ細胞が主体なもの（B 型）とがあり，炎症細胞浸潤を伴う．
- 免疫染色では異型リンパ球は CD4 陽性のものが多く，A 型では CD30 陽性である．
- T 細胞レセプター遺伝子のモノクローナルな再構成は約半数で証明される．

【治療】
- 副腎皮質ホルモン薬の外用や PUVA 療法などの局所療法を行う．
- 難治な場合，低用量メトトレキサート内服投与を行う．

【予後】
- 長期間にわたり慢性再発性に経過するが，生命予後は良好である．
- 一部が他の悪性リンパ腫に移行する．

【生活指導あるいは予防法】
- 他の悪性リンパ腫が続発することがあるため，長期間の経過観察が必要なことを説明する．

F．その他の悪性リンパ腫・白血病

表 2-21　その他の悪性リンパ腫・白血病

皮下脂肪織炎様 T 細胞リンパ腫　subcutaneous panniculitis-like T-cell lymphoma	皮下脂肪織に発生する皮膚 T 細胞リンパ腫である．CD8 陽性 αβT 細胞由来のものと γδT 細胞由来のものがあり，国内では EBV（Epstein-Barr virus）感染を伴うものもある．血球貪食症候群を伴うことが多く，予後不良である．
節外性 NK/T 細胞リンパ腫，鼻型　extranodal NK/T-cell lymphoma, nasal type	EBV 感染に関連した節外性リンパ腫である．大多数は CD56 陽性の成熟 NK 細胞由来．血管中心性（血管破壊性）の浸潤がみられ，化学療法抵抗性で予後不良である．
芽球型 NK 細胞リンパ腫　blastic NK-cell lymphoma	CD56 陽性のリンパ芽球様の細胞が増殖する．大多数は CD4 陽性で，EBV 陰性である．皮膚病変が多く，高率に白血化し，予後不良である．NK 前駆細胞由来と考えられていたが，最近は形質細胞様樹状細胞由来とする意見が多い．
皮膚 B 細胞性リンパ腫	さまざまな病型を含むが，分類には議論がある．
皮膚白血病　leukemia cutis	白血病細胞の浸潤による特異疹の頻度は白血病全体の数％程度とされるが，ATL を除くと単球性白血病の頻度が高い．皮膚病変はさまざまで，白血病の発症に先行することもある．

〈河井一浩〉

22 物理・化学的皮膚障害

A. 日光皮膚炎 solar dermatitis, sunburn

【疾患の概念】
- 日光曝露皮膚に生じる生理的な紅斑反応をいう．
- 原因は日光中の中波長紫外線（UVB 280〜320 nm）の作用にある．
- UVB による DNA 傷害が引き金となり，細胞から炎症惹起性および血管拡張性の化学伝達物質が産生され，紅斑が生じる．

【臨床症状・病型】
- 日光曝露部に一致した紅斑である（口絵 221）．
- 重症例では浮腫や水疱を伴い疼痛がある．
- 日光曝露後，約 24 時間で紅斑反応は最強となる．
- 色素沈着，重症例ではさらに落屑を残して治癒する．

【診断】
- 露光部に限局していること，大量の日光曝露歴から診断する．
- 日光曝露時に薬剤の内服や外用をしていた場合には，薬剤による光毒性，あるいは光アレルギー性皮膚疾患も疑う必要がある．

【治療】
- 副腎皮質ホルモン薬や非ステロイド抗炎症薬の外用．
- 症状が強い場合には非ステロイド抗炎症薬や副腎皮質ホルモン薬の内服．

【予後】
- 予後は良好で，色素沈着を残して治癒する．

【生活指導あるいは予防法】
- 予防としてサンスクリーン剤の塗布を励行する．
- 過剰な日光曝露が光老化を促進し，皮膚癌の原因になることを理解させる．

B. 放射線皮膚炎 radiodermatitis

【疾患の概念】
- 放射線照射によって生じる皮膚傷害．
- 線量，線質，照射方法，照射回数などによって臨床症状が異なる．

【臨床症状・病型】
1) **放射線紅斑**：許容量以下の放射線照射によって生じる一過性の皮膚反応．
   - 照射後 24 時間以内に紅斑を生じ，2〜3 日で消褪する（初期紅斑）．

- 約1週後再び紅斑が出現し，2～4週持続する（主紅斑）．軽度の瘙痒，疼痛を伴う．
- 紅斑の消褪とともに色素沈着が出現し，数週～1年くらい続く．
- ときに色素沈着後，紅斑が再発して2～3週持続することがある（遅発性紅斑）．

2）**急性放射線皮膚炎**：許容量以上の放射線照射後，急性に生じる皮膚傷害．
- 照射後，多くは1～2週以内に生じ，紅斑，浮腫，水疱，びらんなどの強い反応を呈する．灼熱感，疼痛，瘙痒などの自覚症状を伴う．
- 深部組織に傷害が及ぶと壊死，潰瘍が出現する．

3）**慢性放射線皮膚炎**：許容量以上の放射線照射によって遅発性に生じる非可逆的皮膚傷害．
- 急性放射線皮膚炎治癒後，または少量の放射線の長期間欠照射後，数カ月～数年で発生．
- 色素沈着・脱失，毛細血管拡張，萎縮を呈する（多形皮膚萎縮）（**口絵222**）．
- 角化性病変や難治性皮膚潰瘍が出現した場合には，続発性皮膚腫瘍を疑う．

【診断】
- 放射線治療後，早期に発症する病変では治療部位に一致することから容易に診断できる．
- 慢性放射線皮膚炎では高齢のため放射線治療歴の確認が困難なことがある．
- 慢性放射線皮膚炎に角化性病変，結節，潰瘍などが出現した場合には皮膚悪性腫瘍の発生を疑い生検する．
- 虚血性心疾患で経皮的冠動脈形成術（PTCA）や冠動脈造影を繰り返し受けた患者の上背部などに原因の明らかでない紅斑，色素沈着，潰瘍，硬結などを認めたら本症を疑う．

【治療】
- 放射線紅斑，急性放射性皮膚炎に対しては熱傷に準じた外用療法を行う．すなわち，紅斑に対しては副腎皮質ホルモン軟膏，びらん，潰瘍に対しては皮膚潰瘍治療薬を外用する．
- 慢性放射線皮膚炎に対しては保湿剤の外用を行うとともに，潰瘍や悪性腫瘍の発生を監視する．
- 難治性潰瘍を発生した場合には悪性所見を認めなくても，予防的に切除・植皮術を行うことが望ましい．

【予後】
- 二次的に悪性腫瘍を発生しなければ生命予後は良好である．
- 急性放射線皮膚炎で壊死や潰瘍が出現した場合には治癒までに長期間を要する．
- 慢性放射線皮膚炎の多形皮膚萎縮は持続する．

【生活指導あるいは予防法】
- 虚血性心疾患で経皮的冠動脈形成術（PTCA）や冠動脈造影を繰り返す患者では上背部などに皮疹を生じたら医師の診察を受けるように指導する．
- 慢性放射線皮膚炎の皮疹部に難治性潰瘍や角化性病変を生じたら，すぐに皮膚科医を受診するように指導する．

C. 鶏眼 clavus, 胼胝 tylosis

【疾患の概念】
- 圧迫，摩擦などの機械的刺激が皮膚に加わることにより生じる限局性の角質増殖である．
- 角質増殖が，底面を皮膚表面に，頂点を真皮側に向けた円錐形をなすため，圧迫により疼痛を生じるものを鶏眼（けいがん）という．
- 角質増殖が扁平に上方に向かい，圧痛などの自覚症状に乏しいものを胼胝（べんち）という．

【臨床症状・病型】
- 鶏眼は第5趾外側，第4～5趾間，足底の外側に近いところに好発する．やや隆起した限局性角質増殖で中央の角質柱が鶏の眼のようにみえる（口絵223）．圧痛が強い．
- 胼胝は類円形で板状の角質増殖で，足底，特に中足骨骨頭付近に好発する．正座や職業の影響で足背，手掌，手指などにも生じる．自覚症状に乏しいが，ときに軽い圧痛を伴う（口絵224）．

【診断】
- 足底疣贅との鑑別が問題となる．足底疣贅は表面が粗造で鶏眼，胼胝の好発部位以外にも生じ，切削すると黒色や赤色の小斑点，点状出血をみる．表面に胼胝を伴う場合には丁寧に深くまで切削しないと鑑別しがたい．

【治療】
- 胼胝ではカミソリ，メスなどで皮膚表面と平行に，肥厚した角層を切削する．
- 鶏眼では中心部の角質塊をメスやリストン型爪切鉗子で切削，あるいは核出する．
- 物理的に角層を除去する前に，あらかじめスピール膏（50％サリチル酸硬膏）で白色に浸軟させておくと，出血せずに切削可能な深さがわかりやすい．

【予後】
- 原因となる機械的刺激が避けられなければ再発する．

【生活指導あるいは予防法】
- ハイヒールなどの先端が狭くて中足趾節関節を過進展させる靴を避ける．足の形に合い，靴底が厚くて柔軟なものを履かせる．
- 市販の鶏眼用穴あきパッド，ポリマージェルクッションで作られたトウ チューブ，トウ スプレッダー，トウ セパレーターなどを使用し，趾変形の矯正や病変中心部への外力を緩和する．

D. 熱傷 burn

【疾患の概念】
- 高温の気体・液体・固体に接することによって生じる皮膚の物理的組織傷害である．
- 化学薬品との接触によるものは化学熱傷，感電によるものを電撃症という．

【臨床症状】
- 組織傷害の深さによりⅠ～Ⅲ度に分類する．Ⅱ度はさらに浅達性Ⅱ度熱傷 superficial der-

mal burn（SDB）と深達性II度熱傷 deep dermal burn（DDB）とに分ける.
- I度熱傷 epidermal burn は紅斑を認めるのみで，水疱やびらんにはならない.
- II度熱傷は水疱，びらんを呈する.
- 浅達性II度熱傷では創面の紅色調は圧迫により消褪するが，深達性II度熱傷では白色調を呈するか，または血管内凝血のため紅斑を圧迫しても消褪しない（口絵 225, 226）.
- III度熱傷では白色〜褐色，あるいは黒色を呈し，皮膚は革様に硬く触れる（口絵 227）.

【診断】
- 患者や関係者からの問診で通常，診断は容易である.
- 低温熱傷では受傷過程が不明な場合が少なくない.
- 深度の鑑別に注射針による pin prick test が参考になる．浅達性II度熱傷では疼痛（＋），深達性II度熱傷（±），III度熱傷（－）である.
- 火炎による顔面熱傷，口腔・鼻粘膜の熱傷，閉所での受傷では気道熱傷を疑う．気道熱傷の確定診断は気管支鏡による.
- 受傷面積は全体表面積に占める割合（% of total body surface area：%TBSA）で算出され，熱傷面積が広いほど重症である．表 2-22 に入院の基準を示した.

【治療】
1）局所療法
- 受傷直後は局所を冷水で冷却する．とくに化学熱傷では流水で薬品を洗い流すことが大切である.
- I度熱傷では外用療法は必ずしも必要ない．副腎皮質ホルモン軟膏塗布を行うことがある.
- II度，III度熱傷では創面の状態に応じて，抗菌外用薬，酵素製剤，肉芽形成促進薬，創傷被覆材の中から適切な薬剤を選択し，創面を被覆する.
- 深達性II度熱傷，III度熱傷では受傷部位，受傷面積，年齢などを考慮し，適応があれば壊死組織切除・植皮術を行う.

表 2-22 入院治療を必要とする熱傷の基準

重症熱傷（総合病院あるいは熱傷センターで入院加療を必要とするもの）
1　II度熱傷が 25%TBSA*以上（小児では 20%TBSA 以上）
2　顔面，手，足のII〜III度熱傷
3　III度熱傷が 10%TBSA 以上
4　気道熱傷
5　軟部組織の損傷や骨折を伴う
6　電撃傷
中等度熱傷（一般病院で入院加療を必要とするもの）
1　II度熱傷が 15〜25%TBSA（小児では 10〜20%TBSA）
2　III度熱傷が 10%TBSA 未満，ただし顔面・手・足の熱傷は除く

*%TBSA：全体表面積に占める受傷面積の割合（岩崎泰政．In：玉置邦彦，他編．最新皮膚科学大系 2．東京：中山書店；2003）

2）輸液療法

- 中等度以上の熱傷では熱傷ショック防止のため乳酸化リンゲル液等の電解質液による輸液が必要である．
- 輸液量の最も重要な指標は尿量である．

3）呼吸管理

- 気道熱傷を伴う場合には浮腫が進行して気道閉塞を生じる前に気管内挿管を行い，気道を確保する．

【予後】
- Ⅰ度および浅達性Ⅱ度熱傷は瘢痕を残さず治癒する．
- 深達性Ⅱ度熱傷は瘢痕を残して治癒するため，部位によっては醜形を残したり，拘縮を招く．
- Ⅲ度熱傷では受傷面からの上皮化は望めない．

【生活指導あるいは予防法】
- 湯たんぽ，あんか，練炭こたつは使用しない．
- ホットパック，電気毛布，電気こたつ等の高温での長時間使用は避ける．末梢神経障害，末梢循環不全の患者では特に注意する．
- 小児の手の届くところに高温の熱源を置かない．

E．凍瘡 pernio，凍傷 frostbite

【疾患の概念】
- 先天的素因を基盤に，凍結に至らない低温刺激で露出部や四肢末端に生じる紅斑や腫脹が凍瘡である．
- 寒冷による皮膚傷害の中で，組織の凍結後に生じる損傷が凍傷である．

【臨床症状・病型】
- 凍瘡は小児の手足，頬部，耳介に好発し，指趾のびまん性の発赤・腫脹（樽柿型，T型）や滲出性紅斑（多形紅斑型，M型）を呈する（口絵228）．ときに水疱，びらん，潰瘍を形成する．
- 凍傷は寒冷地での登山，スポーツ，遭難，あるいは寒冷時の泥酔に際して生じることが多く，熱傷と同様に損傷の深度により，Ⅰ～Ⅲ度に分類される（表2-23）（口絵229）．

【診断】
- 凍瘡はエリテマトーデスの皮疹の一型である凍瘡様ループスと鑑別を要する．後者の臨床像は凍瘡に類似するが，夏期にも完治せず，組織学的に液状変性がある．
- 凍傷は慢性動脈閉塞症などと鑑別を要するが，明らかな寒冷曝露歴を有する．

表 2-23 凍傷の臨床像

Ⅰ度	紅斑，浮腫
Ⅱ度	水疱形成を伴う暗赤色の著明な浮腫
Ⅲ度	暗紫色から黒色の壊死

【治療】
- 凍瘡にはビタミンE，ヘパリン類似物質含有軟膏の外用や末梢血管拡張薬の内服などを行う．
- 凍傷の凍結融解には患部を約40℃の温水に浸して加温する．時間が経過した凍傷では熱傷に準じた外用療法を行い，分界線形成後に壊死組織の除去と必要に応じて断端形成術や植皮・皮弁による修復術を行う．

【予後】
- 凍瘡の予後は良好である．
- 凍傷の予後は壊死の深度により異なり，深達性のものでは切断術を要する．

【生活指導あるいは予防法】
凍瘡，凍傷とも以下の点に注意する．
- 末端部を保温する．
- 足や趾を圧迫して血行障害を起こさないように，ゆったりした靴を履く．
- 手袋，靴下は乾燥した状態で使用する．

F．その他の物理・化学的皮膚障害に分類される疾患

概念，皮膚症状を表2-24に示す．

表2-24 その他の物理・化学的皮膚障害

疾患名	概念	臨床症状
日光による皮膚傷害		
光線過敏症	健常人では何ら変化を起こさないような光線曝露で，異常な皮膚反応を生じる疾患群	「Ⅱ-24．光線過敏をきたす疾患」の項を参照（194頁）
温熱および赤外線による皮膚傷害		
温熱性紅斑	温熱（赤外線）の慢性反復性の長時間曝露によって生じる紅斑	・こたつやストーブにさらされる下腿に好発 ・持続性の網状紅斑，色素沈着，時に水疱，びらんを呈する．
機械的刺激による皮膚傷害		
外傷性水疱	外的摩擦刺激により生じた水疱	・足，手に好発 ・靴やスポーツ用具などで摩擦を受けた部位に水疱を形成
ブラックヒール	強い外的刺激により生じる点状黒色斑の集簇局面	・足底，踵側縁，第1趾に好発 ・微小な点状黒色斑の集簇からなる長軸が皮溝方向に一致した色素斑
褥瘡	持続的圧迫による血行障害に基づいて生じた皮膚傷害	「Ⅱ-4．褥瘡」の項を参照（68頁）
摩擦黒皮症	ナイロンタオルなどによる摩擦が原因と推定される色素沈着	・頸，項部〜上背部，鎖骨上部，上腕外側が好発部位 ・さざ波状の灰褐色色素沈着

表 2-24 その他の物理・化学的皮膚障害（つづき）

疾患名	概念	臨床症状
寒冷による皮膚障害		
肢端紫藍症	寒冷時に好発する四肢末端のチアノーゼ様変化	・思春期前後の若年女性に好発 ・四肢末端，特に指趾末節を中心に紫藍色を呈する．
皮斑	皮膚末梢循環障害に起因する網目状，樹枝状の紫紅色〜青色斑で，生理的なものと他疾患に随伴した二次性のものとがある．	a．大理石様皮膚 cutis marmorata：紫紅色斑が網状に連なり，その網工は閉じている． b．分枝状皮斑 livedo racemosa：網工の一部が開放されているため，樹枝状を呈する赤褐色斑 c．網状皮斑 livedo reticularis：a と b の中間型
寒冷蕁麻疹	冷水，冷風など寒冷刺激にさらされることによって生じる蕁麻疹	「Ⅱ-2．蕁麻疹」の項を参照（59 頁）
クリオグロブリン血症	寒冷状態で沈降するグロブリンが血中に出現して血管を閉塞することにより種々の臨床症状を生じる．	・寒冷刺激後，四肢末端や耳介，鼻尖部などに紫斑，壊死，潰瘍，分枝状皮斑，寒冷蕁麻疹が出現．時に発熱，呼吸困難，下痢などを伴う．
化学薬品による皮膚傷害		
化学熱傷	酸，アルカリ，腐食性芳香族，脂肪族化合物，金属および金属塩，非金属元素など一次刺激物質による皮膚・粘膜の急性傷害	・化学薬品との接触部位に発赤，水疱，壊死などを生じる． ・薬品によっては経皮吸収により臓器障害をきたす．
静脈注射薬の血管外漏出	抗腫瘍薬，強アルカリ性薬剤，高浸透圧薬など種々の薬剤の血管外漏出により皮膚傷害を生じる．	・漏出部位に発赤，腫脹，水疱，壊死を生じる．

<田村敦志>

23 毛髪・爪の異常

A. 円形脱毛症 alopecia areata

【疾患の概念】
- 被髪頭部に円形の脱毛巣が突然出現する後天性脱毛症.
- 発症原因は毛組織に対する自己免疫や遺伝的素因が重要視されている.

【臨床症状・病型】（表2-25）
- 通常型
  ① **単発型**：自覚症状や先行病変を欠く，円形から不正形の境界明瞭な脱毛斑が生じる.
  ② **多発型**：孤立性の脱毛斑が多発するものから，いくつかの脱毛斑が融合して，大きな局面を形成するタイプがある（口絵230）.
- **全頭脱毛症**：多発型が進行して本型となるタイプと，急激に全頭髪が脱毛するタイプがある（口絵231）.

表2-25 円形脱毛症の臨床病型

I. 通常型
I-1 単発型：孤立性病巣
I-2 多発型：脱毛巣が多発，または癒合する.
II. 全頭脱毛症：頭髪のほとんどが脱落する.
III. 汎発性脱毛症：頭髪以外に，眉毛，睫毛，体毛も脱毛する.
IV. 蛇行状脱毛症：側頭〜後頭部の生え際に沿って帯状に脱毛する.

【診断】
- 病的毛（感嘆符毛，切断毛，黒い点状の屍毛など）の存在が診断に重要である（図2-9）. これらの毛は引っ張ると容易に抜ける.

【治療】
- **通常型**：副腎皮質ホルモン薬，塩化カルプロニウム液の外用など.
- **全頭型**：局所免疫療法（SADBE*など），PUVA療法，雪状炭酸圧抵療法.
- **汎発型**：病期，経過，患者の精神状態などを考慮して治療法を選択.
  *局所免疫療法：自然界には存在しない強力な感作物質 squaric acid dibutylester (SADBE) などで感作し，1回/1〜2週の頻度で局所に軽い接触皮膚炎を起こさせる治療法.

【予後】
- 通常型は数カ月で治癒. 広範囲のものほど治りにくい.
- 通常型を除くと一般に難治性であり，再発を繰り返す.

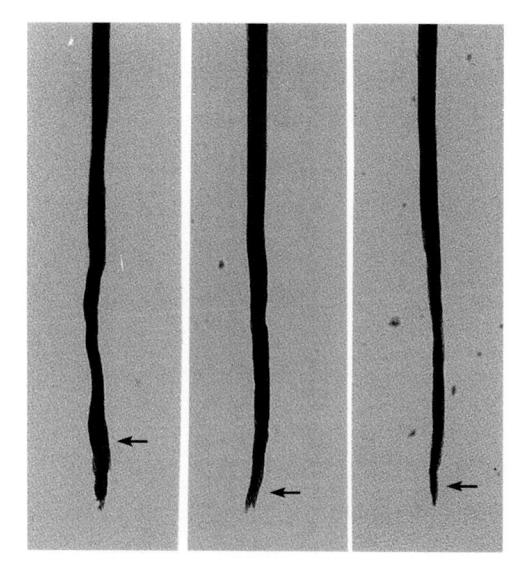

図 2-9 円形脱毛症にみられた病的毛の顕微鏡像
毛根の萎縮や先細り（矢印）を認める．

【生活指導あるいは予防法】
- 特に，汎発型は全身症状を伴わない自己免疫疾患であるとの理解が必要であり，決して焦らないことが必要である．
- ストレスの除去など増悪因子を避けることも重要である．

B．トリコチロマニア（抜毛症） trichotillomania

【疾患の概念】
- 抗しがたい衝動により自ら毛を抜くことにより生ずる．
- 患者の心理的背景や性格（学童期の癖），家族関係における問題，精神的ストレスなどを背景にもつことが多い．

【臨床症状】
- 脱毛巣は患者の手の届きやすい前頭部に多く，不自然な不正形の不完全脱毛斑を示す．途中で切れた短い切断毛がみられるが，これらは容易には抜けない（**口絵 232**）．

【診断】
- 患者が自分で抜いていることを認識していれば診断は容易である．

【治療】
- 精神的ストレスのケア．ときにカウンセリング療法も必要なことがある．

【予後】
- 抜毛を中止すれば治癒する．

【生活指導あるいは予防法】
- 患者の心理的背景や家族関係における問題，精神的ストレスなどを背景にしていることが多いことから，周囲のフォローが必要である．

C. 毛髪奇形　hair anomalies

【疾患の概念】
- 毛髪の形態異常を認めるもので，多くは遺伝性疾患の部分症状として，または後天性に生じる．

【臨床症状・病型】
- **捻転毛**（図2-10a）：毛が毛軸に対して90～180度の捻れを繰り返す．メンケス Menkes 病などでみられる．
- **陥入性裂毛**（図2-10b）：毛小皮が毛皮質に陥入し，その部は竹の節様の外観となり切れやすい．ネザートン Netherton 病でみられ，線状魚鱗癬が合併する．
- **結節性裂毛症**（図2-10c）：毛が部分的に弱くなり，毛皮質が毛羽立つように露出した状態．先天性に毛が脆弱なものと，過度のブラッシングなどにより生じる後天性のものがある．

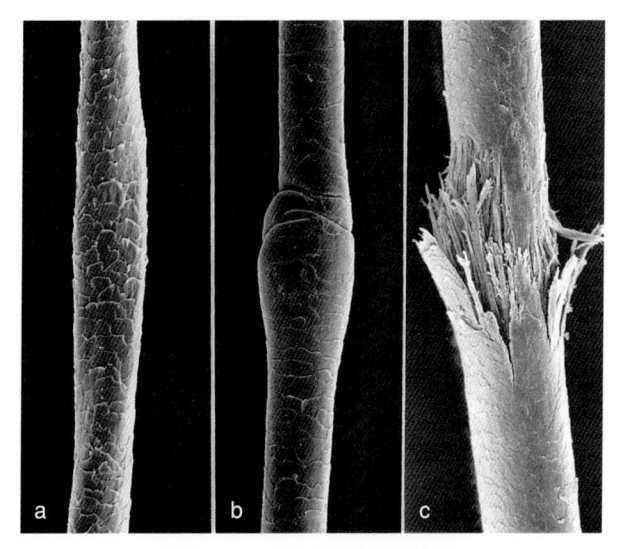

図2-10　走査型電子顕微鏡像
a. 捻転毛　b. 陥入性裂毛　c. 結節性裂毛症

【診断】
- 毛髪を走査型電子顕微鏡で観察し診断する．
- 光学顕微鏡でもある程度の形態異常の鑑別はつく．

【治療】
- 後天性のものは原因の除去により改善．

【生活指導あるいは予防法】
- 後天性の結節性裂毛症毛は過度のブラッシングを避ける．

D．爪甲剝離症　onycholysis

【疾患の概念】
- 爪甲の脆弱（ぜいじゃく）性により，爪甲と爪床が離れてくる状態である．
- 外力，化学物質などの局所的原因や，循環障害，甲状腺機能亢進症などの全身的原因などにより生ずる．

【臨床症状・病型】
- 爪甲の遊離縁から爪母側に向かって，爪甲が爪床から剝離する（口絵 233）．

【診断】
- 真菌（カンジダなど）感染症，接触する化学物質，全身疾患，薬剤摂取の有無を調べる．

【治療】
- 原因があればそれを取り除く．剝離した爪甲をできるだけ除去する．

【生活指導あるいは予防法】
- 外力を受けないようにする．
- 爪甲が離れないようにテープなどで覆うことが悪化を防ぐ．

E．粗糙な爪　trachyonychia（rough nail）

【疾患の概念】
- 爪甲の不完全な発育による形態的変化
- 爪母に栄養障害性変化をもたらす多くの疾患でみられる．

【臨床症状・病型】
- 爪は光沢がなくなり，小陥凹，横溝，縦の線などが混在し，爪が脆（もろ）くなる．
- 全爪が粗糙な爪を示すものを，twenty nail dystrophy とよぶ（口絵 234）．乾癬，扁平苔癬，円型脱毛症などの皮膚疾患に伴ってみられることがある．

【診断】
- 全身の皮膚症状，全身状態の把握を行いながら診断する．
- 時には爪の生検も必要である．

【治療】
- 基礎疾患が明らかであれば，それに対する治療を行う．

【予後】
- 原因の不明な疾患でしばしば治療に難渋する．

【生活指導あるいは予防法】
- 他人への感染はないことを話す．

F．陥入爪　ingrown nail

【疾患の概念】
- 爪甲側縁に強い力が加わることにより，爪甲側縁先端がその周囲を損傷する状態である．
- 窮屈な履物による圧迫，深爪，爪白癬などが誘因となる．

【臨床症状・病型】
- 爪甲の側縁部分，とくに遠位部分が側爪郭の皮膚に食い込んで傷害する（**口絵 235**）．母趾爪に多く，疼痛を伴う．

【診断】
- 特異な臨床像から容易である．

【治療】
- 炎症症状があれば抗菌薬を投与する．
- 爪甲側縁先端下にガーゼやプラスチックチューブを挿入する．
- 時に爪甲・爪母の部分切除術，アクリル人工爪療法を行う．

【予後】
- 原因が改善されれば予後は良い．

【生活指導および予防法】
- 不適切な爪きりによる深爪を避ける．
- 狭小で，窮屈な履物など，誘因となるものを避ける．

<坂本ふみ子>

24 光線過敏をきたす疾患

　光線過敏とは，通常生活する地表に到達する波長の光，すなわち290 nm以上の中波長紫外線 ultraviolet B（UVB），長波長紫外線 ultraviolet A（UVA），可視光線が生理的範囲で照射される状態で，炎症などの異常な皮膚反応が引き起こされる状態をいう．
　そして赤外線がある（**表2-26**）が，皮膚の傷害に関与するのはこのうちのUVBとUVA，そして可視光線である．

表2-26　太陽光線

	紫外線（UV）			可視光線	赤外線
	UVC	UVB	UVA		
波長	10〜280 nm	280〜320 nm	320〜400 nm	400〜810 nm	810 nm〜1.0 cm

I 外因性光線過敏症　extrinsic photosensitive dermatitis

A．薬剤性光線過敏症　drug-induced photosensitive dermatitis

【疾患の概念】
- 薬剤の全身投与後，早ければ数時間，通常は2〜3日から2週間，ときに半年以上の内服続行と日光曝露により生じる．
- 作用波長はUVAが多い．
- 発症機序は光毒性 phototoxicity と光アレルギー性 photoallergy の2通りに分けられる．

1）光毒性反応
- 光毒性反応では，初回投与後潜伏期間をおかずに，皮膚に到達した原因薬剤が特定の波長の光線を吸収して細胞傷害を引き起こす．
- クロレラは，クロロフィル分解産物であるフェオフォーバイドaが光毒性の皮膚障害を起こすことがある．

2）光アレルギー反応
- 光アレルギー反応では，原因となる薬剤が光線を吸収して化学変化し，体内の蛋白と結合して抗原となり感作が成立する．原因薬剤が再投与されて抗原抗体反応が生じ発症するので，発症までに一定の時間を要する．
- 原因として最も多い報告はピロキシカムで，潜伏期間が1〜3日と短いのが特異的である．

表 2-27　光線過敏をきたすおもな薬剤

消炎鎮痛薬：ピロキシカム系（**ピロキシカム**，アンピロキシカム），プロピオン酸系（チアプロフェン酸，ケトプロフェン，スプロフェン），アクタリット
抗菌薬：ニューキノロン系（**スパルフロキサシン**，ロメフロキサシン，フレロキサシン，トスフロキサシン，シプロフロキサシン，オフロキサシン，エノキサシン），ナリジクス酸，テトラサイクリン，ドキシサイクリン
抗結核薬：INHA
抗真菌薬：**グリセオフルビン**，フルシトシン，イトラコナゾール
向精神薬：**クロルプロマジン**，プロメタジン
筋弛緩薬：**アフロクァロン**
高脂血症治療薬：**シンバスタチン**
抗ヒスタミン薬：**メキタジン**，ジフェンヒドラミン
血圧降下薬：**塩酸チリソロール**，ヒドロクロロチアジド，トリクロルメチアジド，メチクラン，クロフェナミド，トリパミド，メトラゾン，フロセミド，ピンドロール，塩酸ジルチアゼム，塩酸ニカルジピン，ニフェジピン，カプトリル，リシノプリル，シラザプリル
サイアザイド系利尿薬：クロロサイアザイド，ヒドロクロロサイアザイド，フロセミド
抗糖尿病薬：スルフォニル尿素系（トルブタミド，クロルプロパミド），グリベンクラミド，カルブタミド，グリミジンナトリウム
痛風治療薬：ベンズブロマロン
前立腺肥大治療薬：タムスロシン
抗腫瘍薬：**ダカルバジン**，5-FU，テガフール，フルタミド
ビタミン剤：エトレチナート，ピリドキシン，ビタミン B_{12}
局所麻酔薬：ジブカイン
市販薬：クロレラ

- 次に多いのがピリドンカルボキシ酸で，とくにニューキノロン系抗菌薬はUVAによる遅延型光アレルギーが高頻度に起こる（**口絵 236a，b**）．テトラサイクリン系ではドキシサイクリンの光過敏性が強く，報告も多い．最近では，筋緊張性疾患治療薬のアフロクァロンによる薬疹の報告が目立ち，そのほとんどが光線過敏型薬疹である（**表 2-27** 参照）．

【臨床症状】
- 日光曝露部位に一致して皮疹が生じる．
- 光毒性反応では紅斑と浮腫を主体とし，灼熱感を伴い，後に落屑・色素沈着をきたす．
- 光アレルギー反応では，湿疹反応のほか丘疹，小水疱，色素沈着，扁平苔癬様皮疹など多彩な皮疹を呈する．
- 発生頻度としては光毒性反応のほうが高いが，両者が混在することも多い．
- 薬剤中止後も長時間にわたり光線過敏性が持続する場合がある．

【診断】
- 内服光パッチテスト
- 薬剤添加リンパ球刺激試験 DLST（drug-induced lymphocyte stimulation test）

【治療】
- 原因薬剤を中止し，光線曝露を避ける．

- 副腎皮質ホルモン薬の内服または外用．

【予後】
- 通常予後は良好である．
- ピロキシカムによる光線過敏では薬剤中止後も約1年間にわたり光線過敏が持続し，皮疹を繰り返すことがある．これを持続性光線反応 persistent light reaction という．

【生活指導あるいは予防法】
- 原因薬剤を患者に充分に把握してもらい，以後他医を受診する際などに処方を受けないように指導する．
- 化学構造の類似した薬剤間では交叉反応を生じることもあるので注意する．

B．光線性接触皮膚炎　photocontact dermatitis

【疾患の概念】
- 外用剤，化粧品，植物などの外来性の感作物質（表 2-28）の皮膚への接触と光線曝露によって生じる．
- 薬剤性光線過敏症と同様に光毒性反応と光アレルギー反応がある．
- 作用波長はUVAが多い．
- 香水・香料・オーデコロンによるものをベルロック皮膚炎 berloque dermatitis という．
- 外用薬では，とくにケトプロフェン貼付薬による光アレルギー性接触皮膚炎が多い（口絵237）．
- サンスクリーン剤中のある種の成分（パラアミノ安息香酸誘導体など）による光アレルギー性接触皮膚炎にも注意が必要である．
- 植物では，セロリ，イチジクが原因物質として知られている．

【臨床症状】
- 感作物質と接触した露光部に一致して，紅斑・漿液性丘疹を生じ，高度な場合は浮腫・小水疱を呈する．
- ベルロック皮膚炎では，頸部・耳後部に液体が流れた形，すなわちペンダント（＝ベルロック）様に紅斑を生じ，褐色の色素沈着が残る．

【診断】
- 原因物質の同定には光パッチテストが必須である．被検薬を貼付した皮膚にUVAを照射して，発赤・腫脹・丘疹が生じれば陽性とする．

表 2-28　おもな光感作物質

香水・香料・香油・オーデコロン
外用薬：スプロフェン軟膏・クリーム，ケトプロフェン貼付薬・テープ剤，ゲル・クリーム・ローション剤，サンスクリーン剤
植物：セロリ，イチジク，セイヨウノコギリソウ，シシウド
タール剤，ピッチ
色素剤（アクリジン系，エオジン系）

【治療】
- 遮光.
- 副腎皮質ホルモン薬の内服または外用.

【予後】
- 原因物質さえ除去されれば，自然寛解する．
- 長期に繰り返していると，慢性光線性皮膚炎へ移行する．

【生活指導あるいは予防法】
- 原因物質について患者に周知させ，接触しない（使用しない）ように指導する．

Ⅱ 内因性光線過敏症 intrinsic photosensitive dermatitis

A．多形日光疹　polymorphous light eruption

【疾患の概念】
- 原因不明．
- 作用波長は UVA のことが多いが，UVB のことや UVA・UVB 両方のこともあり，一定しない．

【臨床症状】
- 3〜7月にかけて，日光曝露を受けたあと数時間後から数日後に，曝露部位に一致して瘙痒を伴う皮疹を生じる．
- 真夏には軽快し，秋には自然消褪をする．
- 病名が示すとおり，皮疹はいろいろな形（多形紅斑，紫斑，痒疹，湿疹，苔癬化局面など）を示すが，個々の症例では一定しており，異なった皮疹が混在することは少ない（口絵 238a，b）．
- 露出部，特に前腕伸側に粟粒大の紅色丘疹が散在多発する小丘疹型が比較的多い．
- 顔面・手背は常時露光しているため，かえって皮疹が生じにくい傾向にある（これを hardening 現象という）．

【診断】
- UVB の最少紅斑量　minimal erythema dose（MED）の 3〜6 倍を 1 回照射，あるいは 2〜3 倍 MED を 3 日間繰り返し照射すると皮疹が誘発されることがある．

【治療】
- 衣類やサンスクリーン剤を用いて日光を遮断する．
- 副腎皮質ホルモン薬の外用が有効．
- β カロチンの内服が有効なこともある．

【予後】
- 経過は慢性で，増悪寛解を繰り返す．
- 曝露を繰り返すことで hardening 現象が起き，自然寛解することもある．

【生活指導あるいは予防法】
- 日光を避けるよう努める．

B. 種痘様水疱症　hydroa vacciniforme

【疾患の概念】
- 原因不明.
- 先天性だが,遺伝性はない.
- 作用波長はUVA (330〜360 nm).

【臨床症状】
- 生後数カ月から10歳頃までに発症する.
- 多くは2,3歳ごろに始まり,思春期に自然寛解する.男子にやや多い.
- 春から夏にかけて増悪する.
- 日光への繰り返し曝露で,顔面(とくに頬部,鼻尖鼻背部,下口唇,耳介上縁など)や手背,前腕伸側に出血を伴う暗赤色浮腫性紅斑,中心臍窩を有する水疱が生じる.
- 2〜3日で黒色壊死ないし血性痂皮で覆われ,種痘に似た浅い円形の萎縮性瘢痕を残す(口絵239, 240).
- 結膜炎,角膜炎,虹彩炎といった眼症状を伴うことあり.

【診断】
- UVAの反復照射で約40%の患者に皮疹が誘発される.
- 骨髄性プロトポルフィリン症を鑑別除外すること.

【治療】
- 副腎皮質ホルモン外用薬.
- 抗ヒスタミン薬の内服.

【予後】
- 成人期までに自然寛解する.
- EBウイルスの慢性活動性の潜伏感染との関連が疑われる場合は,悪性リンパ腫に進展する可能性がある.自然寛解がみられない,高熱や肝障害などの全身症状を伴う,皮疹が非露出部にも生じる,顔面・口唇の腫脹・水疱・潰瘍化が著しい,といった症例は要注意である.

【生活指導あるいは予防法】
- サンスクリーン剤はUVA領域のものを選ぶ.

C. 慢性光線過敏性皮膚炎　chronic actinic dermatitis

【疾患の概念】
- 広範囲の波長に極めて強い光線過敏を示す.光線照射により産生される内因性光抗原に対するⅣ型アレルギーの可能性が指摘されているが,いまだ確立されていない.
- キク科植物,金属,香料,ゴム化合物などに対するパッチテストの陽性率が高い.

【臨床症状】
- 中年以降の男性に好発.
- 項部,顔面,手背部などの露出部に持続性の湿疹病変を認め,浸潤性の丘疹・局面を伴う(口

絵 241a, b).

【診断・病型】
- MED の 2〜3 倍量の反復照射で病巣が誘発される.
- しばしば UVA, ときに可視光線にまで過敏性を示す.

【治療】
- 副腎皮質ホルモン薬の外用.
- 抗ヒスタミン剤の内服.
- その他, アザチオプリン, レチノイド, シクロスポリンなどの内服, タクロリムス軟膏の外用など.

【予後】
- 長期では苔癬化局面を呈するに至る.
- 皮疹はしばしば非露出部にも及び, 紅皮症状態にまで進展することがある.

【生活指導あるいは予防法】
- 徹底的に遮光する.

D. 色素性乾皮症　xeroderma pigmentosum

【疾患の概念】
- 常染色体性劣性遺伝.
- 発生頻度は 1〜2 人/10 万人で, 患者の両親は約 30％が血族結婚である.
- 紫外線とくに UVB による DNA 損傷を修復する機構（ヌクレオチド除去修復能）に関与する遺伝子群に異常がある.
- 高度の光線過敏症状と低年齢での露光部における皮膚癌の発生, 神経症状の発現をきたす重篤な疾患である.
- ヌクレオチド除去修復に関与するどの蛋白に異常があるかにより A〜G 群の 7 群と, 除去修復能に異常はないが複製後修復に異常がみられるバリアントの計 8 群に分類される.

【臨床症状】
- A 群が最も症状が強く, 生後最初の日光浴で高度の日焼け症状をきたし, 浮腫性の紅斑が経時的に増強して 2〜3 日で極期に達し, 以後消褪が遅延する.
- その後も露出部に日光皮膚炎様の紅斑, 時に小水疱が繰り返して生じ, 徐々に雀卵斑様の点状色素斑が多発してくる.
- そのうち皮膚は乾燥性となり粗糙化し, 鱗屑を伴い萎縮性となり, 毛細血管拡張や色素沈着・脱失が著明となる（多形皮膚萎縮　poikiloderma）（口絵 242a, b）.
- やがて, 露出部に日光角化症, ケラトアカントーマ, 基底細胞癌, 有棘細胞癌, 悪性黒色腫などの皮膚悪性腫瘍が生じてくる.
- 眼症状として, 初期に羞明・流涙・結膜炎, 末期には眼瞼外反・内反, 失明をきたす.
- 神経症状として, 生後半年より進行性に脳神経・末梢神経が侵されていき, 知能低下や難聴, 構音障害が起こり, 運動神経・知覚神経障害による歩行障害, 四肢関節拘縮が進行する.

- 1番軽いタイプのE群では日光皮膚炎 photodermatitis（日焼け：サンバーン）様の皮疹のみに終始する．
- バリアントでは発症が5歳以降と遅く，雀卵斑様小色素斑で始まり，光線過敏はわずかかあるいはこれを欠如する．眼症状も軽度である．

【診断・病型】
- 本邦では典型的症状を呈するA群とバリアントが多い．
- MEDが正常人の1/3〜1/8に短縮している．

【治療】
- 発生した悪性腫瘍は切除する．

【予後】
- A群では症状が最も重篤で，徹底した光線防御を行ったとしても，神経症状は進行し，最終的には呼吸障害・嚥下障害などから気管切開，経管栄養に至る．

【生活指導あるいは予防法】
- 徹底的な光線防御対策と，それによる発癌予防が最も大切である．
- サンスクリーン剤の塗布．
- 紫外線遮断フィルムを施した衣服の着用．

E．その他の光線過敏症

- 表2-29 に示した．

表 2-29　その他の光線過敏症

疾患名	疾患の概念	臨床症状	診断	予後その他
日光蕁麻疹 photourticaria	・可視光線による.	・日光曝露後数分ないし数十分で膨疹を生じ，10〜20分で消褪する.	・スライドプロジェクターによる誘発試験 ・光線照射後の自己血清の皮内注射で膨疹形成	・hardening 現象による自然寛解あり.
骨髄性プロトポルフィリン症 erythropoietic protoporphyria (EPP)	・可視光線による. ・常染色体優性遺伝 ・体内に蓄積したプロトポルフィリンが光線を吸収し，細胞障害を引き起こす.	・幼児期より露出部に灼熱感を伴う潮紅・浮腫・小水疱などが出現，のち痂皮化する.	・赤血球中プロトポルフィリン，便中プロトポルフィリンの高値	・10歳前後には寛解 ・肝機能異常に注意 ・重症では肝不全による死亡あり.
晩発性皮膚ポルフィリン症 porphyria cutanea tarda	・可視光線による. ・優性遺伝 ・あるいはアルコールの大量摂取や薬剤による肝障害で体内にウロポルフィリンが蓄積する.	・大酒嗜好の中年男性で肝障害を伴う人 ・日光曝露部に水疱・びらんを形成 ・萎縮性瘢痕を残す.	・尿中ウロポルフィリンIII・コプロポルフィリンIIIの増加による赤血尿	・HCV 感染の合併が多い. ・予後は肝病変に左右される.
ペラグラ pellagra	・ニコチン酸アミドの欠乏	・露出部皮膚に灼熱感を伴って赤褐色斑を生じ，ときに水疱・びらんを呈し，痂皮化する. ・激しい下痢，痴呆様症状を合併する.	・今日的には胃切除後の吸収不良患者，INAH 内服患者，慢性アルコール中毒患者などに発生することあり.	・下痢・神経症状が進行すれば死に至ることあり.

<太田智秋>

25 皮膚病変から疑われる内臓疾患

A．内臓悪性腫瘍

【疾患の概念】
- 内臓疾患に伴う皮膚病変をデルマドローム dermadrome とよぶが，多くの皮膚病変が内臓

表 2-30　内臓悪性腫瘍のデルマドローム

I．物質の沈着 　A．黄疸 　B．メラノーシス 　C．ヘモクロマトーシス 　D．黄色腫 　E．全身性アミロイドーシス II．血管および血液異常 　A．潮紅 　B．手掌紅斑 　C．毛細血管拡張 　D．紫斑 　E．血管炎 　F．皮膚虚血 　G．血栓性静脈炎 III．水疱症 　A．水疱性類天疱瘡 　B．尋常性天疱瘡 　C．腫瘍随伴性天疱瘡 　D．疱疹状皮膚炎 　E．妊娠性疱疹 　F．多形紅斑 　G．後天性表皮水疱症 　H．線状 IgA 水疱症 IV．感染症 　A．帯状疱疹 　B．単純性疱疹 　C．細菌感染症 　D．真菌感染症 　E．疥癬 V．角化症 　A．黒色表皮腫 　B．後天性魚鱗癬	C．手掌角化症 　D．tripe palm 　E．紅皮症 　F．バゼックス Bazex 腫瘍随伴性末端角化症 VI．膠原病 　A．皮膚筋炎 　B．エリテマトーデス 　C．全身性強皮症 VII．皮膚腫瘍と内臓悪性腫瘍 　A．ミュア-トール Muir-Torre 症候群 　B．ガードナー Gardner 症候群 　C．コーデン Cowden 病 　D．粘膜神経腫症候群 　E．神経線維腫症 VIII．ホルモン関連症状 IX．原発性皮膚癌を伴う疾患 　A．基底細胞母斑症候群 　B．慢性砒素中毒 X．その他 　A．皮膚瘙痒症 　B．葡行性迂回状紅斑 　C．皮下脂肪壊死症 　D．スウィート Sweet 病 　E．後天性生毛性多毛症 　F．壊死性遊走性紅斑 　G．ばち状指 　H．ポイツ-ジェガース Peutz-Jeghers 症候群 　I．結節性硬化症 　J．レーザー-トレラ Leser-Trélat 徴候 　K．晩発性皮膚ポルフィリン症 XI．皮膚転移

悪性腫瘍のデルマドロームとして知られている．
- 実際的には，皮膚転移，腫瘍随伴性皮膚病変，発癌性物質暴露による皮膚病変，皮膚病変を伴う悪性腫瘍先天異常症候群の4群に分類すると理解しやすい．

【皮膚病変】
1) 皮膚転移（口絵243）
- 皮膚転移の頻度は全内臓悪性腫瘍の5％以下であり，国内では肺癌，胃癌，乳癌の頻度が高いが，卵巣癌，腎癌も皮膚転移を生じやすい．
- 皮下腫瘤，皮膚腫瘍，潰瘍，板状硬結などを呈する．
- リンパ管内に腫瘍細胞が充満し，炎症を伴う板状硬結を呈する炎症性乳癌を丹毒様癌 carcinoma erysipelatodes とよぶ．また，結合織の増生が強く，鎧のようにみえるものを鎧状癌 carcinoma en cuirasse という．
- 頭皮は皮膚転移を生じやすい部位であり，腫瘍性脱毛症とよばれる脱毛斑を呈する．
- 臍転移はシスター（マリー）ジョセフ Sister (Mary) Johseph 結節とよばれ，胃癌が原発であることが多い．
- 一般に皮膚転移をきたした内臓悪性腫瘍患者の予後は不良である．

2) 腫瘍随伴性皮膚病変
a) ホルモン関連症状
- **カルチノイド carcinoid 症候群**：消化管や肺のカルチノイド腫瘍の産生するセロトニンやヒスタミンなどの生理活性物質を介する症状．発作性顔面潮紅，血管拡張の他，血圧低下，喘息様発作，下痢などを伴う．
- **壊死性遊走性紅斑 necrolytic migratory erythema**：グルカゴノーマ glucagonoma に合併し，グルカゴノーマ症候群ともよばれる．顔，陰部，下腿〜足などに環状を呈する紅斑，小水疱，膿疱，びらん．舌炎，口唇炎を伴う．
- **肝癌**：エストロゲン過剰によると考えられるクモ状血管腫 spider nevi，手掌紅斑 palmar erythema，紙幣状皮膚 dollar paper markings が，肝不全を伴う原発性または転移性肝癌でみられることがある．
- **クッシング Cushing 症候群**：ACTH産生腫瘍（下垂体，異所性）および副腎腺腫/副腎癌による副腎皮質ホルモン過剰症．皮膚萎縮，多毛，色素沈着，皮膚線条，満月様顔貌を呈する．
- **後天性生毛性多毛症 hypertrichosis lanuginosa acquisita**：生毛（毳毛，胎生毛，いわゆるうぶ毛）が顔〜耳を覆い，その後，全身に拡大する．有痛性の舌炎を伴う．肺癌，消化器癌に合併する．

b) 自己免疫性水疱症
- **天疱瘡 pemphigus/水疱性類天疱瘡 bullous pemphigoid**：内臓悪性腫瘍の合併が多いという報告があるが，関連は未確定である．
- **腫瘍随伴性天疱瘡 paraneoplastic pemphigus**：多形紅斑様の皮疹と重篤な粘膜病変を呈し，予後不良である．悪性リンパ腫，白血病，キャッスルマン Castleman 病，胸腺腫などに合併することが多い．

c）感染症
- 汎発性帯状疱疹　disseminated herpes zoster：細胞性免疫の低下により生じる．

d）角化症
- 後天性魚鱗癬　acquired ichthyosis：ホジキン　Hodgkin リンパ腫などの悪性リンパ腫に伴うものが多い．
- 黒色表皮腫　acanthosis nigricans：頸部，腋窩，陰部，臍周囲などに色素沈着，乳頭状増殖，角質増生をきたす．手掌〜指腹，足底〜趾腹のびまん性病変を呈する場合，内臓悪性腫瘍に伴う悪性黒色表皮腫　malignant acanthosis nigricans であることが多く，粘膜病変を生じやすい．胃癌に合併することが多い．
- バゼックス腫瘍随伴性末端角化症　paraneoplastic acrokeratosis of Bazex：鼻，耳，手足の角化性紅斑と爪の変化で発症し，頰部，肘，膝，さらに体幹に拡大する．咽頭癌，舌癌，食道癌，肺癌に合併する．

e）その他
- 全身性アミロイドーシス　systemic amyloidosis：多発性骨髄腫による全身性アミロイドーシス．眼囲の紫斑，丘疹〜結節〜局面を呈する．水疱を形成することもある．巨大舌がみられる．
- 血栓性静脈炎　thrombophlebitis：多発性の遊走性表在性血栓性静脈炎や 50 歳未満の深部静脈血栓症では内臓悪性腫瘍による凝固亢進を疑う．
- 丘疹紅皮症（太藤）papuloerythroderma of Ofuji：高齢男性に発症する扁平な丘疹が敷石状に集簇する紅皮症．間擦部やしわの部を避ける分布を示すことが特徴．悪性リンパ腫／白血病の前駆病変である場合があり，胃癌などの内臓悪性腫瘍に合併することもある．
- 皮膚筋炎　dermatomyositis：成人の皮膚筋炎では高率に内臓悪性腫瘍を合併する．多発性筋炎では内臓悪性腫瘍の合併率は低い．
- 皮膚瘙痒症　pruritus／痒疹　prurigo：ホジキンリンパ腫などの悪性リンパ腫に合併することが多い．
- 匍行（ほこう）性迂回（うかい）状紅斑　erythema gyratum repens：数日で移動する木目状の紅斑．まれな疾患だが，ほぼ全例が内臓悪性腫瘍を合併する．
- スウィート　Sweet 病：発熱，好中球増加，有痛性紅斑を呈する．壊疽性膿皮症　pyoderma gangreonosum と鑑別が困難な場合もあり，好中球性皮膚症　neutrophilic dematosis と総称することもある．白血病，骨髄異形成症候群に合併することが多い．
- ばち状指　clubbed finger：慢性肺疾患に伴う指趾の軟部組織の肥大．肺癌に合併することがある．
- レーザー-トレラ　Leser-Trélat 徴候：体幹に脂漏性角化症　seborrheic keratosis が急速（半年以内）に多発し，痒みを伴う．胃癌に合併することが多い．

3）発癌性物質暴露による皮膚病変
- 慢性砒素中毒：砒素角化症　arsenical keratoses，ボーエン　Bowen 病が生じる．内臓悪性腫瘍では肺癌の合併が多い．

4）皮膚病変を伴う悪性腫瘍先天異常症候群（表 2-31）

表 2-31　皮膚病変を伴う悪性腫瘍先天異常症候群

疾患名	内臓悪性腫瘍
ポイツ-ジェガース　Peutz-Jeghers 症候群	十二指腸癌
ガードナー　Gardner 症候群	大腸癌
コーデン　Cowden 病	乳癌，甲状腺癌
毛細血管拡張性運動失調症	悪性リンパ腫，白血病
ヴィスコット-オールドリッチ　Wiskott-Aldrich 症候群	悪性リンパ腫，白血病
ブルーム　Bloom 症候群	白血病，悪性リンパ腫
ウェルナー　Werner 症候群	肉腫
ファンコニ　Fanconi 貧血	白血病，骨髄異形成症候群，口腔癌，食道癌，肝癌
チェディアック-東　Chédiak-Higashi 症候群	悪性リンパ腫
ミュア-トール　Muir-Torre 症候群	大腸癌
粘膜神経腫症候群	甲状腺髄様癌，副腎褐色細胞腫
神経線維腫症	悪性神経鞘腫
ジンサー-コール-エングマン　Zinsser-Cole-Engman 症候群	有棘細胞癌
ハウエル-エバンス　Howel-Evans 症候群	食道癌

B．妊娠

【疾患の概念】
- 妊娠に伴う生理的皮膚変化，妊娠に伴う特異的皮膚疾患，妊娠により増悪する皮膚疾患に分類される．

【皮膚病変】
1）妊娠に伴う生理的皮膚変化
- **妊娠線**：皮膚線条　striae distensae．妊婦の 90％に生じる．
- **色素沈着**：乳暈や腋窩などの生理的色素沈着部にみられる．
- **肝斑　chloasma**：頬部〜眼瞼周囲に対称性にみられる色素沈着．紫外線により悪化するため，注意する．
- **多毛**：顔，四肢，背部などにみられる．出産後半年以内に改善する．
- **クモ状血管腫/手掌紅斑**：エストロゲンによる血管変化．
- **妊娠腫瘍　pregnancy tumor**：歯肉の血管拡張性肉芽腫　granuloma telangiectaticum．
- **妊娠性瘙痒症　pruritus gravidarum**：妊娠初期に発症することが多い．

2）妊娠に伴う特異的皮膚疾患
- **疱疹状膿痂疹　impetigo herpetiformis**（口絵 244）：妊娠中〜出産後に発症または再発する膿疱性乾癬　pustular psoriasis．発熱などの全身症状を伴い，低カルシウム血症がみられる．胎盤機能不全や死産のリスクが高い．副腎皮質ホルモン薬の投与を行うが，無効な場合もある．
- **妊娠性疱疹　herpes gestationis**：妊娠中期〜後期に発症する水疱性類天疱瘡であり，最

近は妊娠性類天疱瘡 pemphigoid gestationis とよばれることが多い．新生児に皮疹を生じることがある，胎盤機能不全による低体重児，早産のリスクがある．副腎皮質ホルモン薬の投与を行う．
- **妊娠性痒疹 pururigo gestationis**：多くは 2 回目以後の妊娠中期以降に発症する体幹〜四肢の結節性痒疹．児への影響はなく，出産後に軽快する．
- **pruritic urticarial papules and plaques of pregnancy (PUPPP)**：妊娠後期に妊娠線を中心に主に腹部に生じる浮腫性の紅斑丘疹．周囲に白暈を伴う蕁麻疹様の皮疹を呈し，激しい瘙痒がある．副腎皮質ホルモン薬の外用が有効．児への影響はなく，出産後に軽快する．

3）妊娠により増悪する皮膚疾患
- アトピー性皮膚炎，尋常性痤瘡，蕁麻疹，エリテマトーデス，神経線維腫症，悪性黒色腫など．

C．糖尿病

【疾患の概念】
- 糖尿病特有の代謝障害に関連する直接デルマドロームと糖尿病患者に好発または糖尿病により増悪する間接デルマドロームに分類される．
- 直接デルマドロームの中には糖尿病の早期から発症するものがあり，糖尿病/耐糖能異常を発見する契機になり得る．一方，血糖コントロールの不良な糖尿病患者にみられる間接デルマドロームの多くは，糖尿病自体の管理が十分でないと難治である．

【皮膚病変】
1）直接デルマドローム
- **糖尿病性浮腫性硬化症 diabetic scleredema**：項部〜肩〜上背部の指圧痕を残さない浮腫性の皮膚硬化．結合織の増生とムチン沈着による．
- **デュプイトレン Dupuytren 拘縮**：屈筋腱周囲の線維化により生じる手掌足底の索状結節．指の屈曲拘縮をきたす．糖尿病/耐糖能異常を発見する契機になりうる．
- **糖尿病性黄色腫 diabetic xanthoma**：血糖コントロールの不良な脂質代謝異常を伴う糖尿病患者に生じる．急速に多発する肘，膝，臀部の黄色小結節．糖尿病の治療により高脂血症が改善すると消退する．
- **糖尿病性壊疽 diabetic gangrene**（口絵 245）：足趾や踵に好発する．神経障害を伴う糖尿病患者に生じることが多い．閉塞性動脈硬化症に伴うものがある．骨髄炎や壊死性筋膜炎の合併に注意する．
- **糖尿病性水疱 bullosis diabeticorum**：足趾，足縁，踵，下腿前面などに好発する緊満性〜出血性水疱．
- **リポイド類壊死症 necrobiosis lipoidica**：下腿前面に好発する境界鮮明な橙黄色萎縮斑で，中央は硬化し，毛細血管拡張を伴う．皮膚生検組織は変性した結合織を取り囲む柵状肉芽腫．糖尿病/耐糖能異常を発見する契機になりうる．
- **前脛骨部萎縮色素斑 pigmented pretibial patches**：下腿前面を中心に軽微な外傷により紅斑，紫斑，小水疱を生じ，小円形褐色萎縮斑を形成する．

- **汎発性環状肉芽腫 generalized granuloma annulare**：通常の環状肉芽腫と比較して環状硬結を形成する傾向が乏しく，小結節が全身に播種状に出現しやすい．皮膚生検組織は変性した結合織を取り囲む柵状肉芽腫．糖尿病/耐糖能異常を発見する契機になり得る．
- **黒色表皮腫**：高インスリン血症による表皮角化細胞および真皮線維芽細胞の増殖による．
- **acquired perforating disorders**：変性した膠原線維の経表皮性排出による後天性反応性穿孔性膠原線維症 acquired reactive perforating collagenosis の他，キルレ Kyrle 病，穿孔性毛包炎 perforating folliculitis，蛇行性穿孔性弾性線維症 elastosis perforans serpiginosa の総称．糖尿病，腎不全に合併する．

2）間接デルマドローム
- **細菌/真菌感染症**：高血糖に伴う好中球機能，貪食能，細胞性免疫の低下により，せつ（癤）furuncle，せつ（癤）腫症 furunculosis，よう（癰）carbuncle，蜂窩織炎 cellulitis/phregmone，壊死性筋膜炎 necrotizing fasciitis などの細菌感染症，カンジダ症，白癬などの真菌感染症を生じやすい．
- **皮膚瘙痒症，湿疹/皮膚炎**

D．甲状腺機能異常

【疾患の概念】
- 甲状腺ホルモンは，皮膚に対して多様な直接的作用をもつ．また，全身の心血管系に対する作用を介して間接的にも皮膚に影響を及ぼす．
- 甲状腺機能亢進症の原因の大部分はグレーブズ Graves 病（バセドウ病）であり，甲状腺機能低下症の原因では橋本病が最も多い．

【皮膚病変】
1）甲状腺機能亢進症
- 皮膚は暖かく湿潤し，顔面潮紅や手掌紅斑を伴う．発汗は亢進する．びまん性の脱毛，爪甲剥離，色素沈着がみられることもある．グレーブズ病では白斑 vitiligo などの他の自己免疫性疾患を合併することがある．
- **脛骨前粘液水腫 pretibial myxedema**：グレーブズ病に伴う下腿前面のムチン沈着による紅褐色の結節～局面．指圧痕を残さない．毛孔は開大し，オレンジの皮様の外観を呈する．局所の多毛を伴うこともある．

2）甲状腺機能低下症
- 皮膚は冷たく乾燥し，発汗は減少する．頭髪は粗になり，体毛，眉毛，睫毛の脱落もみられる．
- **汎発性粘液水腫 generalized/diffuse myxedema**：全身皮膚のムチン沈着による粘液水腫であり，指圧痕を残さない．眼瞼浮腫と鼻および口唇の腫大により，特徴的な顔貌を呈する．巨大舌がみられる．

E．免疫不全

【疾患の概念】

- 免疫不全の原因としては，原発性免疫不全症候群，医原性（副腎皮質ホルモン薬，免疫抑制薬，抗癌剤，放射線，骨髄および臓器移植など），全身性疾患（白血病/悪性リンパ腫などの悪性腫瘍，糖尿病，膠原病，腎不全，蛋白漏出，低栄養，加齢，ウイルス感染症など），HIV（human immunodeficiency virus）感染による後天性免疫不全症候群（AIDS: acquired immunodeficiency syndrome）などがある．
- 免疫不全を疑わせる皮膚病変としては，皮膚感染症（易感染性，重症化，再発性，難治性，日和見感染症）や皮膚悪性腫瘍があり，また，原発性免疫不全症候群やHIV感染症/AIDSでは，それぞれの疾患に特有な皮膚病変が診断の手がかりになる．
- 免疫不全に伴う感染症では免疫不全の種類により問題になる病原体が異なる（**表 2-32**）．

表 2-32 免疫不全の種類と問題になる病原体

免疫不全の種類	ウイルス*	細菌	真菌	原虫/寄生虫
顆粒球減少症/ 貪食能低下		黄色ブドウ球菌 表皮ブドウ球菌 腸球菌 連鎖球菌 大腸菌 緑膿菌 クレブシエラ	カンジダ アスペルギルス	
細胞性免疫異常	HSV VZV CMV EBV	リステリア レジオネラ 結核菌 非定型抗酸菌 ノカルジア サルモネラ	クリプトコッカス カンジダ ヒストプラズマ コクシジオイデス	ニューモシスチス・カリニ トキソプラズマ 糞線虫 クリプトスポリジウム イソスポラ
液性免疫異常/ 補体異常		肺炎球菌 インフルエンザ桿菌 髄膜炎菌		

*HSV: herpes simplex virus（単純ヘルペスウイルス），VZV: varicella-zoster virus（水痘帯状疱疹ウイルス），CMV: cytomegalovirus（サイトメガロウイルス），EBV: Epstein-Barr virus

【皮膚病変】

1）皮膚感染症

- ウイルス性皮膚疾患では，尋常性疣贅 verruca vulgaris などのヒト乳頭腫ウイルス（HPV: human papillomavirus）感染症，伝染性軟属腫 molluscum contagiosum，単純性疱疹 herpes simplex，汎発性帯状疱疹などの頻度が高い．
- 細菌/真菌性皮膚疾患では，せつ（癤）腫症，膿痂疹 impetigo，蜂窩織炎などの黄色ブドウ球菌や溶血性連鎖球菌感染症，カンジダ症，白癬などの真菌感染症の他，壊死性筋膜炎

の合併にも注意が必要である．
- 皮膚病変がグラム陰性桿菌，カンジダ，クリプトコッカス，アスペルギルス，ノカルジアなどの敗血症による播種性病変に伴うものであることもある．急性型の壊疽性膿瘡 ecthyma gangreonosum は緑膿菌性敗血症のデルマドロームである．

2）皮膚悪性腫瘍
- さまざまな原発性免疫不全症候群および医原性の免疫不全で EBV 関連 B 細胞性悪性リンパ腫の合併がみられる．
- HHV-8（human herpesvirus 8）感染によるカポジ Kaposi 肉腫は，AIDS 以外に医原性の免疫不全に合併する．
- 臓器移植患者では紫外線および HPV 感染に関連した有棘細胞癌 squamous cell cartinoma の発生率が高い．疣贅状表皮発育異常症 epidermodysplasia verruciformis は遺伝的免疫異常により特定の型の HPV が持続感染する疾患であり，小児期から日光露出部の扁平疣贅様～癜風様皮疹を呈し，ボーエン病，有棘細胞癌が生じる．

3）HIV 感染症/AIDS
- HIV 感染症/AIDS では多彩な皮膚症状がみられる．
- 感染性皮膚疾患では，帯状疱疹，口唇～口腔の単純性疱疹や陰部ヘルペス herpes genitalis，尋常性疣贅や尖圭コンジローム condyloma acuminatum などの HPV 感染症，伝染性軟属腫，EBV 感染による口腔毛様白板症 oral hairy leukoplakia，梅毒 syphilis，口腔カンジダ症，白癬，疥癬などが多い．バルトネラ感染による bacillary epithelioid angiomatosis は国内ではまれである．脂漏性皮膚炎 seborrheic dermatitis の発症にはピチロスポルムが関与する．性感染症 sexually transmitted disease（STD）の頻度が高く，また，口腔カンジダ症と帯状疱疹は早期から発症するため，診断の契機になり得る．
- カポジ肉腫，EBV 関連 B 細胞性悪性リンパ腫，HPV 感染による肛門～性器の扁平上皮癌が発生する．
- 脂漏性皮膚炎，好酸球性毛包炎 eosinophilic folliculitis，pruritic papular eruption などの皮膚疾患を伴うことが多く，薬疹の発生率が高い．

4）原発性免疫不全症候群に伴う皮膚病変
- 表 2-33（次頁）に示した．

表 2-33　原発性免疫不全症候群に伴う皮膚病変

I. アトピー性皮膚炎様
　　X連鎖無ガンマグロブリン血症
　　IgA 欠損症
　　IgM 欠損症
　　X連鎖高 IgM 症候群
　　common variable immunodeficiency
　　ヴィスコット-オールドリッチ
　　　Wiskott-Aldrich 症候群
　　高 IgE 症候群
　　慢性肉芽腫症
II. 脂漏性皮膚炎様
　　重症複合免疫不全症
　　毛細血管拡張性失調症
　　ライナー Leiner 病
III. 皮膚膿瘍
　　高 IgE 症候群
　　慢性肉芽腫症
　　白血球接着不全症
IV. 点状出血/紫斑
　　ヴィスコット-オールドリッチ症候群
　　チェディアック-東 Chédiak-Higashi 症候群
　　グリッセリ Griscelli 症候群
V. 皮膚粘膜毛細血管拡張症
　　毛細血管拡張性失調症
VI. 白皮症
　　チェディアック-東症候群
　　グリッセリ症候群
VII. 移植片対宿主病
　　重症複合免疫不全症
　　ディジョージ DiGeorge 症候群
　　ネゼロフ Nezelof 症候群（PNP 欠損症）

VIII. 皮膚肉芽腫
　　慢性肉芽腫症
　　毛細血管拡張性失調症
　　X連鎖無ガンマグロブリン血症
　　common variable immunodeficiency
　　重症複合免疫不全症
IX. 壊疽性膿皮症様皮膚潰瘍
　　X連鎖無ガンマグロブリン血症
　　IgA 欠損症
　　白血球接着不全症
　　慢性肉芽腫症
　　高 IgE 症候群
　　チェディアック-東症候群
X. 皮膚カンジダ症
　　重症複合免疫不全症
　　ディジョージ症候群
　　ネゼロフ症候群
　　慢性皮膚粘膜カンジダ症
XI. 血管浮腫
　　遺伝性血管浮腫
XII. エリテマトーデス様
　　IgA 欠損症
　　X連鎖高 IgM 症候群
　　慢性肉芽腫症キャリアー
　　補体欠損症（古典経路前半）

<河井一浩>

索 引

あ

アウスピッツ現象	28, 103
アクロコルドン	xxiii, 155
アタマジラミ	xxii, 150
アトピー性皮膚炎	v, 53
アナフィラキシー型	15
アナフィラキシー症状	64
アナフィラクトイド紫斑	i, viii, 75
アポクリン汗腺	10
アルブライト症候群	171
アレルギー性接触皮膚炎	50
アレルギー性肉芽腫性血管炎	viii, 74
アレルギー反応（Ⅰ型）	14
あざ	160
赤あざ	164
悪性黒色腫	xxvii, 152, 161, 172
悪性腫瘍	79
足白癬	xv, 120
鞍鼻	xxi, 163

い

イオントフォレーシス	46
異物肉芽腫	x, 84
萎縮	21
遺伝性掌蹠角化症	xiii, 106
苺状血管腫	xxv, 163

う

ウイルス性巨細胞	xviii, 127
ウェゲナー肉芽腫	74
ウンナ母斑	xxv, 164
うっ滞症候群	ii
産毛	9
運動負荷	64

え

エクリン汗腺	10
エトレチナート	115
エラスチン	7

壊死性遊走性紅斑	203
壊疽性膿瘡	209
壊疽性膿皮症	204
栄養障害型表皮水疱症	xiv, 112
液体窒素	124, 158
液体窒素圧抵	152, 160
液体窒素療法	iv, xvii, xxi, 143
円形脱毛症	xxx, 189
円板状エリテマトーデス	x, 87
遠心性環状紅斑	81

お

応力	68
黄色期	69
太田母斑	xxiv, 162
温熱性紅斑	187
温熱療法	44

か

カサバッハーメリット症候群	xxv, 165
カフェオレ斑	xxvi, 168
カポジ水痘様発疹症	xvii, 127
カポジ肉腫	xxi, 209
カルチノイド症候群	203
カンジダ性間擦疹	xvi, 121
ガム試験	95
化学的デブリドマン	70
化学伝達物質	7
化学熱傷	184, 188
化膿性肉芽腫	158
仮面様顔貌	xi, 88
痂皮	21
貨幣状湿疹	v, 57
顆粒（細胞）層	3
芽球型 NK 細胞リンパ腫	181
疥癬	xxii, 146, 148
虫体・虫卵	xxii, 148
疥癬トンネル	xxii, 148
潰瘍	ii, 21
外因性光線過敏症	194
外陰・腟カンジダ症	146

外陰部潰瘍	xii, 99
外傷性水疱	187
外毛根鞘	9
鎧状（がいじょう）癌	203
角化	4
角質塊	153
角質細胞間脂質層	4
角質（細胞）層	3
角質片	22
角層下膿疱症	xv, 116
活性型ビタミン D_3	40, 114
汗管腫	xxiii, 154
汗腺	2, 10
陥入性裂毛	191
陥入爪	xxxi, 192
乾癬	103
乾癬性紅皮症	xiii, 103
乾皮症	iv, 52
間質性肺炎	92
寒冷蕁麻疹	60, 188
関節症	114
関節症性乾癬	xiii, 103
関節リウマチ	101
環状紅斑	ix, 94
環状肉芽腫	ix, 82
眼球メラノーシス	162
眼上顎褐青色母斑	162
顔面脂腺腫	xxvi, 167
顔面播種状粟粒性狼瘡	83, 154

き

キルレ病	207
基質	7
基底細胞癌	xxviii, 152, 156, 173
基底細胞上皮癌	163
基底細胞母斑症候群	171
基底（細胞）層	3
基底板	4
基底膜	4
亀裂	21
喫煙	114
丘疹	ii, xxii, 20

丘疹紅皮症（太藤）	204	血管拡張性肉芽腫		光線過敏症	xxxi, 187
急性期褥瘡	69		xxiii, 158, 205	光線検査	iii, 30
急性蕁麻疹	59	血管脂肪腫	154	光線性接触皮膚炎	xxxi, 196
急性熱性好中球性皮膚症	78	血管性浮腫	61	光沢苔癬	ii
急性放射線皮膚炎	183	血管内播種状凝固症候群	165	光毒性反応	194
急性痒疹	v, 58	血管肉腫	175	抗 RNP 抗体	93
牛眼	169	血小板減少症	165	抗核抗体	86
頬部紅斑	x, 85	血漿交換療法	47	抗原提示細胞	14
凝固因子	165	血流障害	68	抗酸菌検査	32
局所温熱療法	137	結核疹	137	抗リン脂質抗体症候群	xii, 96
局所免疫療法	189	結紮硬化療法	iv, 45	拘縮	vii, 68
菌状息肉症	xxviii, 176	結節	xxii, 20	硬化	22
筋ジストロフィー	112	結節性紅斑	ix, xii, 77, 99	硬性下疳	xx, 139
緊満性水疱	ii, 20	結節性硬化症	xxvi, 167	硬毛	9
		結節性多発動脈炎	73, 102	紅色丘疹	ix
く		結節性痒疹	v, 58	紅色皮膚描記症	26
		結節性裂毛症	191	紅斑	i, 18
クインケ浮腫	vi, 61	剣創状強皮症	xi, 91	紅皮症	21
クッシング症候群	203	顕微鏡的多発血管炎	75	後天性魚鱗癬	204
クモ状血管腫	203	懸垂性軟属腫	167	後天性生毛性多毛症	203
クリオグロブリン血症	188	限局性強皮症	90	後天性反応性穿孔性膠原線維症	
クリッペル-ウェーバー症候群		原発疹	18		207
	164, 170			後天性免疫不全症候群	144, 208
グルカゴノーマ症候群	203	**こ**		高熱（38℃以上）	78
グロムス腫瘍	159			膠原線維	6
グロムス装置	8	コール-エングマン症候群	171	黒色期	69
		コプリック斑	xviii, 129	黒色表皮腫	204
け		コラーゲン		混合性結合組織病	93
		Ⅰ型	6		
ケジラミ	xxii, 150	Ⅲ型	6	**さ**	
ケジラミ症	146	Ⅳ型	4		
ケブネル現象	28, 103, 104	Ⅶ型	4, 112	サーモグラフィー	ii, 27
ケミカルピーリング	45	ゴットロン徴候	xi, 91	サーモンパッチ	165
ケラチン	111	木の葉形色素脱失斑	xxvi, 167	サイトカイン	14
ケラチン線維	3, 9	固定薬疹	vii, 66	サザンブロット法	34
ケラトアカントーマ	xxiii, 159	股部白癬	119	サルコイドーシス	82
ケラトヒアリン顆粒	4	口囲皮膚炎	iv, 38	再発性アフタ	xii, 99
ケルスス禿瘡	xvi, 120	口腔カンジダ症	xxi, 144	細胞傷害型	15
ケロイド	xxiii, 156	口腔毛様白板症	209	細胞接着分子	14
毛	2, 9	口唇ヘルペス	xvii, 127	最終汗	11
外科的デブリドマン	70	甲状腺機能異常	207	最少紅斑量	197
係留線維	5	好酸球	14	削皮術	160
蛍光抗体法	iii, 33	好酸球性筋膜炎	102	産褥期	117
脛骨前粘液水腫	207	好酸球性毛包炎	xv, 117, 209	酸外套	10
経皮水分喪失量	ii, 26	好酸球増多症候群	102		
鶏眼	xxix, 184	好中球	14	**し**	
血管	8	好中球性皮膚症	204		
血管外漏出	188	好中球増多	78	シェーグレン症候群	94
血管拡張性大理石様皮斑	170	光線過敏	194	シスター（マリー）ジョセフ結節	203

索引 213

シラミ症	150	掌蹠の黒色斑	169	水疱	20
ジアノッティ症候群	xviii, xix, 132	掌蹠膿疱症	xiv, 114	水疱性伝染性膿痂疹	xix, 135
ジアノッティ病	132	食物依存性運動誘発性アナフィラキシー	63	水疱性類天疱瘡	ii, xiv, 109
ジアフェニルスルホン	109	褥瘡	vii, 68, 69, 187	**せ**	
ジベルばら色枇糠疹	ix, 79	病期分類と治療目標	viii	セザリー症候群	xxviii, 177
刺激性接触皮膚炎	50	神経	8	セラミド脂質	4
肢端紫藍症	188	神経鞘腫	168	センチネルリンパ節生検	172
指尖部陥凹性瘢痕	xi, 88	神経線維腫	xxvi, 168	せつ（癤）	134
紙幣状皮膚	203	神経皮膚黒皮症	171	生検用器具	iii
脂腺	2, 10	神経分泌顆粒	6	生物学的偽陽性	141
脂腺母斑	xxv, 163	真菌検査	iii, 31	生毛	9
脂肪細胞	8	真菌培養	iii, 32	生理的色素沈着部	5
脂肪腫	154	真皮	2, 6	成人 T 細胞白血病	146
脂漏性角化症	xxiii, 152	真皮乳頭	2	成人 T 細胞白血病/リンパ腫	xxix, 177
脂漏性皮膚炎	v, 56	真皮表皮接合	4	成人発症スティル病	97
脂漏部位	10, 56, 152	浸透分泌	11	性感染症	209
紫外線遮断フィルム	200	針反応	ii, 27	性器ヘルペス	xxi, 141
紫外線療法	42	深在性エリテマトーデス	x, 87	青色ゴムまり様母斑症候群	171
紫斑	i, 75	深在性白癬	119	青色母斑	166
視覚的アナログ尺度	26	新生児エリテマトーデス	102	青年性扁平疣贅	xvii, 125
自家感作性皮膚炎	v, 57	滲出性紅斑	i, 81	赤色期	69
自己免疫性水疱症	108	尋常性乾癬	i, xii, xiii, 103, 114	石灰化上皮腫	153
自由神経終末	8	尋常性魚鱗癬	xiii, 105	接触蕁麻疹	vi, 61
持続圧迫	164	尋常性痤瘡	xix, 136	接触皮膚炎	50
持続性光線反応	196	尋常性天疱瘡	xiv, 110	節外性 NK/T 細胞リンパ腫, 鼻型	181
色素血管母斑症	xxvii, 170	尋常性狼瘡	xx, 137	舌小帯短縮	xi, 88
色素細胞	5	尋常性疣贅	xvi, xvii, 124	尖圭コンジローム	xvii, xxi, 125, 143
色素性乾皮症	xxxii, 199	蕁麻疹	ii, vi, 8, 59	先天性魚鱗癬様紅皮症	106
色素性蕁麻疹	vi, 62	蕁麻疹様血管炎	vi, ix, 62, 76, 102	先天性血管拡張性大理石様皮斑	171
色素性母斑	xxiv, 161	**す**		先天性静脈拡張症	170
色素斑	xxvi, 169	スウィート病	ix, 78, 204	先天性水疱症	108
色調による病期分類	69	スキンケア	72	先天性動静脈瘻	170
若年性黄色肉芽腫	168	スクラッチテスト	28	先天性母斑細胞母斑	xxvii, 173
若年性黒色腫	166	スタージ-ウェーバー症候群	xxvii, 164, 169	先天梅毒	140
手掌紅斑	203	スチーブンス-ジョンソン症候群	65	浅在性白癬	119
主婦手湿疹	iv, 51	ステリハイド	124	穿孔性毛包炎	207
腫瘍随伴性天疱瘡	203	ステロイド含有テープ	157	線維芽細胞	6
腫瘤	ii, xxvii, 20, 172	スパルフロキサシン	xxxi, 195	線状 IgA 水疱症	xv, 115
種痘様水疱症	xxxii, 198	スポロトリキン反応	iii, 32	線状皮膚エリテマトーデス	x, 87
周辺帯	4	スポロトリコーシス	xvi, 122	全身性エリテマトーデス	85
習慣性流産	96	ズレ	68	全身性強皮症	88
集簇性痤瘡	136	水痘	xviii, 129	全身皮膚電子線照射	176
重層貼布法	37				
獣皮様母斑	161				
小児ストロフルス	57				
消化管ポリポーシス	169				
硝子圧法	26				

全分泌	10	チロジナーゼ	5	糖尿病性黄色腫	206
前癌病変	156	遅延型反応	16	糖尿病性水疱	206
前駆汗	11	中毒性表皮壊死症	vi, vii, 65	糖尿病性浮腫性硬化症	206
前脛骨部萎縮色素斑	206	聴神経腫瘍	168	頭部白癬	119
		直接鏡検	31	動静脈吻合	8

そ

				突発性発疹	131
組織球	7	**つ**			
鼠径リンパ肉芽腫	146	ツァンク試験	xviii, 127, 142	**な**	
爪囲紅斑	xii, 91	ツツガムシ病	xxii, 149	内因性光線過敏症	197
爪囲線維腫	xxxvi, 167	ツベルクリン反応	29	内因性光抗原	198
爪下外骨腫	159	爪	2, 11	内臓悪性腫瘍	202
爪甲	11	爪白癬	xv, 120	内服光パッチテスト	195
爪甲剥離症	xxxi, 192	爪半月	11	内毛根鞘	9
爪母	11			軟骨母斑	xxv, 165
搔破性皮膚炎	xii, 92	**て**		軟性下疳	146
層板顆粒	4	テーピング	157	軟性線維腫	155
続発疹	20	デザインによる褥瘡評価	70	軟毛	9

た

		デスモグレイン1	111	**に**	
タイソン腺	10	デスモグレイン-1・3	4	ニコルスキー現象	28, 65
ダーモスコピー	34, 172	デスモグレイン3	110	二次腫瘍	160, 163
ダリエー徴候	26	デスモゾーム	3	日光角化症	xxviii, 174
多形紅斑	x, 85	テトラサイクリン	109	日光皮膚炎	xxix, 182
多形滲出性紅斑	i, 81	デュプイトレン拘縮	206	乳剤性軟膏	35
多形日光疹	xxxi, 197	デルマドローム	202	乳児寄生菌性紅斑	xvi, 121
多形皮膚萎縮	21, 199	手足口病	xviii, 132	乳頭下血管叢	8
多形慢性痒疹	vi, 58	手白癬	119	乳頭下層	6
多発性筋炎	91	滴状乾癬	xiii, 103	乳頭層	6
蛇行性穿孔性弾性線維症	207	天疱瘡	iii, 110, 116, 203	乳房外パジェット病	xxviii, 174
体圧分散用具	viii, 71	伝染性紅斑	xviii, 131	尿道・腟トリコモナス	146
体位変換	72	伝染性軟属腫	xvii, 126, 146	妊娠	117, 205
体部白癬	xv, 119	電気メス	vii, 160, 161	妊娠腫瘍	205
苔癬化	21	電撃症	184	妊娠性疱疹	205
帯状疱疹	xviii, xxi, 128	殿部慢性膿皮症	135	妊娠性痒疹	206
帯状疱疹後神経痛	128	癜風	xvi, 122	妊娠性類天疱瘡	206
脱毛症	xxx, 189	癜風菌	xvi, 122		
脱毛斑	163			**ぬ**	
丹毒様癌	203	**と**		ヌクレオチド除去修復	199
炭酸ガスレーザー	155	トリコチロマニア	xxx, 190		
単純型表皮水疱症	xiv, 111	ドーパ	5	**ね**	
単純性血管腫	xxv, 164, 170	ドーパ反応	5	ネザートン病	191
単純ヘルペスウイルス	77, 141	ドライアイス	161	熱傷	xxx, 184
単純疱疹	127	凍結療法	42	熱傷瘢痕	xxviii, 186
男性型脱毛症	10	凍傷	xxx, 186	捻転毛	191
弾力線維	i, 7	凍瘡	xxx, 186		
		凍瘡様ループス	x, 85	**の**	
ち		糖蛋白質	7	ノルウェー疥癬	148
チロシン	5	糖尿病	206	膿皮症	134
		糖尿病性壊疽	xxxii, 206		

膿疱性乾癬	103, 117	皮溝	2	貧血母斑	168
囊腫	153	皮脂欠乏症	52		
		皮脂欠乏性皮膚炎	iv, 52	**ふ**	
は		皮疹の種類	18	フィンチャンバー	iii, 29
ハッチンソン3徴候	140	皮内テスト	29	フェオメラニン	5
バーベック顆粒	6	皮内反応	31	ブーヌビュープリングル母斑症	167
バザン硬結性紅斑	137	皮斑	188	ブドウ球菌性熱傷様皮膚症候群	xix, 135
バゼックス腫瘍随伴性末端角化症	204	皮膚アレルギー性血管炎	76	ブラックヒール	187
バラ疹	xx, 139	皮膚エリテマトーデス	87	ブロッホ−ザルツバーガー症候群	171
パチニ小体	8	皮膚カンジダ症	121	プリックテスト	28
パッチテスト	iii, 29	皮膚筋炎	xii, 91	プレクチン	111
パピヨン−ルフェバ症候群	107	皮膚型結節性多発動脈炎	viii, 73	プロテオグリカン	7
パンチ	161	皮膚結核	137	プロトンポンプ阻害薬	113
ばち状指	204	皮膚原発未分化大細胞型リンパ腫	xxix, 180	風疹	130
肺線維症	89	皮膚硬化	xi, 88	副耳	165
肺門部リンパ節腫脹	83	皮膚混合腫瘍	159	副腎皮質ホルモン薬	iv, 38
稗粒腫	155	皮膚サルコイドーシス	ix, 83	副乳	166
梅毒	139	皮膚傷害	vii, 69	物理性蕁麻疹	60
梅毒性乾癬	xxi, 140	皮膚腺病	xx, 137	粉瘤	xxiii, 153
梅毒トレポネーマ	139	皮膚線維腫	156		
白色期	70	皮膚線維肉腫	156	**へ**	
白色皮膚描記症	26	皮膚線条	205	ヘミデスモゾーム	4
白癬	119	皮膚の組織像	i	ヘラルドパッチ	79
白癬菌	xvi	皮膚白血病	181	ヘリオトロープ疹	xi, 91
発汗検査	27	皮膚非結核性抗酸菌症	xx, 136	ヘルペスウイルス6型	79
抜毛症	xxx, 190	皮膚B細胞性リンパ腫	181	ヘルペス性歯肉口内炎	xvii, 127
汎発性環状肉芽腫	207	皮膚描記症	ii, vi, 60	ベーチェット病	xii, 77, 99
汎発性黒子症	171	皮膚描記法	26	ベッカー母斑	xxiv, 160
汎発性粘液水腫	207	皮膚付属器	2, 9	ベルロック皮膚炎	196
汎発性膿疱性乾癬	xiii, 103	皮膚良性リンパ腺腫症	159	へそ抜き法	153
斑	18	皮膚疣状結核	xx, 137	扁平苔癬	xiii, 104
瘢痕	xi, 21	皮野	2	扁平苔癬様皮疹	195
伴性遺伝性魚鱗癬	105	肥厚性瘢痕	156	扁平母斑	xxiv, 160
		肥満細胞症	62	胼胝	xxix, 21, 184
ひ		非定型抗酸菌症	136		
ヒスタミン	7	非淋菌性尿道炎	146	**ほ**	
ヒト乳頭腫ウイルス	143	被角血管腫	159, 170	ボーエン病	xxviii, 174
ヒトパルボウイルスB19	131	光アレルギー反応	194	ボーエン様丘疹症	xvii, 125
ヒト免疫不全ウイルス	144	光貼布試験	30	ポイキロデルマ	91
ビタミンD$_3$	116	光パッチテスト	196	ポイツ−ジェガース症候群	xxvi, 169
びまん性脱毛	x, 85	表皮	2	ポートリエ微小膿瘍	176
日和見感染症	121, 208	表皮向性	i, 15	ほくろ	161
皮下血管叢	8	表皮下水疱	108, 109, 112	葡行性迂回状紅斑	204
皮下脂肪織炎様T細胞リンパ腫	181	表皮突起	2		
皮下組織	2, 8	表皮内水疱	108, 110, 111, 112		
皮丘	2	表皮囊腫	153		
		表皮母斑	xxiv, 160		

放射線紅斑	182	毛小皮	9	リウマトイド結節	101
放射線皮膚炎	182	毛髄	9	リウマトイド疹	xii, 97
疱疹状膿痂疹	xv, xxxii, 117, 205	毛乳頭	9	リザベン	157
膨疹	ii, 20	毛髪奇形	191	リスクアセスメント	71
		毛皮質	9	リポイド類壊死症	206
		毛母細胞	9	リンパ管	8

ま

マイコプラズマ	77	毛包	9	リンパ管腫	170
マイスネル小体	8	毛包炎	xix, 134	リンパ腫様丘疹症	xxix, 180
マイボーム腺	10	蒙古斑	xxiv, 162	立毛筋	2, 10
マクロファージ	14	網状層	6	粒起革様皮	xxvi, 167
マスト細胞	7, 14	網状皮斑	xii, 96	隆起性皮膚線維肉腫	175
麻疹	xviii, 129			隆起性皮膚描記症	ii, 26
摩擦黒皮症	187	## や		良性腫瘍	152
慢性感染病巣	114	薬剤性光線過敏症	194	緑内障	169
慢性期褥瘡	69	薬剤添加リンパ球刺激試験	195	淋病	146
慢性光線過敏性皮膚炎	xxxii, 198	薬剤誘発性過敏症候群	vii, 66	鱗屑	i, 21
慢性蕁麻疹	59	薬疹	i, 65		
慢性膿皮症	xix, 135			## る	
慢性放射線皮膚炎	xxix, 183	## ゆ		ループス腎炎	85
		ユウメラニン	5	ループスバンドテスト	86
## み		油脂性軟膏	35	ルンペル-レーデ法	26
ミノール法	iii, 27	有棘細胞癌	ii, xxviii, 152, 156, 159, 163, 173	類天疱瘡	ii, iii, xiv, 109
密封包帯法	37	有棘（細胞）層	3		
		有痛性紅斑	78	## れ	
## め		有被膜神経終末	8	レイノー現象	88
メラニン顆粒	5	疣贅	xvi, xvii, 124	レーザー	158, 164
メラニン色素	5	疣贅状表皮発育異常症	126, 209	レーザー照射	161
メラニン代謝	5	遊離脂肪酸	10	レーザー-トレラ徴候	204
メラノサイト	5, 9	指の粘液嚢腫	159	レーザー療法	43
メラノサイト刺激ホルモン	6			レックリングハウゼン病	xxvi, 160, 168
メルケル細胞	6, 8	## よ			
メレダ病	106	ヨード-デンプン塗布法	iii	## ろ	
メンケス病	191	よう（癰）	xix, 135	老人性角化症	156
免疫アレルギー反応	15	痒疹	57	老人性血管腫	xxiii, 158
免疫グロブリン	13	葉状魚鱗癬	106	老人性脂腺増殖症	157
免疫不全	208			老人性疣贅	xxiii, 152
免疫複合体型	15	## ら			
免疫抑制薬	39	ラテックス	63	## A	
面皰	153	ラテックスアレルギー	63	acanthosis nigricans	204
		ラムゼイ・ハント症候群	128	acne vulgaris	xix, 136
## も		ランゲルハンス細胞	6, 12	acquired ichthyosis	204
モルフェア	xi, 91	ランゲルハンス細胞顆粒	6	acquired perforating disorders	207
毛球	9	落屑	21	acquired reactive perforating collagenosis	207
毛孔性苔癬	xiii, 104	落葉状天疱瘡	xiv, 111	acrochordon	xxiii, 155
毛細血管抵抗性試験	26			actinic keratosis	xxviii, 174
毛周期	9	## り			
		リウマチ熱	102		

adult T-cell leukemia/
　lymphoma（ATL） xxix, 177
AIDS（acquired
　immunodeficiency
　syndrome） 144, 208, 209
Albright 症候群 171
allergic contact dermatitis 50
allergic granulomatosis viii, 74
alopecia areata xxx, 189
anaphylactoid purpura i, viii, 75
angioedema 61
arrector pili muscle 10
asteatotic dermatitis iv, 52
atheroma 153
atopic dermatitis v, 53
atrophy 21
Auspitz 現象 28, 103
autosensitization dermatitis
　 v, 57

B

B 細胞 13
bacillary epithelioid
　angiomatosis 209
basal cell carcinoma
　 xxviii, 152, 156, 173
Bazin 硬結性紅斑 137
Becker 母斑 xxiv, 160
Behçet 病 xii, 77, 99
Birbeck 顆粒 6
black dot ring worm 119
blastic NK-cell lymphoma 181
Bloch-Sulzberger 症候群 171
Bourneville-Pringle 母斑症 167
Bowen's disease xxviii, 174
Bowenoid papulosis xvii, 125
bullosis diabeticorum 206
bullous pemphigoid ii, xiv, 109
burn xxx, 184

C

calcifying epithelioma 153
callus 21
Candida albicans 121
carbuncle xix, 135
carcinoid 症候群 203
carcinoma en cuirasse 203
carcinoma erysipelatodes 203

chicken pox 129
chronic actinic dermatitis
　 xxxii, 198
clavus xxix, 184
CLE（cutaneous lupus
　erythematosus） 87
clubbed finger 204
Cole-Engmann 症候群 171
collagen fiber 6
condyloma acuminatum
　 xvii, xxi, 125, 143
contact urticaria vi, 61
Coombs と Gell による分類 15
crust 21
Cushing 症候群 203
cutaneous appendages 9
cutaneous candidiasis 121

D

Darier 徴候 26
deabetic scleredema 206
Demodex 10
dermadrome 202
dermal-epidermal junction 4
dermatofibroma 156
dermis 6
DESIGN（-P）分類 70
desquamation 21
diabetic gangrene xxxii, 206
diabetic xanthoma 206
DIC 165
DLE（discoid lupus
　erythematosus） 87
DM（dermatomyositis） 91
dollar paper markings 203
dopa 5
drug-induced photosensitive
　dermatitis vii, 194
Dupuytren 拘縮 206

E

EB ウイルス 198
ecthyma gangreonosum 209
elastic fiber i, 7
elastosis perforans serpiginosa
　 207
eosinophilic folliculitis 209

eosinophilic pustular folliculitis
　 xv, 117
epidermal cyst 153
epidermal naevus xxiv, 160
epidermodysplasia
　verruciformis 126, 209
epidermolysis bullosa simplex
　 xiv, 111
erythema gyratum repens 204
erythema infectiosum xviii, 131
erythema subitum 131
extramammary Paget's
　disease xxviii, 174
extranodal NK/T-cell
　lymphoma, nasal type 181
extrinsic photosensitive
　dermatitis 194

F

fibroblast 6
fibroma mole 155
fissure 21
flat wart xvii, 125
flower cell 179
folliculitis xix, 134
frostbite xxx, 186

G

generalized granuloma
　annulare 207
generalized/diffuse myxedema
　 207
genital wart 125
German measles 130
Gianotti disease 132
Gianotti syndrome xviii, xix, 132
glucagonoma 203
Gottron 徴候 xi, 91
granuloma telangiectaticum
　 xxiii, 158, 205
ground substance 7

H

hair 9
hair anomalies 191
hand-foot-mouth-disease
　 xviii, 132
hardening 現象 197

hemangioma simplex xxv, 164, 170
hereditary palmoplantar keratoderma xiii, 106
herpes gestationis 205
herpes simplex 127
herpes zoster xviii, xix, 128
histiocyte 7
HIV（human immunodeficiency virus） 117, 144, 208
HIV 感染症 209
HLA 抗原 79
HLA タイピング 34
HLA-B51 99
housewive's hand eczema iv, 51
HPV（human papilloma virus） 143
HSV（herpes simplex virus） 141
Hutchinson 3 徴候 140
hydroa vacciniforme xxxii, 198
hypertrichosis lanuginosa acquisita 203
hypertrophic scar 156

I

IgA 115
IgA 天疱瘡 116
IgG 14
IgM 14
impetigo bullosa xix, 135
impetigo herpetiformis xv, xxxii, 117, 205
in situ hybridization 34
ingrown nail xxxi, 192
intrinsic photosensitive dermatitis 197
irritant contact dermatitis 50

K

Kaposi 肉腫 xxi, 209
Kasabach-Merritt 症候群 xxv, 165
keloid xxiii, 156
keratinization 4
keratoacanthoma xxiii, 159
Klippel-Weber 症候群 164, 170

Köbner 現象 28, 103
KOH 溶液 31
Koplik 斑 xviii, 129
Kyrle 病 207

L

Langerhans cell 6
LCLE（linear cutaneous lupus erythematosus） 87
LEOPARD 症候群 171
LEP（lupus erythematosus profundus） 87
Leser-Trélat 徴候 204
leukemia cutis 181
Lewandowsky-Lutz 126
lichen pilaris xiii, 104
lichen planus xiii, 104
linear IgA bullous dermatosis xv, 115
lipoma 154
lupus vulgaris xx, 137
lymphomatoid papulosis xxix, 180

M

M. marinum 感染症 137
macule 18
Malassezia furfur 122
malignant melanoma xxvii, 152, 161, 172
mast cell 7
mastocytosis 62
MCTD（mixed connective tissue disease） 93
measles xviii, 129
MED（minimal erythema dose） 30
Meibom 腺 10
Meissner 小体 8
melanocyte 5
melanocytic or naevocytic naevus xxiv, 161
Meleda 病 106
Menkes 病 191
Merkel 細胞 6, 8
milium 155
Minor 法 iii, 27

molluscum contagiosum xviii, 126, 146
mongolian spot xxiv, 162
MPA（microscopic polyangiitis） 75
MPD（minimal phototoxic dose） 30
MSH 6
mycosis fungoides xxviii, 176

N

naevus cartilagines xxv, 165
naevus fuscocaeruleus ophthalmomaxillaris Ota（nevus of Ota） xxiv, 162
naevus sebaceus xxv, 163
naevus spilus xxiv, 160
nail 11
narrow-band UVB 療法 43
necrobiosis lipoidica 206
necrolytic migratory erythema 203
Netherton 病 191
neurofibromatosis xxvi, 168
neutrophilic dematosis 204
Nikolsky 現象 28, 65
nodule xxii, 20
nontuberculous mycobacteriosis of the skin xx, 136
nummular eczema v, 57

O

ODT 37
onycholysis xxxi, 192
oral hairy leukoplakia 209

P

Pacini 小体 8
palmar erythema 203
papule ii, xxii, 20
papuloerythroderma of Ofuji 204
paraneoplastic acrokeratosis of Bazex 204
paraneoplastic pemphigus 203
Pautrier 微小膿瘍 176
PCR 法 34
pediculosis 150
pemphigoid gestationis 206

pemphigus	iii, 110	rough nail	192	
pemphigus foliaceus	xiv, 111	rubella	130	
pemphigus vulgaris	xiv, 110	Rumpel-Leede 法	26	
perforating folliculitis	207			

pemphigus iii, 110
pemphigus foliaceus xiv, 111
pemphigus vulgaris xiv, 110
perforating folliculitis 207
pernio xxx, 186
Peuts-Jeghers 症候群 xxvi, 169
phacomatosis pigmento-
　vascularis xxvii, 170
photocontact dermatitis
　　　　　　　　　xxxi, 196
physical urticaria 60
pigment cell 5
pigmented pretibial patches 206
pityriasis versicolor xvi, 122
PM（polymyositis） 91
PN（polyarteritis nodosa） 73
PNC（polyarteritis nodosa
　cutanea） viii, 73
polymorphous light eruption
　　　　　　　　　xxxi, 197
pregnancy tumor 205
pretibial myxedema 207
primary cutaneous anaplastic
　large cell lymphoma xxix, 180
primary cutaneous CD30-
　positive T-cell lympho-
　proliferative disorders 181
Propionibacterium acnes 10
prurigo 57
pruritic papular eruption 209
pruritic urticarial papules and
　plaques of pregnancy
　（PUPPP） 206
psoriasis 103
pururigo gestationis 206
pustulosis palmaris et
　plantaris xiv, 114
PUVA 療法 42, 104, 176, 181
pyoderma 134
pyoderma gangreonosum 204

Q・R

Quincke's edema vi, 61
radiodermatitis 182
Ramsay Hunt 症候群 128
Raynaud 現象 88
Recklinghausen 病
　　　　　　　xxvi, 160, 168

rough nail 192
rubella 130
Rumpel-Leede 法 26

S

Sézary syndrome xxviii, 177
scabies xxii, 146, 148
scale i, 21
scar xi, 21
sclerosis 22
scrofuloderma xx, 137
sebaceous gland 10
seborrheic dermatitis v, 56
seborrheic keratosis xxiii, 152
senile angioma xxiii, 158
senile sebaceous hyperplasia
　　　　　　　　　　157
Sister（Mary）Johseph 結節
　　　　　　　　　　203
Sjögren 症候群 94
SJS（Stevens-Johnson
　syndrome） 65
SLE（systemic lupus
　erythematosus） x, 85
soft fibroma 155
solar dermatitis xxix, 182
spider nevi 203
Sporothrix schenkii 122
sporotricosis xvi, 122
squamous cell carcinoma ii,
　xxviii, 152, 156, 159, 163, 173
SSc（systemic sclerosis） 88
SSSS（staphylococcal scalded
　skin syndrome） xix, 135
Staphylococcus epidermidis 10
STD（sexually transmitted
　disease） 209
strawberry mark xxv, 163
striae distensae 205
Sturge-Weber 症候群
　　　　　　　xxvii, 164, 169
subcorneal pustular
　dermatosis xv, 116
subcutaneous panniculitis-like
　T-cell lymphoma 181
subcutaneous tissue 8
sucking louse 150
sunburn 182

sweat gland 10
Sweet 病 78, 204
syringoma xxiii, 154

T

T 細胞 12, 13
　表皮向性 i
TEN（toxic epidermal
　necrolysis） vi, vii, 65
TEWL 26
Th1 細胞 13
Th2 細胞 13
tinea xv, 119
trachyonychia 192
trichotillomania xxx, 190
tuberculosis cutis xx, 137
tuberculosis verrucosa cutis 137
tumor ii, xxvii, 20, 172
turnover time 3
twenty nail dystrophy xxxi, 192
tylosis xxix, 184
Tyson 腺 10
Tzanck 試験 xviii, 127, 142

U

urticaria pigmentosa vi, 62
urticarial vasculitis
　　　　　　vi, ix, 62, 76, 102
UVB 療法 43

V

varicella xviii, 129
VAS（visual analogue scale） 26
vasculitis allergica cutis 76
venous lake 158
verruca 124
verruca plana juvenilis xvii, 125
verruca senilis xxiii, 152
von Recklinghausen's
　disease 168

W

wart 124
Wegener's granulomatosis 74

X

xeroderma pigmentosum
　　　　　　　　　xxxii, 199

ナースの実践皮膚科学		ⓒ
発　行	2005年5月25日　初版1刷	
編著者	石　川　　　治	
	古　川　福　実	
	伊　藤　雅　章	
発行者	株式会社　中外医学社	
	代表取締役　青　木　　　滋	
	〒162-0805　東京都新宿区矢来町62	
	電　話　　03-3268-2701（代）	
	振替口座　　00190-1-98814番	

印刷・製本／三報社印刷(株)　　　＜MM・TM＞
Printed in Japan
JCLS　＜(株)日本著作出版権管理システム委託出版物＞